组织编写　中国疾病预防控制中心慢性非传染性疾病预防控制中心

越主动

越健康

——主动健康干预知识和技能

主　　编　董建群
副 主 编　毛　凡　姜莹莹

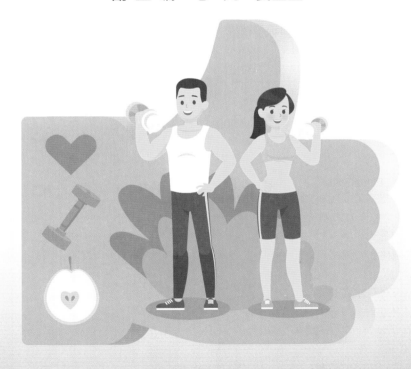

人民卫生出版社
·北京·

图书在版编目（CIP）数据

越主动 越健康：主动健康干预知识和技能 / 董建群主编. —北京：人民卫生出版社，2023.11
ISBN 978-7-117-35522-3

Ⅰ. ①越…　Ⅱ. ①董…　Ⅲ. ①预防医学 — 研究　Ⅳ. ① R1

中国国家版本馆 CIP 数据核字（2023）第 216063 号

| 人卫智网 | www.ipmph.com | 医学教育、学术、考试、健康，购书智慧智能综合服务平台 |
| 人卫官网 | www.pmph.com | 人卫官方资讯发布平台 |

越主动 越健康
——主动健康干预知识和技能
Yue Zhudong　Yue Jiankang
——Zhudong Jiankang Ganyu Zhishi he Jineng

主　　编：董建群
出版发行：人民卫生出版社（中继线 010-59780011）
地　　址：北京市朝阳区潘家园南里 19 号
邮　　编：100021
E - mail：pmph @ pmph.com
购书热线：010-59787592　010-59787584　010-65264830
印　　刷：中煤（北京）印务有限公司
经　　销：新华书店
开　　本：787 × 1092　1/16　印张：21
字　　数：472 千字
版　　次：2023 年 11 月第 1 版
印　　次：2024 年 1 月第 1 次印刷
标准书号：ISBN 978-7-117-35522-3
定　　价：99.00 元

打击盗版举报电话：**010-59787491**　E-mail：**WQ @ pmph.com**
质量问题联系电话：**010-59787234**　E-mail：**zhiliang @ pmph.com**
数字融合服务电话：**4001118166**　E-mail：**zengzhi @ pmph.com**

《越主动 越健康——主动健康干预知识和技能》 编写委员会

主　编　董建群

副主编　毛　凡　姜莹莹

编　　委（按姓氏拼音排序）

范红敏　华北理工大学

何　仟　中国疾病预防控制中心职业卫生与中毒控制所

胡　勇　浙江省疾病预防控制中心

黄砚萍　中国中医科学院西苑医院

吉　宁　中国疾病预防控制中心慢性非传染性疾病预防控制中心

罗雪纯　中国疾病预防控制中心慢性非传染性疾病预防控制中心

马淑然　北京中医药大学

潘晓群　江苏省疾病预防控制中心

王艳芝　中国疾病预防控制中心慢性非传染性疾病预防控制中心

巫海娣　江苏省省级机关医院

夏　章　首都医科大学

颜流霞　中国疾病预防控制中心慢性非传染性疾病预防控制中心

俞顺飞　浙江省疾病预防控制中心

张　珊　首都医科大学附属复兴医院月坛社区卫生服务中心

张黎峰　新疆医科大学附属肿瘤医院

张伟伟　中国疾病预防控制中心慢性非传染性疾病预防控制中心

前　言

　　健康是促进人的全面发展的必然要求,是经济社会发展的基础条件,是民族昌盛和国家富强的重要标志。《"十四五"国民健康规划》指出,经过不懈努力,我国人均期望寿命已经从2015年的76.34岁提高到了2022年的77.93岁,主要健康指标居于中高收入国家前列。但是,我国仍面临包括新发传染病在内的疾病威胁、多种健康影响因素交织的复杂局面,慢性病患病率上升且呈年轻化趋势,精神、心理障碍等问题人群逐年增多,人口老龄化进程加快,康复、社会保障等需求迅速增长,膳食、运动、环境、职业等健康危险因素仍普遍存在。

　　2023年是全面贯彻党的二十大报告的开局之年。切实"推进健康中国建设",就需要我们全面准确理解健康优先的深刻内涵和重大意义,坚持以人为本、健康优先的发展理念,努力提升人民群众主动健康、自我管理、自觉行动的责任意识。习近平总书记指出,最好的医生是自己。健康是一种权利,更是一种责任。健康优先、主动健康是实现"从以治病为中心转变为以人民健康为中心"的必然选择;健康优先、主动健康是真正建立起个人是自身健康"第一责任人"的关键。

　　"越主动,越健康"。把主动健康的理论真正转化为具体行动并落实到百姓日常生活中,把主动健康的知识与技能编辑成册、遴选精品、科学实用、安全合理、简单易行、提升健康、惠及百姓,这些正是我们编写此书的初心。本着这样的初心,我们邀请了来自全国临床诊疗、护理、中医中药、预防医学、营养、健康促进、职业卫生、运动等多学科领域的专家共同参与本书的编撰工作。

　　本书从第一部分"健康影响因素"入手,介绍了膳食、运动、戒烟限酒、心理平衡、良好睡眠及日常生活中一些提升健康素养的实用技能;第二部分"全生命周期健康"介绍了婴幼儿、儿童青少年、职业人群、老年人及女性等不同人群提升自身健康的技能;第三部分"重大疾病和伤害"涵盖了心脑血管疾病、恶性肿瘤、呼吸系统疾病、糖尿病、慢性疼痛以及传染病疫情等造成我国人群主要疾病负担的健康问题的应对技能;第四部分"传统中医药技术"对"拔罐""刮痧""中药煎煮"等百姓身边传统中医药实用技能进行了梳理介绍。

希望通过我们的整理编撰,把这些实用技能变成老百姓日常生活中真正能用、会用、好用的招数,提升大众的主动健康意识并采取行动。图书材料收集和编写中,要求每一个编入的技能必须是来自国家级机构(学会)、专业权威机构、国家级科研项目正式发布的内容;每一个实用技能都包含相关的定义、健康收益、具体做法及注意事项等内容,目的就是让广大读者能够理解并真正做起来;同时,对每一项技能都以参考文献的形式进行了详尽标注,既尊重原作者的知识产权又方便读者进行追踪溯源。

面对我国健康危险因素复杂多样,遗传因素、自然和社会环境因素、卫生健康服务因素、个人的行为与生活方式因素等交织叠加,人口老龄化趋势日益明显的新挑战,推进健康中国建设,必须强化以人为本、预防为主的核心理念,强化主动健康、人际互助、自我管理等健康治理主要内容,关口前移,全方位干预并降低健康风险。

希望本书能够成为广大百姓自我采取健康行动、提升自身健康素养的枕边书,也能为广大基层医疗机构、疾病预防控制机构、健康教育及健康促进等卫生专业人员提供参考。

落笔之际,蓦然发现今天正值春分。春分,是一年之中最重要的农耕时节。民间谚语说:"春分麦起身,一刻值千金。"让我们每一个人都行动起来,去播种自身的健康,去实现健康中国的愿景。

最后,特别感谢国家重点研发计划"主动健康和老龄化科技应对"专项"健康管理综合服务应用示范"项目(2020YFC2006400)课题三"个性化主动健康综合干预模式的应用示范研究"(2020YFC2006403)对本书的支持。

本书编者

2023 年 3 月 21 日　春分

目　录

第一部分　健康影响因素

心理平衡篇　/　67

良好睡眠篇　/　81

日常健康篇　/　95

第二部分　全生命周期健康

婴幼儿健康篇（0～3岁）　/　113

儿童青少年健康篇（3～17 岁）／ 125

职业人群健康篇（18～59 岁）／ 133

老年健康篇（60 岁及以上）／ 157

女性健康篇 ／ 175

第三部分　重大疾病和伤害

心脑血管疾病防控篇　/　195

恶性肿瘤防控篇　/　219

呼吸系统疾病防控篇　/　231

糖尿病防控篇　/　245

第一部分
健康影响因素

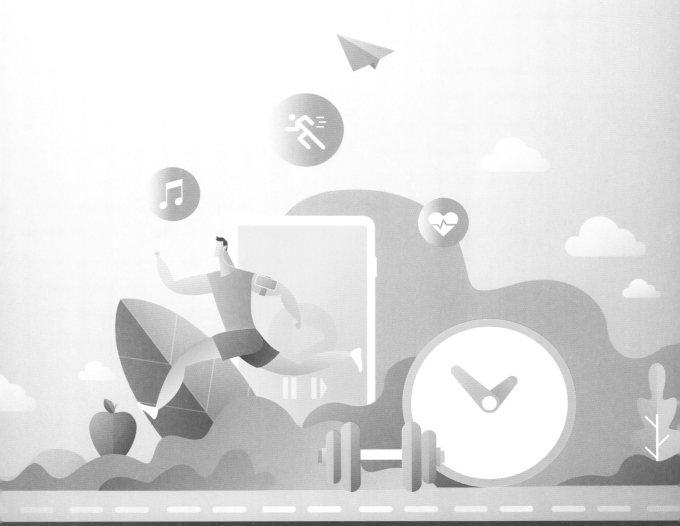

合理膳食篇

1. 成人合理膳食评分

平衡膳食，指一段时间内膳食组成中的食物种类和比例可以最大限度地满足不同年龄阶段健康人群的生理和营养健康需求。根据《中国居民膳食指南（2022）》的核心推荐，中国成人平衡膳食宝塔（2022）用图形化的表示方法，把平衡膳食原则转化为各类食物的数量和所占比例。为进一步扩大我国成人对平衡膳食的关注，中国营养学会以 H5 的形式开展了"合理膳食达人大比拼"活动，从膳食结构、蔬果摄入、体质指数（body mass index，BMI）、运动习惯、饮酒习惯 5 个维度对 18 岁及以上成人的膳食状况进行评分，并提供了膳食改进建议。

中国居民平衡膳食宝塔（2022）

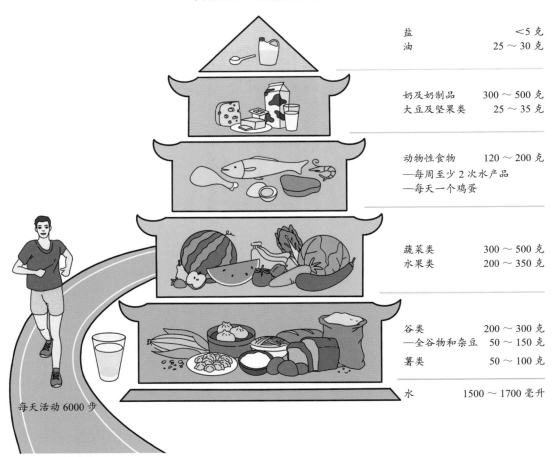

盐	<5 克
油	25 ～ 30 克
奶及奶制品	300 ～ 500 克
大豆及坚果类	25 ～ 35 克
动物性食物	120 ～ 200 克
—每周至少 2 次水产品	
—每天一个鸡蛋	
蔬菜类	300 ～ 500 克
水果类	200 ～ 350 克
谷类	200 ～ 300 克
—全谷物和杂豆	50 ～ 150 克
薯类	50 ～ 100 克
水	1500 ～ 1700 毫升

每天活动 6000 步

健康收益

平衡膳食就是人们常说的健康膳食,是保障人体营养和身体健康的基础。平衡膳食能满足人体能量和营养素的供给,满足人体生理功能需要和保证免疫力,还能降低心脑血管疾病、高血压、2 型糖尿病、结直肠癌、乳腺癌等慢性病的发病和死亡风险。中国营养学会根据科学原理和中国居民膳食营养素参考摄入量设计了平衡膳食模式,该内容成为中国居民膳食指南的核心内容之一。

具体做法

请您按照以下操作步骤对自己的膳食合理状况进行评分。

1.点击链接 https://bdi.cnsoc.org/public_diet,进入"合理膳食达人大比拼"测试页面。

2.按照页面提示依次填写以下问题的情况或者选择最合适的选项。

(1)性别

(2)年龄(岁)

(3)身高(cm)

(4)体重(kg)

(5)近 3 个月您的体重变化趋势

(6)膳食习惯

(7)过去一周,您平均每天摄入的食物种类

(8)能否做到每天半斤水果、一斤菜

(9)膳食口味

(10)平时就餐情况

(11)在外就餐、点外卖的情况

(12)饮酒习惯情况

(13)每日饮水情况

(14)奶摄入习惯

(15)运动情况

3.提交生成个人的合理膳食评分,了解个人在平衡膳食方面存在的主要问题,并根据评估意见改进自己的膳食模式。

参考来源
中国营养学会.中国居民膳食指南(2022)[M].北京:人民卫生出版社,2022.

2. 使用平衡膳食餐盘

平衡膳食餐盘是按照平衡膳食原则,在不考虑烹调用油、盐的前提下,根据一个人一餐中膳食的食物组成和大致比例设计的,用于指导人们实践平衡膳食的餐盘。中国居民膳食指南建议的平衡膳食餐盘分为谷薯类、蔬菜类、水果类和鱼肉蛋豆类四部分,分别占餐盘总面积的 25%、35%、25% 和 15%;餐盘旁有 1 杯牛奶,建议每天饮用 300ml 奶类及其制品。平衡膳食餐盘适用于 2 岁及以上人群,是进行饮食搭配的实用工具。

健康收益

平衡膳食餐盘比较直观地展示一餐的食物组合搭配,是易于使用和推广的饮食干预工具。日常生活中使用平衡膳食餐盘进行饮食,有助于选择多样化的食物并进行合理搭配,控制膳食总能量摄入,预防和控制慢性病的发生和发展。

目前市场上根据中国居民平衡膳食餐盘理念推出了多种款式、适合不同人群的健康餐盘,并结合餐盘容量的设计,控制食物摄入总量,以达到平衡膳食目的。

具体做法

1. 了解自己每日能量需要量　根据中国居民膳食营养素参考摄入量(dietary reference intakes,DRIs),不同性别、年龄及体力活动水平人群每日的能量需要量不同(表 1-2-1),例如我国成年人(18～49 岁)轻体力活动水平者每日能量需要量男性为 2250kcal、女性为 1800kcal。

表 1-2-1　中国不同性别、年龄和体力活动水平成年人的能量需要量

单位:kcal/d

年龄	男性			女性		
	轻体力活动水平	中体力活动水平	高体力活动水平	轻体力活动水平	中体力活动水平	高体力活动水平
18～49 岁	2250	2600	3000	1800	2100	2400
50～64 岁	2100	2450	2800	1750	2050	2350
65～79 岁	2050	2350	—	1700	1950	—
80 岁及以上	1900	2200	—	1500	1750	—

2. 估算自己每天各类食物的摄入量　根据自己每日应摄入的总能量和中国居民膳食指南不同能量需要水平建议的食物摄入量(表 1-2-2),估算自己每天各类食物的大致摄入量,并分配到每日三餐中。

表 1-2-2　中国居民不同能量需要水平建议的食物摄入量

单位:g/(d·人)

食物种类	不同能量需要水平 /kcal					
	1600	1800	2000	2200	2400	2600
1. 谷类	200	225	250	275	300	350
全谷类	50~150	50~150	50~150	50~150	50~150	125~200
薯类	50	50	75	75	100	125
2. 蔬菜(一半深色蔬菜)	300	400	450	450	500	500
3. 水果	200	200	300	300	350	350
4. 禽畜肉类	40	50	50	75	75	75
蛋类	40	40	50	50	50	50
水产品	40	50	50	75	75	75
5. 奶制品	300	300	300	300	300	300
6. 大豆和坚果	25	25	25	35	35	35
7. 烹调油	25	25	25	30	30	30
8. 食盐	<5	<5	<5	<5	<5	<5

3. 使用平衡膳食餐盘合理搭配食物　参考中国居民平衡膳食餐盘(2022)推荐的个人一餐中谷薯类、蔬菜类、水果类和鱼肉蛋豆类这四大类食物的大致比例进行搭配,遵循食物多样化原则,尽可能选择多种食物,平均每天不少于 12 种。主食注意粗细搭配,蔬菜中深色蔬菜占 50% 以上,动物性食物优先选择禽肉和鱼肉,同类食物可以进行互换,如大米可与面粉或杂粮互换,大豆与相当量的豆制品互换,肉与水产品互换等。同时根据估算的每餐各类食物摄入量,注意选择各类食物时重量不要过多也不要太少,能满足自身健康的需求。

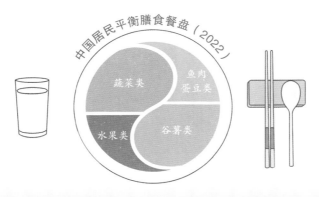

参考来源

1. 中国营养学会 . 中国居民膳食指南（2022）［M］. 北京：人民卫生出版社，2022.

2. 中国营养学会 . 中国居民营养素参考摄入量（2023 版）［M］. 北京：人民卫生出版社，2023.

3. 简易判断食物量

"量化"食物是理解和实践中国居民膳食指南的重要手段,在学术上通常用"克(g)""千克(kg)"等单位来表达食物的重量,日常生活中不容易记忆和操作。

简易判断食物量是为了让居民更好地估算食物重量,采用"标准碗""拳头""掌心"等形象化的参照物,大致判断各类食物重量的方法,可指导人们根据中国居民平衡膳食宝塔各类食物的推荐摄入量,在选择食物的基础上掌握食物用量,合理安排一日三餐的饮食。

健康收益

用标准碗、标准杯以及手的不同部位和形状来判断食物重量,这种方法提供了"形象化"的量具,让手成为随身携带的"秤",方便人们记忆。同时,这种"形象化"判断食物量的方法可以随时提醒大家控制饮食总量,更好地帮助居民实践平衡膳食宝塔建议,合理营养,促进健康。

具体做法

1. 了解判断不同种类食物量的量具和对应的重量,手势尺寸以中等身材女性的手为参照

(1)主食:标准碗,直径 11cm、高 5.3cm 的直口碗,半碗饭约 110g(50g 大米)。

(2)蔬菜:双手捧,一捧可以托起的叶茎类蔬菜重量约 100g 生重;一把,食指和拇指弯曲接触可拿起的叶茎类蔬菜约 100g 生重。

(3)水果:拳头,1 个拳头大小的苹果约为 200g。

(4)肉类:掌心,一个掌心大小的瘦肉或鱼肉约 50g。

(5)坚果类:单手捧,一只手可以捧起的瓜子仁约 10g,花生米约 20g。

(6)蛋类:乒乓球,比较大小,1 个普通鸡蛋约 50g。

(7)奶类:标准杯,直径 5.9cm、总高 14.4cm,1 标准杯牛奶约 200ml。

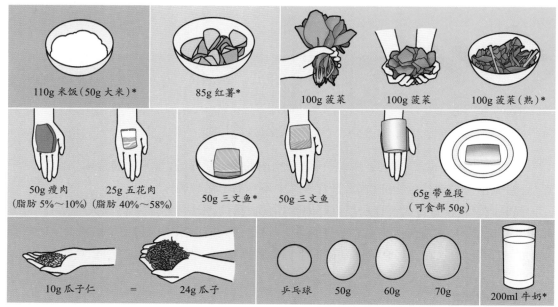

* 标准碗, 直径 11cm、高 5.3cm 的直口碗。标准杯, 直径 5.9cm, 总高 14.4cm。

简易判断食物量示意图

2. 简易判断食物量日常实践

（1）一般人群参照食物手测量"123456"口诀合理安排饮食: 根据中国居民平衡膳食宝塔推荐的各类食物摄入量, 结合食物熟食的体积, 推荐一般人群可按照"每天 1 拳头（1 双手捧）水果、2 拳头（2 半握拳）蔬菜、3 调羹植物油、4 拳头主食、5 手心蛋白类（瘦肉、奶制品、禽蛋、水产品、豆类及豆制品）、6 拳头白水"口诀安排饮食。

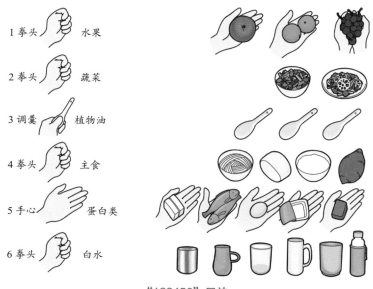

"123456"口诀

（2）老年人按照"十个拳头原则"平衡膳食：老年人营养配比合适的比例（以重量计）为肉：粮：奶豆：蔬果 =1：2：2：5，每天可按照不超过一个拳头大小的肉类（包括鱼、禽、肉、蛋），相当于两个拳头大小的谷类（各种主食，包括粗粮、杂豆和薯类），保证两个拳头大小的豆制品、奶制品，不少于五个拳头大小的蔬菜和水果的"十个拳头原则"合理安排饮食，同时保证食物多样化，粗细搭配、荤素搭配，从而达到平衡膳食。

参考来源

1. 中国营养学会 . 中国居民膳食指南（2022）[M]. 北京：人民卫生出版社，2022.

2. 方跃伟 . 膳食健康教育食物手测量概述[J]. 健康教育与健康促进，2020，15（2）：133-136.

3. 何丽 . 老年人平衡膳食"十个拳头原则"[J]. 养生大世界，2018（6）：18-19.

4. 掌握减盐技巧

减盐技巧是指采取适当的措施,有效减少膳食中钠盐摄入量的方法。

盐摄入过多会对健康产生危害。中国居民膳食指南(2022)建议健康成年人每日食盐摄入量不超过5g。为了指导人们减少膳食中钠盐摄入量,2017年全民健康生活方式行动国家行动办公室发布了减盐核心信息,总结了8条减盐方法,简单、可操作性强,是应掌握的减盐技巧。

健康收益

掌握减盐技巧并在日常生活中实践,控制膳食钠盐摄入量,可有效降低慢性病患病风险。食盐摄入过多可使血压升高,发生心血管疾病的风险显著增加,还可增加胃病、骨质疏松症、肥胖症等疾病的患病风险。

具体做法

了解常见调味品和食物中含盐量(表1-4-1),识别高盐食品并注意控制摄入量,学会使用控盐勺和限盐罐,日常饮食选择新鲜食物等,具体方法如下。

1. **逐渐减少钠盐摄入量** 减盐要循序渐进,每天盐摄入量可在前一段时间的基础上逐渐减少,让味蕾慢慢适应和感受不同食物的自然风味,不知不觉中减少盐的摄入量。

2. **使用定量盐勺** 目前市面上常见的盐勺有2g、3g和5g,结合成年人每日食盐摄入量不超过5g,可根据家庭用餐人数和盐勺装盐克数,计算每天家庭用盐的盐勺数,以控制烹调菜肴时放盐总量,并可尝试用辣椒、大蒜、醋和胡椒等为食物提味,减少味觉对咸味的关注。

3. **少吃咸菜多食蔬果** 少吃盐含量高的榨菜、咸菜,或选择低盐榨菜,多吃富含钾的蔬菜和水果,有助于稳定血压。

4. **少吃高盐的包装食品** 熟食肉类或午餐肉、香肠和罐头食品(如咸牛肉、火腿肉、卤蛋、咸蛋、牛肉干等)的钠盐含量很高,日常饮食中尽量选择新鲜的肉类、海鲜和蛋类,不吃或少吃添加食盐的加工食品和罐头食品。

5. **外出就餐选择低盐菜品** 尽可能减少外出就餐,在外就餐时主动要求餐馆少放盐,尽量选择低盐菜品。

6. **关注调味品** 酱油、豆瓣酱、味精、鸡精、沙拉酱和调料包等调味品钠盐含量高,建议控制用量,使用混合调味包时只要撒一点点即可,不将整包用完。

7.警惕"藏起来"的盐 方便面、挂面、面包、速冻食品等方便食品,以及五香瓜子、话梅、果脯、薯条等一些零食中都含有较多的"隐形盐",且其中有些食品尝起来感觉不到咸味,建议少食用这些"藏盐"的加工食品。

8.关注营养标签 购买食物时,尽可能购买盐含量较低的包装食品或罐头食品,选择营养标签标有"低盐""少盐"或"无盐"的食品。

表 1-4-1 常见调味品和食品中的盐含量(以 50g 食物计)

分类	食物名称	含盐量/g	分类	食物名称	含盐量/g
调味品	味精	10.0	酱菜类	酱萝卜	9.0
	豆瓣酱	7.0		酱大头菜	6.0
	酱油	7.0(平均)		什锦酱菜	5.0
	辣酱	4.0		酱黄瓜	5.0
	五香豆豉	2.0		腌雪里蕻	4.0
腐乳	红腐乳	4.0	豆制品	五香豆	2.0
	白腐乳	3.0		豆腐干	1.0
肉类	咸肉	2.5	禽类	烧鹅	3.0
	火腿	1.5		咸水鸭	2.0
	午餐肉	1.0		酱鸭	1.0
	火腿肠	1.0		扒鸡	1.0
	酱牛肉	1.0	其他	方便面	1.5
鱼虾类	咸鱼	7.0		咸鸭蛋	3.0
	虾皮	7.0		油条	1.0
	鱼片干	3.0		咸大饼	1.0

参考来源:

1. 中国疾病预防控制中心,全民健康生活方式行动国家行动办公室.健康生活 幸福相伴——三减三健核心信息(2017年修订)[M].北京:中国人口出版社,2017.

2. 白雅敏.慢性病高风险人群健康管理指南[M].北京:中国人口出版社,2015.

5. 掌握减油技巧

减油技巧是指采取适当的措施,科学选择烹调油,有效减少膳食中油摄入量的方法。油摄入过多可引起健康危害,中国居民膳食指南(2022)建议健康成年人每日烹调用油摄入量为 25～30g。2017 年全民健康生活方式行动国家行动办公室发布了减油核心信息,总结了 8 条减油方法,简单、可操作性强,是应掌握的减油技巧。

健康收益

烹调油是人体必需脂肪酸和维生素 E 的重要来源,但摄入过多会增加超重肥胖、血脂异常、高血压和冠心病等多种慢性病的患病风险。

经常更换烹调油种类,掌握减油技巧并在日常生活中实践,能保证必需脂肪酸全面平衡摄入,减少油摄入总量,控制能量摄入,降低相关慢性病患病风险。

具体做法

了解不同脂肪酸的健康收益、健康危害,学会识别油含量高的食物并注意控制摄入量,学会使用控油壶,选择用油少的烹调方法,多种烹调油交替使用等,具体方法如下。

1. 学会使用控油壶　将烹调油倒入带刻度的控油壶,根据家庭用餐人数和成年人每日烹调用油摄入量为 25～30g 要求,计算每天家庭用油量,控制烹调菜肴时放油总量。

2. 选择用油少的烹调方法　烹调食物时尽可能选择不用油或少量用油的烹调方法,如蒸、煮、炖、焖、凉拌、急火快炒等。

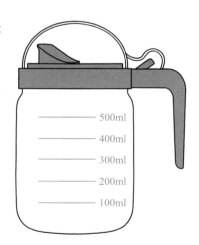

3. 少选择用油多的烹调方法　煎炸食物使用的烹调油量较多,尽量少用煎炸的方法来烹调食物,或用煎的方法代替炸,减少烹调油的用量。

4. 少吃油炸食品　少吃或不吃油炸食品,如炸鸡腿、炸鸡翅、炸薯条、油条、油饼等。在外就餐时主动要求餐馆少放油,选择清淡菜品,少点油炸类菜品。

5. 合理使用动物性脂肪　大多数动物性脂肪的饱和脂肪酸比例较高,摄入过多会增加肥胖的发生风险,要减少使用频次,或用植物油代替。

6. 少吃含反式脂肪酸的食物 反式脂肪酸摄入过多可增加动脉粥样硬化和冠心病的发病风险,也会影响儿童的生长发育及神经系统健康。反式脂肪酸多产生于油脂氢化、脱臭或精炼过程(经250℃以上高温处理),氢化植物油、植脂末、植物奶油、人造奶油、起酥油中反式脂肪酸含量相对较高,注意少吃含上述配料的食品。

7. 不喝菜汤 烹饪菜品时一部分油脂会留在菜汤里,建议不要喝菜汤和不要用汤泡饭吃。

8. 关注食品营养标签 学会阅读营养标签,选择脂肪含量低、不含反式脂肪酸的食物。

常见食物含油量

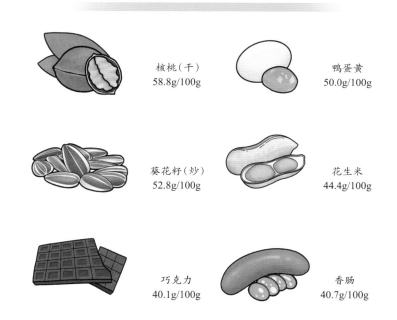

核桃(干)
58.8g/100g

鸭蛋黄
50.0g/100g

葵花籽(炒)
52.8g/100g

花生米
44.4g/100g

巧克力
40.1g/100g

香肠
40.7g/100g

此外,使用植物油烹调食物,应经常更换植物油的种类。植物油中富含不饱和脂肪酸,包括单不饱和脂肪酸和多不饱和脂肪酸,单不饱和脂肪酸以油酸为代表,能降低人体血总胆固醇水平和减少冠心病发病风险;多不饱和脂肪酸中的亚油酸和亚麻酸是人体必需脂肪酸,并能降低血脂水平,对心血管具有保护作用。因此适量摄入多种不饱和脂肪酸,有利于促进健康。但不同植物油所含的脂肪酸比例不同,应交替使用,食用多种植物油。

参考来源
中国疾病预防控制中心,全民健康生活方式行动国家行动办公室.健康生活 幸福相伴——三减三健核心信息(2017年修订)[M].北京:中国人口出版社,2017.

6. 读懂营养标签

读懂营养标签是指人们了解掌握食品标签的相关营养信息,并能运用这些营养信息,正确合理地选择食品。

为规范企业向消费者提供食品营养信息和特征的说明,2011年我国颁布了《食品安全国家标准 预包装食品标签通则》(GB 7718—2011),规定我国预包装食品标示营养标签,包括营养成分表、营养声称和营养成分功能声称,为消费者选购食品提供依据。营养标签是预包装食品标签的一部分。

健康收益

读懂营养标签可以帮助我们了解预包装食品的主要营养成分,计算所含的能量和营养素,为选购食品提供参考;可以比较不同食物的营养成分,选择相对健康的食品;可以配合个人保持健康体重、控制血压等膳食需要,选择低脂、低盐食品,促进自身健康。此外,学会读懂营养标签是一项健康自我管理技能,能提高个人营养健康素养,帮助自己更好地开展饮食健康管理。

具体做法

1. 读懂营养成分表　营养成分表是营养标签的核心,是一个包含食品营养成分名称、含量和占营养素参考值(NRV)百分比的规范性表格,是营养标签必须展示的内容,以食品营养成分标示意图为例进行说明。

(1)项目(营养成分):能量、蛋白质、脂肪、碳水化合物和钠与我国居民的主要营养相关问题以及慢性病密切相关,是我国标准要求强制标示的项目,食品中其他成分如维生素、矿物质等由企业根据产品特点自愿标示。

(2)含量:一般以每100g或每100ml或每份食品的营养成分含量数值标示,示意图中每100g食品中蛋白质的含量为9.0g。

(3)营养素参考值百分比(NRV%):为每100g或每100ml或每份食品中各种营养素的含量占正常成年人每日该营养素所需参考值(NRV)的百分比。示意图中,100g食品中脂肪含量为12.7g,经计算占脂肪NRV的百分比为21%,可以认为如果吃100g该食品,大概能够满足一天一个成年人对脂肪需求的21%。对于部分营养素如糖、反式脂肪酸,尚无足够数据制定相应的 NRV 值,此时 NRV% 可以空白,也可以用斜线。

① 能量和蛋白质、脂肪、碳水化合物、钠(1+4)属于强制标示内容

④ 标准规定含量可以以 100g、100ml 或"每份"作单位

项目	含量(每 100g)	NRV%
能量	1823kJ	22%
蛋白质	9.0g	15%
脂肪	12.7g	21%
碳水化合物	70.6g	24%
钠	204mg	10%
维生素 A	72μg RE	9%
维生素 B₁	0.09mg	6%

③ 每种营养成分的含量占每日所需营养素参考值(NRV)的百分比要求在营养标签中标明。居民可根据营养素参考值更科学地调节饮食

② 其他营养成分,如维生素、矿物质,可自主选择是否标示

食品营养成分标示意图

2. 了解营养声称的含义 营养声称是对食品营养特性的描述和声明,它是基于营养成分表中的含量数值达到我国规定的要求后,用消费者更明白的语言,对营养成分的含量水平进行通俗化的描述,有利于消费者快速选择。营养声称包含含量声称和比较声称。例如日常生活中常见的"高钙"豆粉、"含丰富的维生素 C"饮料、"低胆固醇"等都属于含量声称,而"减少脂肪""加钙"等则属于比较声称,即通过与同类产品的比较而得出。营养标签上说明食品营养特征的声称用语,都要在营养成分表中列出相应的营养成分含量,并符合规定的声称标准。

(1)"高钙"食品:根据《食品安全国家标准 预包装食品标签通则》(GB 7718—2011)的规定,如果对某种矿物质声称"富含"或"高"时,每 100g 食品中该矿物质的含量应≥30% NRV,或每 100ml 食品中该矿物质的含量应≥15% NRV。钙的 NRV 为 800mg,对应液态奶,满足每 100ml 牛奶中含量≥120mg 可以声称"高钙奶"。

(2)"含丰富的维生素 C"饮料:《食品安全国家标准 预包装食品标签通则》(GB 7718—2011)中"富含维生素 C"饮料要求每 100ml 饮料所含维生素 C 应达到相应 NRV 值的 15%,维生素 C 的 NRV 值是 100mg,如果每 100ml 饮料维生素 C 含量达到 15mg 以上可以声称"含丰富的维生素 C"饮料。

3. 了解营养成分功能声称 营养成分功能声称是在营养成分含量达到某一特定条件的前提下,描述该成分在人体的正常生理功能,这样的方式能对消费者起到更好的科普教育作用,也是对整个食品营养作用的概括和总结。例如维生素 C 有抗氧化作用,钙是骨骼和牙齿

的主要成分并维持骨密度,均属于营养成分功能声称。此外,食品标签不得标注或暗示其具有保健作用,食品标签上所谓的"防病治病"说法不应该有,也不属于营养标签上的营养成分功能声称。

4. 合理选择低盐、低脂食品

(1)低盐食品:高盐饮食是导致我国居民高血压的一个主要危险因素。为了预防高血压,膳食应清淡少盐,尽量不选择钠含量高的食品。营养标签可根据食品钠含量声称"低钠(低盐)""无钠(无盐)"。我国规定,低钠食品的要求是钠含量≤120mg/100g(或100ml),无钠食品的要求是钠含量≤5mg/100g(或100ml)。

(2)低脂食品:脂肪是人体必需营养素之一,其与蛋白质、碳水化合物是产能的三大营养素,具有为人体提供必需脂肪酸、促进脂溶性维生素吸收等生理功能。但是,过量的脂肪摄入容易导致肥胖等慢性病的发生。根据《食品安全国家标准　预包装食品标签通则》(GB 7718—2011)规定,脂肪含量不高于3g/100g(或1.5g/100ml)的产品可以声称"低脂"。建议肥胖、高脂血症、心血管疾病和脂性腹泻患者等尽量选择低脂食品。

参考来源

国家食品安全风险评估中心. 1分钟读懂营养标签[M]. 北京:中国人口出版社,2015.

适量运动篇

7. 健步走

健步走是一项以促进身心健康为目的,讲究姿势、速度和时间的步行运动,行走的速度和运动量介于散步和竞走之间。健步走和普通的散步不同,它具有更大的运动强度。健步走的优点是方法易于掌握,不易发生运动伤害;不受年龄、时间和场地的限制,不同年龄人群可根据自己的时间随时随地进行锻炼;运动装备简单,只需一双舒适合脚的运动鞋。

健康收益

在良好的自然环境中与朋友一起结伴健步走,不仅能够锻炼身体,还能欣赏自然美景,促进人际交流,陶冶身心。

1. 规律的健步走(运动)可以带来更多的精力,使人充满信心。

2. 规律的健步走(运动)有助于减轻体重并在无须节食的情况下控制体重。

3. 规律的健步走(运动)能增加体内胰岛素的敏感性,改善血糖控制水平。

4. 规律的健步走(运动)有助于提高血液中有益的高密度脂蛋白胆固醇(HDL-C)水平,降低有害的低密度脂蛋白胆固醇(LDL-C)水平。

5. 规律的健步走(运动)有助于心脏和循环系统进入良好的工作状态,随着心脏变得更加强壮,只需要较少的搏动就能完成心脏工作,有助于减少血管中的代谢物。

具体做法

科学的健步走需要注意以下八个动作要领。

1. **百会向上** 感觉自己头顶的百会穴部位像有一根绳子牵引一样垂直向上顶,这样可以避免颈肩过度前倾,调整了颈椎位置,避免血管神经压迫所导致的缺氧、头晕等状态。

2. **三点一线** 耳朵上峰位置、肩峰位置、股骨大转子凸起点这三个点应该在一条垂直线上,这样可以避免驼背,减少背部疲劳,保持胸腔打开,呼吸畅通。

3. **弯臂摆手** 健步走时应注意手臂肘关节成 90 度夹角,走路时不要直臂摆手,否则会导致血液回流不畅、手臂麻木、酸胀,影响神经末梢循环。

4. **躯干扭动** 健步走时手臂摆动会带动左右肩前后摆动,从而带动腰、腹很好地运动起来。

5. **大步向前** 健步走的步幅根据个人身高而定,合理的步幅是身高乘以 0.45 ～ 0.50。

步幅过小会导致小腿肌肉变粗、酸胀感明显,步幅过大则对膝关节的冲击较大。

6.后落前蹬　健步走时先让脚后跟着地过渡到脚前掌再蹬身离地,从而避免脚前掌走路带来的足底疼痛。

7.快步前行　达到一定速度的健步走才能很好地提高心肺功能。推荐男士每分钟 90～130 步,女士每分钟 80～120 步。

8.一气呵成　每次健步走应持续 30～40 分钟,一口气走下来,避免走走停停,这样效果才能更明显。

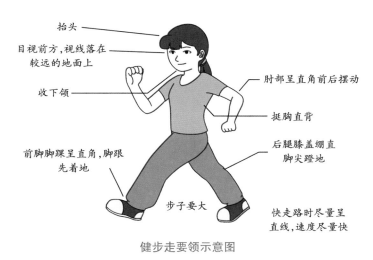

抬头

目视前方,视线落在较远的地面上

收下颌

肘部呈直角前后摆动

挺胸直背

后腿膝盖绷直脚尖蹬地

前脚脚踝呈直角,脚跟先着地

步子要大

快走路时尽量呈直线,速度尽量快

健步走要领示意图

此外,健步走之前要做好热身运动,健步走结束后要做好整理活动,健步走时要注意补充水分,不要等渴了再喝水。

参考来源
董建群.社区慢性病患者自我管理实践——高血压[M].北京:人民卫生出版社,2015.

8. 八段锦

八段锦是我国传统的健身气功功法之一,是一套独立而完整的健身功法,分为八段,每段一个动作,因动作编排精致,舒展优美华贵,切合"锦"字美而华贵的寓意,故名"八段锦"。2001年国家体育总局健身气功管理中心以传统八段锦为依据,本着去伪存真、去粗取精、推陈出新的原则,对传统八段锦进行重新编创,引入现代生命科学、医学、人体形态学等理论,赋予科学的新内涵,形成了国家体育总局标准"八段锦"新功法。

健康收益

八段锦每节动作的设计都是针对一定的脏腑或病症的保健和治疗需要,运动量适度,经常练习能强身健体,有效预防多种慢性病。

1. 增强关节柔韧性,缓解肩颈疼痛,预防颈椎病和脊柱损伤。
2. 降低外周血管阻力,调节血管弹性,预防高血压和心脑血管疾病等。
3. 提高心肺功能,预防慢性阻塞性肺疾病等慢性呼吸系统疾病。
4. 缓解末梢小血管痉挛状态,改善微循环,起到通经活络、畅通气血的作用。
5. 放松心情,促进身心全面健康。

具体做法

八段锦的学习应在体育指导员带教下进行,掌握动作和做功要点,并可跟随国家体育总局"八段锦"标准版视频(https://www.iqiyi.com/v_19rswiadi0.html)加强练习,达到促进和改善健康的效果。

八段锦的每一式动作练习都要求上下肢的协调配合,动作柔和不用僵劲,并且在整个过程中做到柔和缓慢,圆活连贯,松紧适度,动静相间。具体的动作和做功要点如下。

1. **预备式** 左脚开步,与肩同宽,屈膝微微下蹲,两掌呈半圆抱于腹前,调息,呼吸几次,使身心平顺。

2. **第一式** 两手托天理三焦

(1)动作:两掌五指分开置于腹前,掌心朝内,双手交叉,双腿伸直,两掌上托于胸前,内旋向上托起,掌心向上,抬头目视,然后手掌停一停,目视前方。膝关节微屈,两臂下落,两掌心向上捧于腹前,一上一下为一次,共做6次。

（2）做功要点：掌根要用力上撑，配合百会上领，身体气机往上升。同时上托手臂基本平行于耳朵位置，使后背形成一个夹脊的动作。

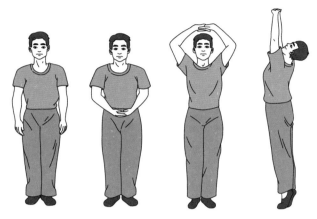

八段锦第一式示意图

3. 第二式　左右开弓似射雕

（1）动作：左脚向左开步，双脚间距离大于肩宽，双臂于胸前交叉，左臂在前，右臂在后。两腿马步，就像左右开弓射箭一样，右掌拉至右胸前，左掌呈八字掌（大拇指和食指呈八字，其余三指曲后）向左推出，把弓拉到最圆，目光盯着指尖。然后两手变掌，重心右移，右手划弧，左脚回收，两掌捧于腹前并步站立。然后反方向来一次，共做3次。

（2）做功要点：左右开弓宣开整个僵硬的肩背，并将弓拉到最圆，食指指尖感到微微发麻。

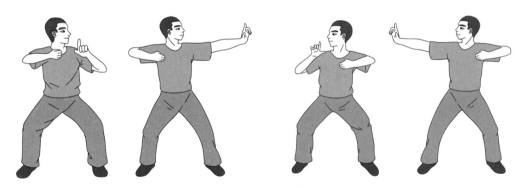

八段锦第二式示意图

4. 第三式　调理脾胃须单举

（1）动作：双脚分开与肩宽，双手五指相对置于腹前，掌心朝上；左手掌外旋向上推举至头左上方，掌心向上，掌根上撑，手指朝右；右掌根下按至右髋旁，掌心向下，手指朝前。然后左臂下落于腹前，一左一右为一次，共做3次。

（2）做功要点：撑天按地的时候力在掌根，指尖方向要相对；手掌上举时注意抬头看手，同时拉伸躯干。

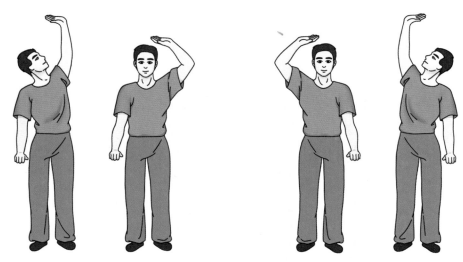

八段锦第三式示意图

5. 第四式　五劳七伤往后瞧

（1）动作：两腿徐缓挺膝伸直，身体保持不动，手臂于两侧伸直，掌心外旋向上，头尽量向后转，身体随着头部一同转动，目视左斜后方，稍停后，头部和身体转回。两臂内旋按于髋旁，掌心向下，指尖向前，两腿微屈，目视前方。一左一右为一次，共做3次。

（2）做功要点：双眼先向身体一侧开始环视，与此同时，头颈部跟着转移的目光轻松柔和地转动。

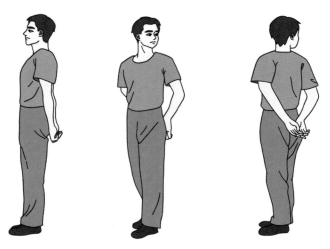

八段锦第四式示意图

6. 第五式　摇头摆尾去心火

（1）动作：右脚开步站立，两腿微屈，两掌经两侧上举，两腿半蹲为马步，两臂向双腿降落扶于膝关节上方；身体重心右移，俯身经过右脚面，重心放低，由尾闾带动上体向左旋转，经过左脚面。然后身体重心后移，上体后摇由右向左向前旋转，身体立起。一右一左为一次，共做3次。

（2）做功要点：尽量不要打折扣做，身体摇转时使颈部和尾闾尽量对拉伸长，速度柔和缓慢连贯。脖子全程不要硬着，下颌不刻意内收或扬起，使颈部肌肉尽量放松伸长。如果费力就一右一左做 2 次，以后再慢慢增加次数。

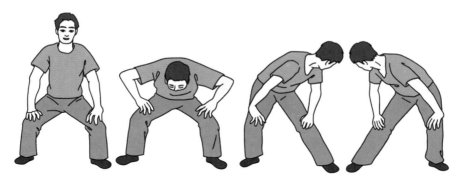

八段锦第五式示意图

7. 第六式　两手攀足固肾腰

（1）动作：两腿挺膝站立，两臂向前向上举起，掌心向前，目视前方。两臂屈肘，两掌心向下按至胸前，两掌反穿至背后，沿着脊背向下摩运至臀部，同时上体前屈，两掌沿腿两侧下落至脚踝，再移至脚面，两膝挺直，目视前下方；两掌前举上升，脊柱随之升起。一上一下为一次，共做 6 次。

（2）做功重点：双手按摩腰背下肢后方时要稍微用力。

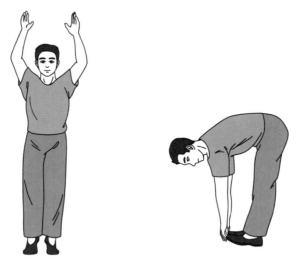

八段锦第六式示意图

8. 第七式　攒拳怒目增气力

（1）动作：左脚向左开步，脚蹬马步，两掌握拳于腰侧，大拇指在内，拳眼向上。左拳向前冲出，拳眼向上，怒目而视，左拳变掌，再旋腕握成拳，收回腰处。一左一右为一次，共做 3 次。

（2）做功要点：脚指抓地，握固冲拳，怒目圆睁。

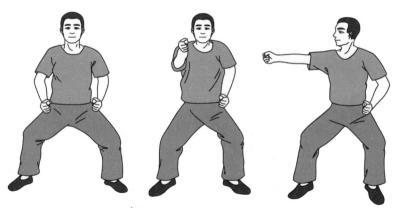

八段锦第七式示意图

9.第八式　背后七颠百病消

（1）动作：两脚跟提起，头上顶，稍停，目视前方。两脚跟下落，轻震地面。一起一落为一次，共做 7 次。最后收式，两掌合于腹前，呼吸均匀，周身放松。

（2）做功要点：脚跟起落，起的时候如平地拔起，脚指抓地，提肛收腹，让六腑气机处于紧张状态。下落的时候山河地震，震动脊柱和督脉。

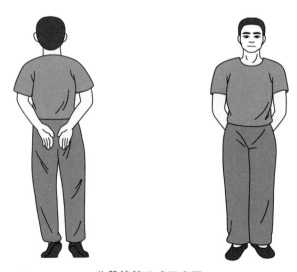

八段锦第八式示意图

参考来源

国家体育总局 .《全民健身指南》解读［EB/OL］（2017-08-14）［2023-01-10］. https://www. sport.gov.cn/n10503/c819330/content.html.

9. 健骨操

中国健康知识传播激励计划"骨动中国——骨质疏松防治推广项目"组织国内权威运动学专家,根据骨骼与运动的关系,探索编排了能增强骨骼力量,适合全年龄段人群日常锻炼的健身操,称为"健骨操"。

健骨操分为室内版和室外版,每个版本各六节动作,是基于骨骼生理生长特点和人体功能活动特点,利用自身重力负荷,在运动中实现重心在不同方向的移动,刺激骨骼良性生理反应,扩大关节的活动范围,增强脊柱的支撑旋转功能,从而达到促进骨骼健康的目的。

健康收益

健骨操的节奏较缓和,不仅适合青年人,也适合中老年人锻炼。经常练习健骨操,能够强健骨骼,提高身体活动能力,延缓身体功能退化,有效预防骨质疏松症;能够提升身体的协调能力和平衡能力,对预防老年人跌倒有很好的锻炼效果,有效降低跌倒骨折的风险,提高老年人生活质量。

具体做法

可根据"健骨操"教学视频动作要点讲解进行学习和练习。

一、室外版健骨操动作要点

1. 第一节:上步贴手膝 左脚向前一步,双臂从身体前侧上摆;重心前移,左脚提踵,吸右腿,双手向下触膝;落右腿,双臂上举,撤左腿,落双臂。换侧重复以上动作。

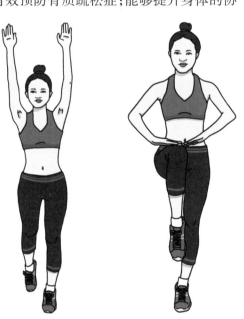

健骨操室外版第一节示意图

2. 第二节:侧步跳转体　向左交叉步,双臂逆时针摆动;双脚跳开,屈双膝呈半蹲,双臂前平举;上身左旋,手臂平直左摆;上身回正;双脚跳收,双臂下落。换侧重复以上动作。

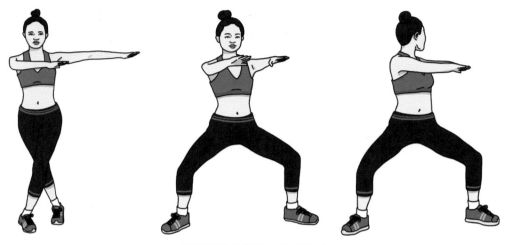

健骨操室外版第二节示意图

3. 第三节:展臂髋开合　左脚前点地,双臂侧平展;吸腿,髋部外展,侧点地,双手在头顶击掌;吸腿,髋部内收,前点地,双臂落侧平展;收脚,落手。换侧重复以上动作。

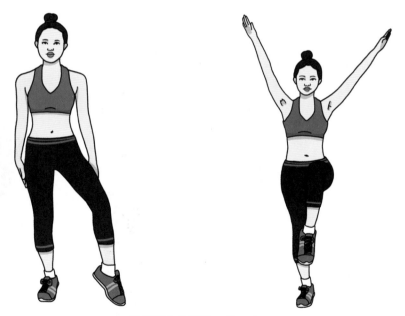

健骨操室外版第三节示意图

4. 第四节:提踵震后跟　左脚向左一大步,重心上提,双脚提踵;双臂从身体两侧斜向上举;脚跟落地,屈双膝,双臂自然下摆交叉;重心移至右脚,左腿上摆,双臂从体侧上展;收腿落双臂。换侧重复以上动作。

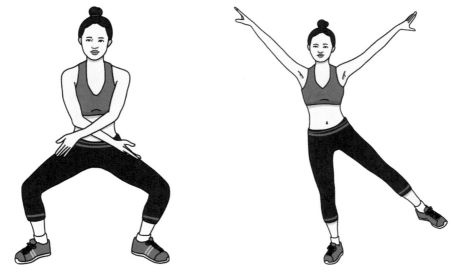

健骨操室外版第四节示意图

5. 第五节：伸臂体后收　屈左膝，上臂向上伸展；撤左腿，上臂前举展开。换侧重复以上动作。

6. 第六节：踮脚髋旋转　双臂侧平展；右手触脚内侧，落地；左手触脚外侧，落地。换侧重复以上动作。

二、室内版健骨操动作要点

1. 第一节：生根发芽　双腿并拢，脚尖朝前，屈双膝下蹲，下蹲时臀部向后，像坐在椅子上，膝盖不要超过脚尖；双臂从身体前侧上举过头顶，起身还原。

2. 第二节：培土固根　左脚向正前弓步迈出，双臂前平举，右膝可弯曲以保持平衡；从髋部折叠，上身前屈，双手轻触左脚两侧地面；上身回正；左脚回撤，手臂落回。换侧重复以上动作。

3. 第三节：沐浴阳光　左腿向左迈一大步，屈双膝，双臂从身体两侧斜向上举起，保持髋部稳定；身体左倾；身体回正；收左脚，落手臂。换侧重复以上动作。

4. 第四节：向上生长　左腿向后撤步，双臂前平举；双臂上举外展，抬头，胸部打开；手臂回落体前；收左腿，落手。换侧重复以上动作。

5. 第五节：回转壮体　左脚向左前方迈步，屈膝方向指向脚尖；双臂前平举；髋部不动，上身和手臂向左旋转；上身转回；收腿落手。换侧重复以上动作。

6. 第六节：枝繁叶茂　左腿向后撤步，双臂右平举；重心前移吸左腿，双臂落体侧后，左臂侧平举，右臂前平举；左腿伸直后展，双臂从体前侧上举外展，抬头挺胸；收腿落手臂。换侧重复以上动作。

整套动作结束后，再次进行调息。

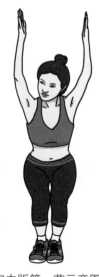
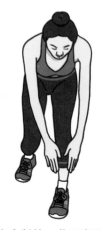
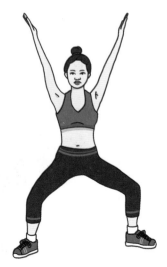

室内版第一节示意图　　　　　室内版第二节示意图　　　　　室内版第三节示意图

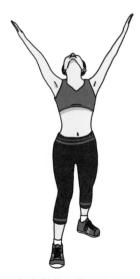
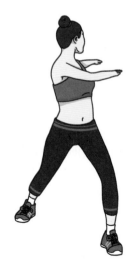
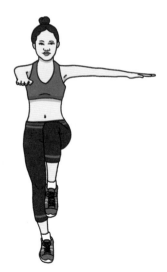

室内版第四节示意图　　　　　室内版第五节示意图　　　　　室内版第六节示意图

参考来源

1. 中国健康知识传播激励计划 . 健骨操（室外版）[EB/OL] . https://v.qq.com/x/page/n0539peqzl7.html.

2. 中国健康知识传播激励计划 . 健骨操（室内版）[EB/OL] . https://v.qq.com/x/page/g0509azsv2r.html.

10. 弹力带操

弹力带操是以增加身体肌肉力量为主要目的,采用弹力带进行锻炼,编排的系列健身动作。弹力带阻力随着弹力带拉长而逐渐增大,在出现疲劳时能够随时停止,适合各类人群进行运动锻炼,同时也适用于慢性病患者康复训练。2017年江苏省疾控中心在"糖尿病自我管理小组活动课程"中设计了六个弹力带肌肉力量锻炼动作,在糖尿病患者中推广应用,提高了患者健康自我管理依从性。

健康收益

针对不同肌肉群设计的弹力带肌肉力量锻炼动作,能有效锻炼肌肉和肌腱等力量,提高关节灵活性,预防老年人跌倒;能增加肌肉含量,提高胰岛素敏感性,有效控制血糖水平;能增加骨密度,促进骨骼健康,预防骨质疏松症。

具体做法

六个弹力带肌肉力量锻炼动作要点如下。

1. 箭步蹲

(1)目标肌群:综合性练习,大腿肌群,臀部肌群。

(2)动作要领:将弹力带踩在脚下,脚尖稍内扣,两手将弹力带拉起放肩上,另只脚向后撤一大步。

2. 站姿肩上推举

(1)目标肌群:三角肌,肱三头肌。

(2)动作要领:将弹力带踩在脚下,两脚前后站立,两手持手柄在肩上,掌心向前,挺胸、吸气,呼气时两手向上举至两臂伸直,保持肘关节微屈,吸气还原至开始位置。

3. 直立划船

(1)目标肌群:三角肌,斜方肌。

(2)动作要领:两脚平行站立,将弹力带的两端踩在脚下,两手抓住弹力带的中间,两手间的距离约20cm,挺胸抬头、吸气,呼气同时向上提起弹力带至下颌,吸气向下还原。

4. 硬拉

(1)目标肌群:下臂、腿、臀、背部肌群。

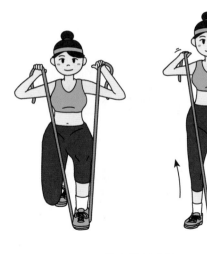
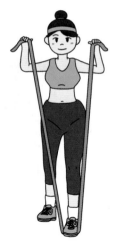
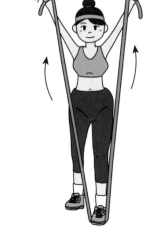

箭步蹲示意图　　　　　　　　　　站姿肩上推举示意图

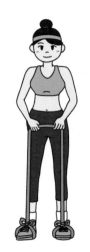
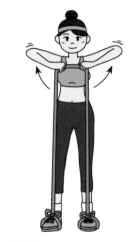
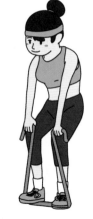
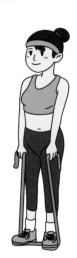

直立划船示意图　　　　　　　　　　硬拉示意图

（2）动作要领：两脚分开与髋关节同宽，平行站立踩住弹力带，屈膝至大腿与地面平行，上身向前倾斜，保持背部平直，两手握住手柄在身体两侧，吸气，呼气同时收紧腰腹部挺直上身站立，微挺胸，停顿2秒，然后吸气还原。

5. 头后单臂屈伸

（1）目标肌群：肱三头肌。

（2）动作要领：两脚平行站立，将弹力带踩在脚下，单手握手柄在头后，上臂固定贴在耳侧，吸气，呼气同时向上伸展手臂，吸气时还原。

6. 站姿弯举

（1）目标肌群：肱二头肌。

（2）动作要领：双脚平行站立，将弹力带踩在脚下，挺胸，肩下压，两手握手柄在身体两侧，掌心向前，上臂紧贴身体，吸气，呼气同时向上弯曲手臂至肱二头肌完全收缩，吸气同时还原至初始位置。

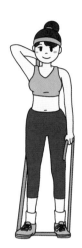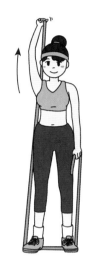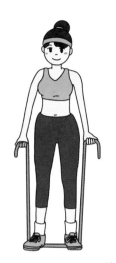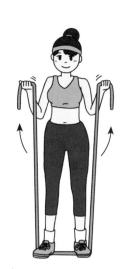

头后单臂屈伸示意图　　　　　　　　　　　站姿弯举示意图

弹力带肌肉力量锻炼频率建议每周 2～3 次,每次 1～3 组,根据自身身体状况每组重复 8～12 次,适宜度为肌肉稍有疲劳感,酸胀较重应减量,有任何疼痛感应停止。

参考来源
张永青,卞茸文.2 型糖尿病社区综合管理实用技术［M］.北京:人民卫生出版社,2017.

11. 手指操

　　手指操是依据中医原理及手指与健康的关系,针对不同人群健康需求编排的手指健身操,主要通过捏、按、敲等方法锻炼手指的伸曲能力,刺激手部的穴位和经络,疏通经络和调整气血,促进健康。目前手指操已广泛应用到幼儿智力开发、老年人健康保健和预防慢性病领域。目前常见的手指操有"六步手指操""十节手指操""健脑手指操"等。

健康收益

　　手指操有益于健康,主要体现在:

　　1. 经常练习手指操,能提高手指的灵活性,改善末梢血液循环,预防手麻、脚麻等末梢循环疾病。

　　2. 能刺激大脑皮层,改善大脑功能,避免出现记忆力衰退、思维迟缓,预防老年痴呆。

　　3. 能消除疲劳、减轻精神负担;还能改善慢性病患者的焦虑、抑郁等不良情绪,提高临床治疗效果。

具体做法

　　根据自己的健康需求和爱好,选择适合自己的手指操,并参考手指操视频或要点进行学习和练习,也可以参加社区慢性病自我管理小组活动,在医生的指导下和组员共同学习。相关手指操的要点如下。

　　1. 六步手指操

　　第一步,握:五指伸展,掌心向上,然后握拳,如此交替 10～15 次。

　　第二步,碰:拇指分别与食指、中指、无名指、小指触碰,循环 10～15 次。

　　第三步,数:五指伸展,依次将拇指、食指、中指、无名指和小指弯曲进行数数,循环 10～15 次。

　　第四步,压:五指伸展,用拇指依次按压食指、中指、无名指和小指,循环 10～15 次。

　　第五步,伸:五指并拢,手心向上,然后用力伸开五指,循环 10～15 次。

　　第六步,弹:用拇指依次按住食指、中指、无名指和小指的指尖,然后弹开食指、中指、无名指和小指,循环 10～15 次。

2. 十节手指操

第一节：虎口平击 36 次，打击大肠经 / 合谷穴。

第二节：手掌侧击 36 次，打击小肠经 / 后溪穴。

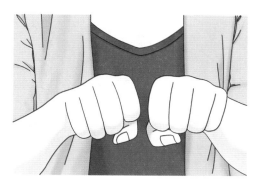

第一节　　　　　　　　　　　　　第二节

第三节：手腕互击 36 次，打击心经及包络经 / 大陵穴。

第四节：虎口交叉互击，穴位是八邪穴。

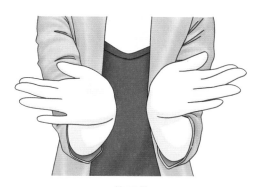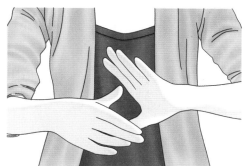

第三节　　　　　　　　　　　　　第四节

第五节：十指交叉互击 36 次，穴位是八邪穴。

第六节：左拳击右掌心 36 次，经络是心经和心包络经 / 劳宫穴。

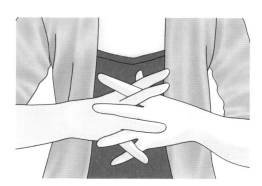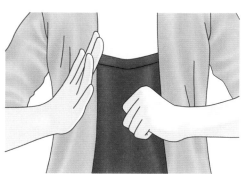

第五节　　　　　　　　　　　　　第六节

第七节:右拳击左掌心 36 次,经络是心经和心包络经 / 劳宫穴。

第八节:手背互相拍击 36 次,打击三集经 / 阳池穴。

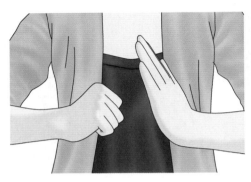 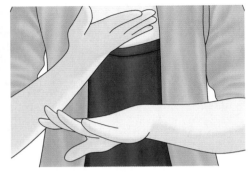

第七节　　　　　　　　　　　　第八节

第九节:搓揉双耳 36 次。

第十节:手掌心互相摩擦后轻盖双眼,眼球左右转,重复 6 次。

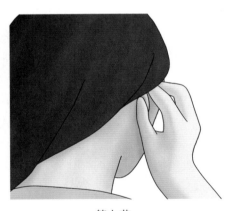 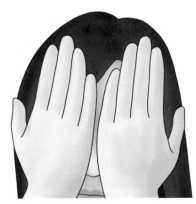

第九节　　　　　　　　　　　　第十节

3. 健脑手指操

第一步,搓:掌心相对,用力搓 1 分钟,感觉到掌心微微发热。

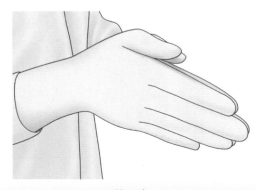

第一步

第二步,捏:双手手指打开,拇指依次按压食指、中指、无名指和小指的指腹,指腹有微微的压迫感。

第三步,拉:一手打开,另一只手依次从拇指、食指、中指、无名指和小指的根部慢慢向指尖进行抻拉,稍微用力,使手指有抻拉感。

第四步,握拳:双手握拳,然后从食指开始,逐一打开食指、中指、无名指、小指和拇指,打开时稍微用力,使手指有抻拉感。

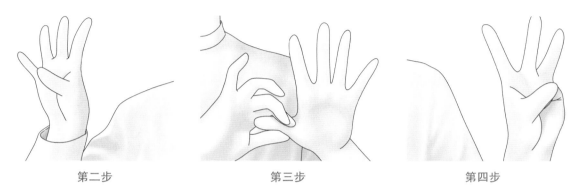

第二步　　　　　　　　　　　第三步　　　　　　　　　　　第四步

参考来源

1. 梁菲,何妍臻.六步手指操改善经桡动脉介入术后患者肢体症状的效果评价[J].护理学杂志,2018,33(23):33-35.

2. 做做手指操,小病绕着走[J].中国保健营养,2015,(2):80-81.

3. 中央电视台.健脑手指操[EB/OL].https://tv.cctv.com/2021/05/20/VIDEumln50oVZOIMz-UadS6Kj210520.shtml.

12. 颈椎操

长期做文案工作的职业人群、"低头族",如果长时间低头或坐姿不当,就会对颈部肌肉、韧带、神经根及椎体等造成不利影响,加速颈椎的退行性变,导致颈椎病的发生。

颈椎操是针对职业人群颈椎病高发的趋势而设计的颈部保健运动,主要通过上下左右简单轻缓转动头部、颈部等方式,对颈部进行局部锻炼,预防颈椎病的发生和发展。

健康收益

在工作间隙经常练习颈椎操,会带来非常大的健康益处。

1. 促进颈部血液循环,增强颈肌肌力和韧带弹性。

2. 解除肌肉痉挛,缓解颈椎压力。

3. 活动颈椎各个关节,恢复或改善颈椎生理曲线和力学平衡,达到促进颈椎健康,预防颈椎病的效果。

具体做法

颈椎操的种类和形式较多,职业人群可根据自己的健康需求和爱好,选择适合自己的颈椎操,并参考相关颈椎操视频或要点进行学习和练习,做动作时一定要缓慢,不要用力过猛,根据自身实际适当增减回合。以下介绍两种适合职业人群练习的颈椎操动作要点。

1. 闹钟式颈部保健操

(1)起式:选择直立自然的坐姿,双手自然垂于身侧,平静自然呼吸。

(2)松转大地:先将右肩耸起,注意保持头部的中正,坚持 3～5 秒,自然放下,再耸起左肩,坚持 3～5 秒,左右两肩交替,共做 6 次。然后双肩同时向前做环转运动,转 5 圈,再向反方向转 5 圈,活动肩关节。

(3)回头望月:颈部向右转动至最大限度,继而颈部背伸至最大限度,保持该姿势 10 秒后,缓慢转动颈部至中立位,再向左侧转动颈部至最大限度,保持该姿势 10 秒,回复中立位。

(4)猴子捞月:抬起右臂,将右臂放于头部左侧,以手臂带动颈部向右侧屈至最大限度,保持该姿势 10 秒,继而回复中立位并将手放下,左侧做同样的动作。

(5)白鹤汲水:将颈部向右转 45°,并将颈部向前伸,以下颌够地面,如白鹤汲水,保持该姿势 10 秒,回复中立位,左侧做同样的动作。

（6）俯仰生息：低头至最大限度并保持 10 秒,继而仰头至最大限度并保持 10 秒,回复中立位。

（7）疏肝理气：以鼻缓缓吸气,两手如托物状,缓缓上移至胸前,随呼气默念"嘘"字,同时反掌立掌,掌心向前,指尖向上,随呼气缓缓向左前方推出,两肘微屈,至呼气尽时反掌,掌心向上,指尖相对,向下收回至小腹前;同时伸左腿。继而深吸气,呼气搓两胁。

（8）收式：闭目养神,将注意力关注在颈项部,默念"松"2～3 次。

2. 颈部保健操

（1）起式：自然站立,双足分开与肩同宽,两眼平视前方,双手擦热。

（2）双手擦颈：自然站立,双眼平视前方,双手重叠贴于后颈部,左右上下来回摩擦各 l0 次。

（3）回头望月：头向左旋至最大限度持续 3 秒,复原后,再向右旋至最大限度持续 3 秒,各 3 次。

（4）与项争力：双手握于颈部,头部后伸,双手向前用力,以对抗颈部力量,重复 5 次。

（5）大鹏展翅：双手张开,掌心向上、向外做飞鸟状,屈膝挺胸,头部后仰,如鹏展翅,来回做 3 次。

（6）力托千斤：自然站立,双足与肩同宽,双手由身侧抬起至胸前时翻腕掌心向上,置于头顶之上,注意腰、臂、腿保持一个平面。

（7）仰俯攀足：先伸腰拔背,后俯身向前,双手摸足,重复该动作 3 次。

（8）旋肩松颈：双肩左右交替向后旋转,来回 7 次。

（9）震足醒脑：双足尖和脚跟交替垫起,用力放下,来回 7 次。

（10）收式：自然站立,双手自然垂立,自然呼吸。

注意事项

1. 做颈椎操时颈部肌肉要放松,尽量不用力,动作一定要缓慢,一旦出现疼痛难耐或有眩晕的感觉时,应该马上停止。同时动作要做到位,每一个动作都要到达运动的终止位置,使颈部得到最充分的锻炼。

2. 颈椎操不可以治疗颈椎病。在未患颈椎病而颈椎不适或者颈椎病初期,可以通过做颈椎操的方式来缓解病痛,一旦颈椎病的症状比较严重,应在专业医生的建议下进行颈部功能锻炼或康复,避免因锻炼不当加重病情。

参考来源

1. 关宣可,石玥,王永谦,等 . 电脑工作者闹钟式颈部保健操的疗效及实用性研究［J］. 四川中医,2014,32（7）:163-165.

2. 陈小芳,陈斌,徐珊宁,等 . 颈部保健操对中年颈椎病患者的临床疗效［J］. 中国校医, 2016,30（12）:922-924.

13. 高强度间歇性训练

HIIT 训练,全称高强度间歇性训练(high intensity interval training),是指在多次较短时间内进行高强度运动训练,并在每两次训练之间以较低强度的运动形式或休息作为间歇,间歇时间通常在几秒钟到几分钟之间的锻炼方式。HIIT 训练的主要特点是运动强度大,运动时间相对较短,并可通过低强度运动作为间歇进行调整,避免运动不适症状的出现,具有省时、高效等特点。

HIIT 早期主要用于运动员的训练,近年来广泛应用于医学康复和大众健身领域,是目前健身界流行的训练方式。

健康收益

1. 有计划地进行 HIIT 训练,可以明显提高人体最大摄氧量,改善心肺功能和肌肉耐力,提升身体素质。

2. 显著提高基础代谢率,加速脂肪氧化,降低体重和体脂率,改善体成分。

3. 改善外周血管内皮功能,促进心血管健康。

4. 有研究显示,相对于持续时间小于 8 周的 HIIT 训练,持续时间大于 8 周的训练,健康效益会更明显。

具体做法

HIIT 训练应在健身教练或运动处方师专业指导下进行,建议一般情况下,每次 HIIT 训练的时间维持在 15 ～ 30 分钟,每周进行 3 次即可。HIIT 训练的流程如下。

1. 热身   可以选择一种中低强度的有氧运动(如原地踏步、广播体操)或动态牵拉方式,进行 5 分钟左右的热身。

2. 训练部分   选择中等至高强度的运动,运动心率可达到最大心率的 80% 以上,根据自己的运动爱好和体适能选择俯卧撑、高抬腿、深蹲跳、开合跳、俯身爬坡、深蹲、箭步蹲等动作,每次一般选择 4 ～ 6 个动作,每个动作完成 15 ～ 20 次为一组,组间进行休息,循环完成 3 ～ 5 遍。常用的 HIIT 训练动作要点如下。

(1)俯卧撑:面朝下俯撑在地板上,身体挺直,腹部收紧,脚尖着地。手臂伸直支撑身体,双手间距与肩同宽,慢慢弯曲手臂使身体下降,直至胸部接近地面,然后快速伸直手臂,将身体撑回起始位置。

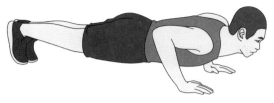

俯卧撑示意图

（2）高抬腿：挺胸收腹，腰背平直，大腿抬高略高于髋，脚尖和膝盖向前，落地前脚掌发力。

（3）深蹲跳：挺胸收腹，腰背平直，收紧臀部，跳起，落地时前脚掌着地并发力，脚尖与膝盖保持向前，膝盖不要超过脚尖，大腿略高于髋，并与地面平行。

（4）开合跳：挺胸收腹，保持腰背挺直，双腿向外跳开，距离大于肩宽，膝关节自然弯曲，髋关节自然向外展开，起跳落地控制有力，然后向内跳回。跳跃时身体保持平衡协调，落地时注意膝关节自然微屈降低冲击。

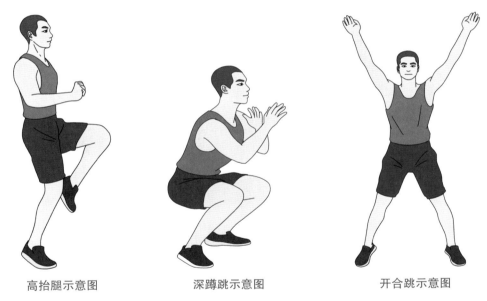

高抬腿示意图　　　　深蹲跳示意图　　　　开合跳示意图

（5）俯身爬坡：腰背平直，腹部持续紧张，双臂支撑置于肩关节的正下方，与地面垂直，控制动作的频率和身体稳定，提膝向上尽量靠近胸部。

（6）深蹲：收紧腹部，臀部紧张，腰背平直，下蹲，脚尖与膝盖保持同一方向，膝盖不要超过脚尖，大腿与地面保持平行。

（7）箭步蹲：抬头挺胸，腰背平直，大腿向前跨步，身体垂直下坐，速度保持平稳，膝盖不要超过脚尖，后腿膝盖尽量不要着地。

（8）波比跳：下蹲双手撑地，支撑点置于肩关节的正下方，双脚后跳，躯干与大腿呈一条直线。腹部发力，双腿收回，并迅速跳跃双手上举。

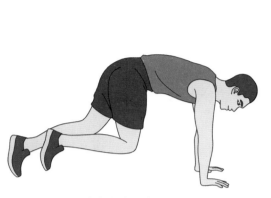
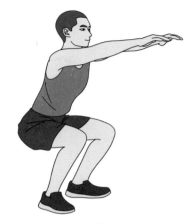

俯身爬坡示意图　　　　　　　　　　　深蹲示意图

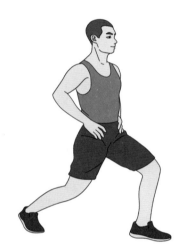
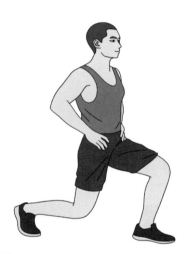

箭步蹲示意图

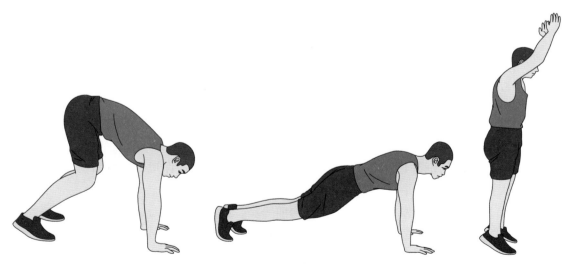

波比跳示意图

3. 拉伸　训练结束后,对锻炼涉及的主要部位进行拉伸,每个部位拉伸 15～30 秒,重复 2～3 次,拉伸时有牵拉感或轻微疼痛感即可。

注意事项

制订高强度间歇训练计划前要对自身的体适能进行评估,确定训练强度、方式和进程,预防运动意外的发生,训练计划要遵循循序渐进原则,训练前后及时补充富含碳水化合物和优质蛋白质的食物,训练过程中注意补充水分和电解质。

参考来源

1. 苏小莹.国外高强度间歇训练(HIIT)应用研究综述[J].湖北体育科技,2020,(10):896-898.

2. Hi 运动健身网.Hi 健身动作库:健身动作大全,详细动作图解和动作视频教学![EB/OL].(2018-08-01)[2023-01-22].http://www.360doc.com/content/18/0801/18/58086683_774970415.shtml.

戒烟限酒篇

测一测您有多依赖烟

烟草中的尼古丁是高度成瘾性物质,尼古丁依赖检验量表(Fagerstrom Test of Nicotine Dependence,FTND)是被广泛应用的评价躯体对尼古丁依赖程度的检测量表。该量表使用 6 道题评估吸烟者烟瘾有多大,评估内容包括烟草使用量、吸烟欲念和依赖程度。

健康收益

尼古丁依赖检验量表可用来测量烟草依赖程度,指导戒烟。如果您的总分值超过 6 分,则属于重度依赖者,凭自身戒烟相对困难,可以求助戒烟门诊。尼古丁低度依赖的吸烟者较容易戒烟。

具体做法

尼古丁依赖检验量表见表 1-14-1。

表 1-14-1　尼古丁依赖检验量表(FTND)

评估内容	0 分	1 分	2 分	3 分
您早晨醒来后多长时间吸第一支烟?	>60 分钟	31～60 分钟	6～30 分钟	≤5 分钟
您是否在许多禁烟场所很难控制吸烟?	否	是		
您认为哪一支烟最不愿意放弃?	其他时间	晨起第一支		
您每天吸多少支卷烟?	≤10 支	11～20 支	21～30 支	>30 支
您早晨醒来后第 1 个小时是否比其他时间吸烟多?	否	是		
您患病在床时仍旧吸烟吗?	否	是		

结果解读

尼古丁依赖检验量表(FTND)分值范围为 0～10 分。不同分值对应的尼古丁依赖程度为:0 分,不依赖;1～3 分,轻度烟草依赖;4～6 分,中度烟草依赖;≥7 分,重度烟草依赖。

参考来源
白雅敏.慢性病高风险人群健康管理指南[M].北京:人民卫生出版社,2015.

15. 了解戒烟的益处

吸烟损害健康有许多不争的事实:现在吸烟者中将会有一半因吸烟过早死亡;吸烟能够导致癌症;吸烟者的医疗费用明显高于不吸烟者;吸烟导致冠心病、脑卒中、动脉粥样硬化、2 型糖尿病、视力损伤;男性吸烟可导致阳痿,女性吸烟可导致不孕,孕期吸烟可损伤胎儿。切记:所有卷烟都是有害的,没有安全的卷烟。

健康收益

吸烟者在戒烟后,会出现一些有益变化,详见表 1-15-1。

表 1-15-1　吸烟者戒烟后的变化

时间	身体变化
20 分钟内	血压:降到标准水平 脉搏:降到标准频率 体温:手脚的温度升至标准体温
8 小时内	一氧化碳:血液中的一氧化碳降低到正常水平 氧含量:血液中的氧含量增加到正常水平
24 小时内	心肌梗死:风险降低
48 小时内	神经末梢:功能开始逐渐恢复 嗅觉和味觉:敏感性增强
72 小时内	支气管:不再痉挛,肺活量增加
2～4 周内	血液循环:稳定 走路:稳而轻 肺功能:改善 30%
1～9 个月内	身体症状:咳嗽、鼻窦充血、疲劳、气短等症状减轻 肺部:气管和支气管黏膜上出现新的纤毛,处理黏液功能增强;痰液减少,肺部较干净,感染风险降低 体重:身体的能量储备提高;体重可增加 2～3kg
1 年内	冠状动脉硬化:风险降低至吸烟者的一半
5 年内	肺癌死亡率:与不吸烟者接近 口腔癌、肺癌、食管癌发病率:降至吸烟者的一半 心肌梗死发病率:与不吸烟者接近

47

续表

时间	身体变化
10 年内	癌前细胞:由健康细胞代替 肺癌发病率:降至不吸烟者的水平 其他器官癌症发病率:明显下降
15 年内	冠状动脉粥样硬化风险:与不吸烟者相同

具体做法

任何时间戒烟都不算晚,而且如果吸烟者能在 40 岁以前戒烟,死于烟草相关疾病的危险性将下降 90%,几乎与不吸烟者相近。越早戒烟,越受益。

1. 了解戒烟的过程　戒烟不能简单地理解为"戒"或"没戒"。戒烟一般要经历从"没有想过要戒烟"到"完全戒烟"几个阶段。多数吸烟者会经历全部或大部分戒烟阶段,最后才完全成功戒烟。戒烟反复非常普遍,但要坚持戒烟。

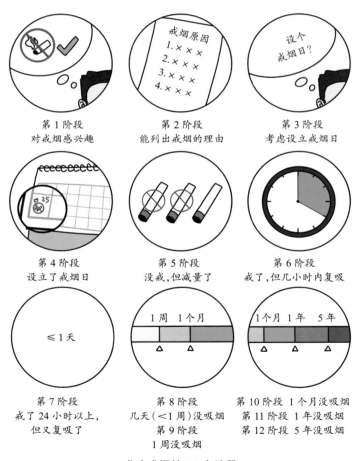

第 1 阶段
对戒烟感兴趣

第 2 阶段
能列出戒烟的理由

第 3 阶段
考虑设立戒烟日

第 4 阶段
设立了戒烟日

第 5 阶段
没戒,但减量了

第 6 阶段
戒了,但几小时内复吸

第 7 阶段
戒了 24 小时以上,
但又复吸了

第 8 阶段
几天(<1 周)没吸烟
第 9 阶段
1 周没吸烟

第 10 阶段　1 个月没吸烟
第 11 阶段　1 年没吸烟
第 12 阶段　5 年没吸烟

成功戒烟的 12 个阶段

2. 作为个体,主动行动起来

明确戒烟原因,强化戒烟意愿。

扔掉所有烟草制品和吸烟相关用具。

告诉家人、朋友和同事,你正准备戒烟。

延迟开始吸第一支烟的时间 5～10 分钟。

确定一个戒烟日。

避免他人在自己面前吸烟。

找到适合自己的戒烟方法,考虑是否需要使用戒烟药物以及寻求专业医生的戒烟帮助。

参考来源

1. 中国疾病预防控制中心控烟办公室 . 简短戒烟干预手册[M]. 北京:军事医学科学出版社,2013.

2. 中华人民共和国国家卫生和计划生育委员会 . 中国临床戒烟指南(2015 版)[M]. 北京:人民卫生出版社,2015.

16. 认识戒烟药物

戒烟药物可以缓解戒烟症状,帮助有戒烟意愿的吸烟者提高戒烟成功率。《中国临床戒烟指南(2015年版)》推荐了三类能够有效提高长期戒烟率的一线临床戒烟用药,包括尼古丁替代疗法(nicotine replacement therapy,NRT)类药物、盐酸安非他酮缓释片和伐尼克兰。

健康收益

吸烟可以成瘾,对烟草依赖是一种慢性疾病。在充分认识到吸烟的健康危害后,多数吸烟者都有戒烟的意愿,但往往因为存在不同程度的烟草依赖而难以成功戒烟。虽然不是所有吸烟者都要使用戒烟药物才能成功戒烟,但戒烟药物可以帮助提高戒烟成功率。

具体做法

1. NRT 类药物　我国批准的药物剂型包括尼古丁贴片、尼古丁咀嚼胶。两种剂型疗效无显著差别,戒烟者可根据个人意愿选择。

(1)非处方药,可自行购买。使用前最好咨询专业医生。

(2)疗效:可使长期戒烟成功率增加1倍。

(3)疗程:至少达12周,规律用药。可长期使用(超过12周),但需医生定期随访。

(4)作用机制:通过向人体释放尼古丁,代替或部分代替吸烟者通过吸烟获得的尼古丁,从而减轻或消除戒烟症状。

2. 盐酸安非他酮缓释片

(1)处方药,需凭医生处方购买,并在医生指导下使用。

(2)疗效:是一种抗抑郁药物,可以缓解戒断症状,提高戒烟成功率。

(3)疗程:需在戒烟日前1周开始使用,并至少使用7周。

(4)作用机制:通过抑制多巴胺及去甲肾上腺素的摄取,增加脑内多巴胺水平,缓解戒烟后的戒断症状;还可阻断尼古丁乙酰胆碱受体,减少吸烟的欣快感。

3. 伐尼克兰

(1)处方药,需凭医生处方购买,并在医生指导下使用。

(2)疗效:长期戒烟率可提高2倍以上。

(3)疗程:需在戒烟日前1周开始使用,并规律使用12周。

（4）作用机制：是一种新型戒烟药物，有激动和拮抗双重调节作用。与尼古丁乙酰胆碱受体结合后，一方面刺激脑内释放多巴胺，缓解戒烟后的戒断症状；另一方面阻止尼古丁与尼古丁乙酰胆碱受体结合，减少吸烟的欣快感。

4. 联合用药

包括以下组合：

（1）长疗程尼古丁贴片治疗（＞14 周）+ 其他 NRT 类药物（如咀嚼胶）。

（2）尼古丁贴片 + 盐酸安非他酮缓释片。

注意事项

1. 盐酸安非他酮缓释片和伐尼克兰是处方药，存在一些禁忌证和慎用的情况，吸烟者应严格遵医嘱。

2. 存在药物禁忌证或使用戒烟药物后疗效尚不明确的人群（如非燃吸烟草制品使用者、少量吸烟者、孕妇、哺乳期妇女及青少年等），目前尚不推荐使用戒烟药物。

3. 戒烟药物可能会影响体内其他药物的代谢（如氯氮平、华法林等），必要时应根据药物说明书调整这些药物的使用剂量。

参考来源

中华人民共和国国家卫生和计划生育委员会 . 中国临床戒烟指南（2015 版）［M］. 北京：人民卫生出版社，2015.

17. 了解"中国戒烟平台"微信小程序

"中国戒烟平台"微信小程序是中国权威戒烟资源库,内容主要包括:戒烟热线、戒烟门诊详细信息,以及线上戒烟服务资源等。该程序是在健康中国行动控烟行动工作组指导下,由中国疾病预防控制中心和世界卫生组织驻华代表处联合制作。

健康收益

烟草依赖不是单纯的不良习惯,而是一种慢性高复发性疾病,早在1998年就被世界卫生组织列入国际疾病分类。吸烟者一旦停止吸烟,可能会出现烦躁、失眠等"戒断症状",因此仅靠意志力戒烟成功率不到3%,而在专业人员和药物帮助下,可将戒烟成功率提高到40%以上。通过"中国戒烟平台"微信小程序可以找到全国各省市推荐的戒烟门诊的地址、电话、开诊时间和覆盖全国的免费戒烟热线;获得专业戒烟指导;由权威医院提供的线上戒烟服务;参与戒烟社群活动。

具体做法

1. 微信搜索"中国戒烟平台"小程序。

2. 按照页面提示,主动获取您所需的资源。

（1）小程序首页及资源获取主页面如右侧所示,从首页进入,按页面提示内容操作,进入资源获取主页面。主页面主要包含三部分内容:戒烟热线、戒烟门诊和移动戒烟资源。

（2）点击戒烟热线,可进入戒烟热线界面,该界面提供了三个戒烟热线号码,可点击号码直接拨打。

（3）点击戒烟门诊,按页面提示选择您所在的城市,程序会自动给出您所在城市的戒烟门诊资源,包括医院名称、详细地

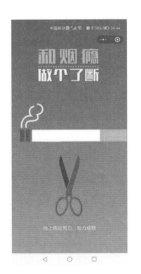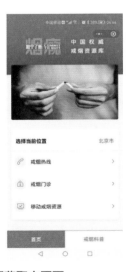

小程序首页及资源获取主页面

址、具体科室名称、出诊时间和门诊电话。有戒烟意愿者可主动选择戒烟门诊就诊。

（4）点击移动戒烟资源，可进入移动戒烟资源主页面，该页面显示两个提供在线戒烟服务的权威主体，即"在线戒烟"和"戒烟有道"。

"在线戒烟"：由中日友好医院、世界卫生组织戒烟与呼吸疾病预防合作中心、中国戒烟联盟主办，世界卫生组织提供技术指导，主要通过定期发送微信消息帮助吸烟者科学戒烟。

"戒烟有道"：由北京朝阳医院主办。北京朝阳医院戒烟门诊为全国首家戒烟门诊，创建于 1996 年，曾连续五次被授权为世界卫生组织烟草或健康合作中心。

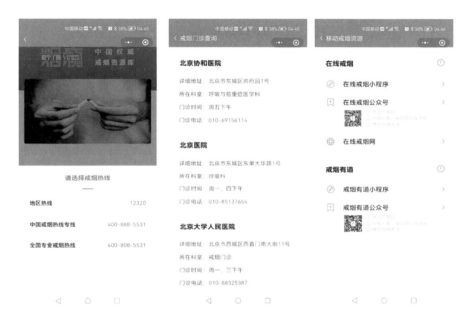

18. 认识电子烟

电子烟,是一种依靠电池提供能源的雾化装置,通过加热液体产生雾气,供使用者吸用。我国是最大的电子烟生产国,近年来我国电子烟使用率逐步升高,最主要的使用人群是年轻人,2018 年 15～24 岁人群使用率为 1.5%。

1. **电子烟**　可能含有,也可能不含尼古丁。

2. **电子烟溶液**　主要成分是丙二醇(可能含有甘油)和调味添加剂。

3. **电子烟外形**　多数像常见的烟草,如卷烟、雪茄等;有的像日常生活用品,如钢笔、U 盘等。

关键事实

1. 电子烟烟雾中某些一级致癌物的平均含量比烟草烟雾中的含量要低。如果众多不能或不愿戒烟者,能立即转为使用健康风险较低的尼古丁替代来源,且最终实现停止使用烟草的目标,这将非常有意义。电子烟最早以戒烟为目的而研发,但其能否实现这个功能尚存有争议。

2. 国家卫生健康委发布《中国吸烟危害健康报告 2020》指出,有充分证据表明电子烟是不安全的,会对健康产生危害。电子烟会对青少年的身心健康和成长造成不良后果,同时会诱导青少年使用卷烟。

3. 使用电子烟产生的气溶胶,通常含有许多有毒有害物质,损害使用者及周围人的健康。

4. 电子烟会产生特有的新的有毒物质,如乙二醛。乙二醛通常用于纺织中的防缩和防皱,还用于除虫剂、除臭剂、尸体防腐剂等,接触或吸入可能会对皮肤、眼睛、肝脏、心脏、肺部等造成损伤。

5. 儿童和青少年使用电子烟尤其危险。尼古丁极易上瘾,会影响大脑发育。

6. 孕期使用电子烟会损害胎儿健康。

建议

1. 世界卫生组织建议对电子烟进行管制

(1)防止不吸烟者、未成年人和弱势群体开始使用。

（2）将使用者的健康风险降至最低，并保护非使用者免受其释放物的影响等。

2. 我国《电子烟管理办法》规定

（1）禁止销售除烟草口味外的调味电子烟和自行添加雾化物的电子烟。

（2）普通中小学、特殊教育学校、中等职业学校、专门学校、幼儿园周边不得设置电子烟产品销售网点。

（3）禁止向未成年人出售电子烟。

（4）加强吸电子烟危害健康的宣传教育，劝阻青少年吸电子烟，禁止中小学生吸电子烟。

作为个体，我们要正确认识电子烟。电子烟是不安全的，有健康风险。因此尽量不要使用电子烟。未成年人更不得使用电子烟。

参考来源

1. 世界卫生组织 . 烟草控制框架公约缔约方会议（FCTC/COP/7/11）电子尼古丁传送系统和电子非尼古丁传送［EB/OL］.https://fctc.who.int/zh/publications/m/item/fctc-cop-7-11-electronic-nicotine-delivery-systems-and-electronic-non-nicotine-delivery-systems-（ends-ennds）.

2.《中国吸烟危害健康报告 2020》编写组 .《中国吸烟危害健康报告 2020》概要［J］. 中国循环杂志，2021，36（10）：937-952.

3. 国家烟草专卖局 . 电子烟管理办法［EB/OL］.http://www.tobacco.gov.cn/gjyc/tzgg/202203/ff793b5fb00e4308a28f4b8aa618e803.shtml.

19. 创建无烟家庭

很多吸烟者认为在家里吸烟是自己的自由,但在家里吸烟,不仅损害吸烟者本人的健康,还会对家人,尤其是孩子的健康造成损害。吸烟过程中,绝大部分的烟草烟雾不是被吸烟者吸入,而是释放到环境中形成二手烟。二手烟含有多种有毒物质,也是确认的致癌物,与肺癌、女性乳腺癌、儿童白血病等密切相关。二手烟中的有害成分可以吸附在物品表面(如衣服、毛发、沙发、窗帘、地毯、汽车座椅等),形成"三手烟",三手烟可长期存在,危害家人健康。有些吸烟者认为在厕所和阳台等处吸烟不会危害他人;开窗或在抽油烟机下吸烟,孩子不在家的时候或在车里吸烟,就不会伤害到他们,但实际上这些做法都不能完全消除家中或车内使用烟草产生的有毒有害物质。唯一杜绝二手烟和三手烟的做法,就是不在家中和车内吸烟,创建"无烟家庭"。

健康收益

"无烟家庭"指的是任何人、任何时间、在家中的任何地点都不允许吸烟的家庭,私家车内也不允许吸烟。创建无烟家庭可以减少家人特别是儿童生病;减少吸烟家庭成员的吸烟量,帮助戒烟;为孩子树立行为榜样;让家庭环境更清洁;减少火灾的发生风险。

具体做法

1. 达成共识　告诉家人创建无烟家庭的打算,并达成共识。
2. 实施日期　选择一个有意义的日子开始实施。
3. 布置环境　扔掉家中、车里的所有烟具。
4. 无烟标识　在门口及家中醒目的位置设置无烟家庭标识。
5. 广而告之　告诉亲友,家里不能吸烟,希望得到他们的理解与支持。
6. 应对烟瘾　帮助吸烟家人克服烟瘾,并鼓励他们戒烟。

参考文献

中国疾病预防控制中心 . 无烟家庭宣传工具包[EB/OL].(2021-05-14). https://www.chinacdc.cn/jkzt/sthd_3844/slhd_12890/202105/t20210514_230571.html.

20. 测一测您有多依赖酒精

酒精依赖,是一种酒精使用障碍(alcohol use disorder,AUD)所致的精神和神经行为疾病。酒精依赖是慢性大脑疾病,与遗传、生长环境、家庭因素和社会压力等多种因素相关。酒精依赖主要表现为:规律饮酒,甚至每天都喝,饮酒造成了个人身体损伤,影响到了家庭和谐,但是仍然继续饮酒,甚至越喝越多。

健康危害

酒精有成瘾性,是中枢神经系统抑制剂,是一级致癌物。过量饮酒可导致神经系统损害,是心血管疾病、酒精性肝病、癌症等慢性病和伤害发生的危险因素。饮酒没有安全量,能不喝酒就不喝酒。饮酒者应对自己的饮酒程度进行评估,及早减少或停止饮酒,从而避免由饮酒导致的疾病或伤害。

具体做法

大家可利用"酒精使用障碍筛查量表"来测量自己的饮酒程度。

"酒精使用障碍筛查量表(alcohol use disorders identification test,AUDIT)"是世界卫生组织(WHO)制定的饮酒筛查量表,用于筛查人群危险及有害饮酒。酒精使用障碍筛查量表(中文版)见表1-20-1。AUDIT量表包含10个问题,问题1~3测试饮酒量与频率,问题4~6测试酒精依赖症状,问题7~10测试饮酒引起的各种问题。依据AUDIT得分,WHO将饮酒风险分为四个等级(Ⅰ~Ⅳ级),并针对性地提出了不同的应对策略。

AUDIT得分0~7分,风险评分Ⅰ级,低风险饮酒,建议进行饮酒相关健康教育。

AUDIT得分8~15分,风险评分Ⅱ级,中等风险饮酒,建议进行简单教育。

AUDIT得分16~19分,风险评分Ⅲ级,高风险饮酒,建议进行简单教育,加简短咨询和持续监督。

AUDIT得分≥20分,风险评分Ⅳ级,酒精依赖,建议去医疗机构进行诊断评估和治疗。

表 1-20-1　酒精使用障碍筛查量表

1.近一年来,您多长时间喝一次酒? □从未(请跳至题9) □每月1次或不到1次 □每月2~4次 □每周2~3次 □每周4次及以上	6.近一年来,您在大量饮酒后,是否需要在第二天早上喝一些酒才能正常生活? 这种情况多久出现一次? □从未有过 □每月不到1次 □每月1次 □每周1次 □每天1次或几乎每天1次
2.近一年来,一般情况下您一天喝多少酒?(含有酒精10g称为1杯,约为250ml或者半瓶啤酒,或一小盅(15ml)烈酒,一玻璃杯葡萄酒或黄酒) □1~2杯 □3~4杯 □5~6杯 □7~9杯 □10杯或10杯以上	7.近一年来,您酒后感到自责或后悔的情况多长时间出现一次? □从未有过 □每月不到1次 □每月1次 □每周1次 □每天1次或几乎每天1次
3.近一年来,您一次喝酒达到6杯以上的次数有多少?(饮酒中含有酒精10g称为1杯,6杯酒约为3瓶啤酒,或3两白酒) □从未有过 □每月不到1次 □每月1次 □每周1次 □每天1次或几乎每天1次	8.近一年来,您由于饮酒导致想不起前一天所经历的事情的情况多长时间出现一次? □从未有过 □每月不到1次 □每月1次 □每周1次 □每天1次或几乎每天1次
4.近一年来,您发现自己一喝酒就停不下来的情况多长时间出现一次? □从未有过 □每月不到1次 □每月1次 □每周1次 □每天1次或几乎每天1次	9.近一年来,您个人或者其他人是否因为您的饮酒问题受到伤害? □没有过 □是的,但近1年没有 □是的,近1年有过
5.近一年来,您发现因为喝酒而耽误事的情况多长时间出现一次? □从未有过 □每月不到1次 □每月1次 □每周1次 □每天1次或几乎每天1次	10.您的亲戚朋友、医生或别的卫生保健人员曾经担心您的饮酒情况或者劝您要少喝一些吗? □没有过 □是的,但近1年没有 □是的,近1年有过

AUDIT 量表评分简单,每题的得分为 0~4 分,共 10 题,满分 40 分。前 8 个题目是 5 级评分,后 2 个题目是 3 级评分。各题各选项对应的分值见表 1-20-2。

表 1-20-2　AUDIT 量表评分方法

题目	选项 1	选项 2	选项 3	选项 4	选项 5
题目 1	0	1	2	3	4
题目 2	0	1	2	3	4
题目 3	0	1	2	3	4
题目 4	0	1	2	3	4
题目 5	0	1	2	3	4
题目 6	0	1	2	3	4
题目 7	0	1	2	3	4
题目 8	0	1	2	3	4
题目 9*	0	/	2	/	4
题目 10*	0	/	2	/	4

注：* 题目 9 和题目 10 对应的选项为 3 个，得分分别计为 0 分、2 分和 4 分。

参考来源

1. 马宁, 陆林. 专家漫画精神健康科普知识[M]. 北京：人民卫生出版社, 2020.

2. World Health Organization. AUDIT：the alcohol use disorders identification test：Guidelines for use in primary care[Z]. Geneva, World Health Organization, 2001.

21. 计算饮酒量

饮酒推荐量尚无统一标准。《中国居民膳食指南（2022）》中指出，儿童青少年、孕妇、乳母以及慢性病患者不应饮酒；成人如饮酒，一天饮酒的酒精量不超过 15g。世界卫生组织指出最安全的饮酒量为 0。

健康危害

酒精是五大健康行为危险因素之一，目前已知与 200 多种疾病有关。

1. 酒精使用障碍是一种疾病，经常被称为酗酒、酒精依赖、酒精成瘾等。

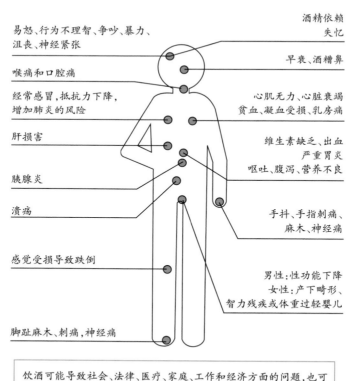

过量饮酒的健康危害

2. 酒精是确认的致癌物。饮酒可导致肝癌、口腔癌、食管癌、结直肠癌等。

3. 酒精使用与冠心病的发生呈"J"型或"U"型关系,与糖尿病的发生呈"U"型关系,少量或适量饮酒可降低患病风险,过量饮酒可增加患病风险。由于酒精代谢的个体差异,很难判断"有益"至"有害"的临界值,且任何一滴酒都增加患癌症的风险,因此不建议为降低心血管疾病或糖尿病患病风险而主动饮酒。

4. 饮酒驾驶是车祸所致伤害和死亡的最主要原因。

5. 饮酒与暴力密切相关。

6. 饮酒可增加患 HIV/AIDS、结核病和肺炎的风险。

7. 母亲孕期饮酒会影响胎儿发育,包括导致面部畸形、智力障碍等。

8. 饮酒可增加患阿尔茨海默病的风险。

具体做法

任何形式的酒精摄入对人体健康都无益处,因此最好不饮酒。如饮酒,须学会计算饮酒量,把握好饮酒程度。

1. 通过查表(表 1-21-1)进行判断

表 1-21-1　成年人一天最大的建议饮酒量

酒的种类	成年人一天最大的建议饮酒量(15g 酒精)
白酒(38 度)	50ml
白酒(52 度)	30ml
啤酒	450ml
葡萄酒	150ml
黄酒	120ml
洋酒	45ml

2. 通过公式计算来估计自己的饮酒量

酒精浓度(%)× 饮酒量(ml)×0.8= 酒精摄入量(g)

参考来源

1. 中国营养学会. 中国居民膳食指南(2022)[M]. 北京:人民卫生出版社,2022.

2. 胡大一,许桂华. 健康生活必读[M]. 北京:北京大学医学出版社,2019.

3. WHO. Global status report on alcohol and health 2018[R]. Geneva:WHO,2014.

4. 吉宁,刘敏,徐建伟,等. 有害使用酒精对健康的危害[J]. 中国慢性病预防与控制,2017,25(9):72-77.

22. 认识服药时饮酒的危害

一些药物,包括抗生素、降糖药物、心血管疾病治疗药物等,可能与酒精发生反应。用药期间饮酒所致的典型反应是双硫仑样反应。通常情况下,酒精进入人体后在乙醇脱氢酶的作用下生成乙醛,乙醛在乙醛脱氢酶的作用下生成乙酸,最终分解为水和二氧化碳排出体外。双硫仑样反应,又称戒酒样反应,是指在服用某些含有双硫仑结构或作用机制相同的药物前后饮酒,会抑制乙醛脱氢酶,导致乙醛在体内蓄积所致的中毒性反应。轻者可出现颜面潮红、头痛、恶心、胸闷、心悸等症状,严重者可出现心动过速、血压下降、呼吸困难,甚至死亡。

健康危害

用药期间不能饮酒,以防出现损害健康甚至危及生命的状况。服用某些药物期间饮酒,会导致恶心、呕吐、头痛、嗜睡、昏厥或失去协调能力,还可能导致内出血、心脏问题和呼吸困难。双硫仑样反应是用药期间饮酒所致的典型反应。患者可能出现恶心、胸闷、呼吸困难等,甚至死亡。双硫仑样反应严重程度与用药、饮酒量有关,也与个体有关。用药期间应避免饮酒,从而避免饮酒对身体造成健康损伤。

具体做法

1. 牢记不能与酒同服的药物　表 1-22-1 中列出了常见药物服用期间饮酒可能导致的健康风险。

2. 需特别注意,即便药物和酒不是同时服用,也可能产生严重的危害。

3. 发生双硫仑样反应的处理

（1）停止使用药物,停止饮酒或使用含乙醇的药品、食物及饮料等。

（2）及时到医院就诊,医生会根据患者的情况进行具体诊治:①反应轻者,通常应卧床休息,观察病情变化。②严重者的处理措施通常包括洗胃排出胃内乙醇,减少乙醇吸收,针对乙醛中毒的处理、护肝治疗以及维持生命体征正常的处理措施等。

表 1-22-1　与酒精作用的常见药物

症状 / 疾病	药品通用名	饮酒可能发生的不良反应
过敏 / 感冒 / 流感	氯雷他定, 羟嗪, 苯海拉明, 地氯雷他定, 溴苯那敏, 氯苯那敏, 西替利嗪	嗜睡、头晕、增加服药过量的风险
咳嗽	右美沙芬	嗜睡、眩晕, 过量用药风险增加
血栓	华法林	偶尔饮酒可能导致内出血; 大量饮酒还可能导致出血或产生相反的效果, 可能引起血栓、脑卒中或心脏病发作
心绞痛, 冠心病	异山梨醇	心跳过速, 血压突然变化, 头晕, 晕厥
高血压	喹那普利, 维拉帕米, 氢氯噻嗪, 多沙唑嗪, 可乐定, 氯沙坦钾, 特拉唑嗪, 苯并普利, 哌唑嗪, 氨氯地平, 依那普利	头晕, 晕厥, 嗜睡, 心脏问题 (如心律失常)
高脂血症	罗伐他汀, 阿托伐他汀, 洛伐他汀, 烟酸, 普伐他汀, 阿司匹林, 依泽替米贝, 辛伐他汀	肝损伤 (所有药物), 增加潮红和瘙痒 (烟酸), 增加胃出血 (普伐他汀 + 阿司匹林)
糖尿病	氯磺丙脲, 格列吡嗪, 二甲双胍, 格列本脲, 甲苯磺丁脲, 妥拉磺脲	异常性低血糖, 潮红反应 (恶心、呕吐、头痛、心跳加快、血压突然变化), 可能出现恶心和无力的症状 (二甲双胍)

参考来源

1. National Institute on Alcohol Abuse and Alcoholism. Harmful Interactions mixing alcohol with medicines［J］. NIH Publication, No.13-5329.

2. 王竞, 燕美琴, 王丽敏. 双硫仑样反应的研究进展[J]. 护理研究, 2015, 29 (24): 2950-2953.

23. 应对饮酒成瘾

酒是一种成瘾性精神活性物质,长期大量饮酒会出现戒断反应,包括单纯性戒断反应、震颤谵妄及癫痫样发作。

单纯性戒断反应:最为常见,长期大量饮酒后停止或减少饮酒量,在数小时后出现手、舌或眼睑的震颤,并有恶心或呕吐、失眠、头痛、焦虑、情绪不稳定和自主神经功能亢进,如心跳加快、出汗、血压增高等,少数者可有短暂性幻觉或错觉。

震颤谵妄:酒精戒断的严重并发症,大量饮酒者在停饮48小时后可能出现。表现为意识模糊,分不清东西南北,不知时间,不识亲人;知觉异常;情绪不安、激越;全身肌肉大震颤,伴有发热、大汗淋漓、心跳加快等。

癫痫发作:较少见,长期大量饮酒者在停饮12～48小时后可能出现,表现为意识丧失、抽搐。

健康收益

酒精是成瘾性物质,是中枢神经系统抑制剂,先引起兴奋,后抑制。饮酒成瘾不仅损害饮酒者自身的健康,如导致肝硬化、肠胃疾病等,还可能对周围人员造成伤害,与高离婚率、暴力犯罪、交通事故等社会问题明显相关,对社会造成严重不良后果。因此饮酒者需及时评估自己的饮酒程度,判断是否成瘾,并根据评估结果采取相应的措施。及时应对饮酒成瘾,可降低饮酒导致的健康风险及社会危害。

具体做法

1. 评估自己的饮酒成瘾程度　本书提供了酒精使用障碍筛查量表(见表1-20-1),该量表由世界卫生组织开发,曾在多类场所、多种人群、多种文化背景下使用,能较好地评估饮酒程度。

2. 主动寻求戒酒帮助　酒精依赖是一种疾病,应主动就医,寻求专业人员的帮助。治疗的前提是信任和良好的医患关系,虽然酒精依赖者常有内疚、自责、无奈、焦虑、情绪低落的情况,但也应主动寻求专业帮助,积极配合治疗。

(1)戒酒药物:常见的戒酒药物包括苯二氮䓬类药物、戒酒硫、纳曲酮等,用药需遵循医生的指导。

（2）家庭支持：家庭的支持在戒酒过程中非常关键，酒精依赖者应寻求家人的帮助与支持，并构建家中无酒的环境。

（3）社会支持：自助与互助组织，如匿名戒酒者协会、戒酒者青少年互助会等，也是非常利于戒酒的资源，其采用的核心治疗方法是"十二步治疗法"。该方法从承认自己难以控制酒瘾、坚信有外界力量可以帮助自己恢复神志清明开始，通过反思、心理建设、互助等一系列步骤，减少酗酒者对酒精的依赖。

参考来源

1. 郝伟，于欣．精神病学［M］．7 版．北京：人民卫生出版社，2013.

2. 许艳秋，张佐涛．整合人际互动团体心理治疗对酒依赖患者饮酒模式的影响［J］．国际精神病学杂志，2020，47（5）：952-954.

3. 崔佳彬，那龙，孙宁，等．酒精依赖综合征及戒酒措施［J］．中国医学前沿杂志（电子版），2019，11（6）：19-23.

心理平衡篇

24. 快速了解您的抑郁值

抑郁症是常见的精神障碍,常伴有心情低落、兴趣减退和精力疲乏,严重影响患者的工作、学习和生活。抑郁症有"三高两低"的特点,即患病率高、复发率高、自杀风险高,而识别率低和治疗率低。

健康收益

如果不能及时得到诊断和规范治疗,抑郁症会给患者及其家庭带来沉重负担。早期识别抑郁症,尤为重要。此外,躯体疾病(如神经、内分泌和心血管疾病等)患者也常出现抑郁症状,如果能及时处理抑郁,也会显著降低躯体疾病的危害。

具体做法

Zung 抑郁自评量表是常用的抑郁症状自评量表,含有 20 个项目,每个项目按症状出现的频度分为四级评分(A、B、C 和 D),其中 10 个为正向评分,10 个为反向评分(表 1-24-1)。

表 1-24-1　Zung 抑郁自评量表

序号	问题	选项得分			
		A 没有或很少时间	B 小部分时间	C 相当多时间	D 绝大部分或全部时间
1	我觉得闷闷不乐,情绪低沉	1	2	3	4
2	我觉得不安而平静不下来	4	3	2	1
3	我一阵阵地哭出来或是想哭	1	2	3	4
4	我晚上睡眠不好	1	2	3	4
5	我比平常容易激动	4	3	2	1
6	我认为如果我死了别人会生活得更好些	4	3	2	1
7	我发觉我的体重在下降	1	2	3	4
8	我有便秘的苦恼	1	2	3	4
9	我心跳比平时快	1	2	3	4
10	我无缘无故感到疲乏	1	2	3	4

续表

序号	问题	选项得分			
		A 没有或很少时间	B 小部分时间	C 相当多时间	D 绝大部分或全部时间
11	我的头脑和平时一样清楚	4	3	2	1
12	我觉得经常做的事情并没有困难	4	3	2	1
13	我觉得一天之中早晨最好	1	2	3	4
14	我对将来抱有希望	4	3	2	1
15	我吃的和平时一样多	1	2	3	4
16	我觉得做出决定是容易的	4	3	2	1
17	我觉得自己是个有用的人,有人需要我	4	3	2	1
18	我的生活过得很有意思	4	3	2	1
19	我与异性接触时和以往一样感到愉快	1	2	3	4
20	平常感兴趣的事我仍然感兴趣	4	3	2	1

得分计算:将 20 项得分之和乘以 1.25 即为得分,取其整数部分。

结果评定:得分<53 分,无抑郁;53～62 分,轻度抑郁;63～72 分,中度抑郁;>72 分,重度抑郁。

注意事项

抑郁自评量表使用简便,能直观反映抑郁患者的主观感受及其在治疗中的变化,适用于有抑郁症状的成年人。对于有严重迟缓症状的抑郁患者,文化程度较低或智力水平稍差者的评定效果欠佳。

参考来源

李凌江,马辛.中国抑郁障碍防治指南[M].2 版.北京:中华医学电子音像出版社,2015.

25. 快速了解您的焦虑值

焦虑是常见的精神障碍,以焦虑情绪体验为主要特征,分为慢性焦虑(广泛性焦虑)和急性焦虑(惊恐发作)。焦虑的病因不明确,可能与遗传因素、个性特点和躯体疾病等均有关系,主要表现为:无明确客观对象的紧张担心,坐立不安,还有心悸、手抖、出汗、尿频等自主神经功能失调症状。

健康收益

开展焦虑测评,可以:
1. 筛查并发现各种特定人群的焦虑问题。
2. 评定有躯体疾病、精神疾病患者的焦虑情绪。
3. 用于评价心理治疗、药物治疗的效果。

具体做法

Zung 焦虑自评量表是焦虑状态筛选和诊断的主要工具之一,广泛用于临床、精神卫生调查和心理咨询。焦虑自评量表测量最近一周内的症状水平,共有 20 个项目(表 1-25-1)。

表 1-25-1 Zung 焦虑自评量表

序号	问题	选项得分			
		A 没有或很少时间	B 小部分时间	C 相当多时间	D 绝大部分或全部时间
1	我觉得比平常容易紧张和着急	1	2	3	4
2	我无缘无故地感到害怕	1	2	3	4
3	我容易心里烦乱或觉得惊恐	1	2	3	4
4	我觉得我可能将要发疯	1	2	3	4
5	我觉得一切都很好,也不会发生什么不幸	4	3	2	1
6	我手脚发抖打颤	1	2	3	4
7	我因为头痛、颈痛和背痛而苦恼	1	2	3	4

续表

序号	问题	选项得分			
		A 没有或很少时间	B 小部分时间	C 相当多时间	D 绝大部分或全部时间
8	我感觉容易衰弱和疲乏	1	2	3	4
9	我觉得心平气和,并且容易安静坐着	4	3	2	1
10	我觉得心跳很快	1	2	3	4
11	我因为一阵阵头晕而苦恼	1	2	3	4
12	我有晕倒发作或觉得要晕倒似的	1	2	3	4
13	我呼气吸气都感到很容易	4	3	2	1
14	我手脚麻木和刺痛	1	2	3	4
15	我因为胃痛和消化不良而苦恼	1	2	3	4
16	我常常要小便	1	2	3	4
17	我的手常常是干燥温暖的	4	3	2	1
18	我脸红发热	1	2	3	4
19	我容易入睡并且一夜睡得很好	4	3	2	1
20	我做噩梦	1	2	3	4

得分计算:将 20 项得分之和乘以 1.25 即为得分,取其整数部分。

结果评定:得分<50 分,无焦虑;50~59 分,轻度焦虑;60~69 分,中度焦虑;>70 分,重度焦虑。

注意事项

1. 量表测试得分可能很快变化,可能第一天测试时觉得特别焦虑紧张,但下一次测试的时候突然放松下来。可以间隔一段时间重新测试,知道自己的分数如何变化即可,不必纠结于一次的测试分数。

2. 焦虑可能是一种让人感到害怕的情绪,但并不是一种危险的情绪,无论测试得分是多少,都会有改善的空间。

3. 焦虑情绪与所处的情境有关,如果你生性害羞,在生活中时常避开人群,也许就不会感到特别焦虑。

4. 有些人体会到焦虑情绪和自我怀疑可能比一般人强烈,而有些人则天生乐观,很少焦虑担心,一直表现得自信而快乐,这种区别目前普遍认为可能是基因和环境因素起到了很大的作用。如果您有焦虑情绪,也并不意味着一定患焦虑障碍症。

参考来源

1. 吴文源. 中国焦虑障碍防治指南实用简本[M]. 北京：人民卫生出版社，2011.

2. 戴维·伯恩斯. 伯恩斯焦虑自助疗法[M]. 叶可非，译. 北京：世界图书出版有限公司，2020.

26. 醒着做梦——引导性想象

引导性想象又称"白日做梦法",指的是通过主动运用想象力来改变行为、感受方式甚至生理状态。引导性想象如同一个引导性的白日梦,它将您引导去安宁的环境,把您的注意力从不适状态上转移出来,达到深层次的放松。

健康收益

有意识地在脑海里想象,创造一些广阔的、宁静的、舒缓的画面或场景,让自己的心理在短时间内放松、休息、恢复精力,不仅可以有效防止和缓解焦虑等负面情绪出现,也能使您感到宁静和平和。

具体做法

1. 准备视觉引导的文本,阅读并熟悉有关景象,并找好帮助读文稿的朋友或家人或准备好播放的音频。

2. 找一个安静的地方坐下或躺着,采取最舒服最放松的姿势,不要有任何负担,让头部有良好的支撑。确保周围的环境足够安静,可以让自己免于分心。

3. 腹式呼吸一两分钟,放松一下全身。

4. 尝试在脑中再现这一情景。家人或朋友为您缓慢地读文稿,在出现省略号的地方停顿大约 10 秒钟,或者播放音频。

引导性想象的文本:乡间漫步

现在给自己一些时间,让你的思想和身体平静下来。无论你此刻身在何处,只需舒适地安顿下来。如你喜欢,可闭上眼睛。深深地用鼻子吸入一口气,向下扩散到肺部、腹部;然后撅起嘴唇,将气徐徐地、完全地呼出,让你的身体重重地下沉……再次通过鼻子吸气,一直向下到腹部,然后撅起嘴唇缓慢地呼气,释放所有的紧张,抛开脑海中的一切,让自己只专注在此时此刻……

想象自己正在走过一条宁静、古老的乡村小路。和暖的阳光轻吻着你的背……小鸟在歌唱……空气平静而芬芳……

无需匆促,你注意到自己步履轻松自由。你沿着这条路行走,欣赏着周围的景色,路过一扇旧门,它看起来很诱人,你决定穿过大门。你打开门,门嘎吱作响。你发现自己进入了一个古老的花草丛生的花园,花儿随处生长盛开,葡萄藤在断树上攀爬,青葱草地,绿树成荫。

深呼吸……享受醉人的花香……听听鸟唱虫鸣……一股微风拂过,你的皮肤感到凉爽。你全身的感官都活跃过来,回应着这个愉快宁静的时刻和地方……

当你准备好继续前进,你悠闲地沿着花园小径,最终来到一个茂林之中。当你踏入这片茂林,你发现树木和植物宁静地生活,阳光透过树叶照射下来,空气和缓清凉……你品味着树木和泥土的芬芳……渐渐地察觉到附近溪流的淙淙回响。驻足片刻,你沉浸在这些风景和声音中,深深吸入清凉芳香的空气……每一次呼吸,你都会有清新的感觉……

继续沿着这条路走一段时间,你来到了溪流旁。流水清幽,自由地在石头和断木之间流转着。沿着溪旁小径往前走,不一会儿,你走到一片阳光明媚的空地,这里有一条小小的瀑布正潺潺流落进平静的池水中。

你找到一个很舒适的地方,安然坐下,这个地方非常美好,令你完全放松。

你感觉很惬意,尽情地享受这个宁静地方的温暖和独处……

过了一会儿,你知道是返程的时候了。你站起来,带着轻松和舒适,沿着小路往回走,再次穿过那清幽的茂林,经过阳光普照的大花园……最后再次深深呼吸芬芳的花香,从嘎吱作响的大门出来。

现在你离开这片世外桃源并回到乡村小路,你感到平静和精力充沛。你心怀感激,清楚知道,每当自己想要精神焕发的时候,都可以随时回到这个特别的地方。

那么现在,这段时间的放松即将到达尾声,你可能想花点时间想象,自己带着这种平静和精力恢复的经历进入你的日常活动中……当你准备好,深呼吸一下,然后睁开眼睛。

5.完成练习之后,要起身慢慢走几步路,直到意识完全恢复清醒。至少休息10分钟之后再进行其他需要复杂协调性的活动。

注意事项

1.可以把视觉引导的文本录成音频,用起来会更方便,自己录或者请其他人帮忙录音都可以(找一位声音听起来让你感觉很舒服的人)。

2.完成文本内容需要15～20分钟。

3.在音频的帮助下练习几次之后,你或许就能记住里面的内容而不用再听音频了。当然,如果你喜欢,也可以一直用音频辅助自己进行练习。

参考来源

1. 埃德蒙·伯恩, 阿伦·布朗斯坦, 洛娜·加拉诺. 焦虑缓解手册:如何从焦虑中自愈[M]. 杨霏儿, 译. 长沙:湖南人民出版社, 2020.

2. 董建群. 慢性病患者自我管理实践——糖尿病[M]. 北京:人民卫生出版社, 2014.

3. LORIG K, SOBEL D, LAURENT D, et al. Living a Healthy Life with Chronic Conditions (FIFTH EDITION)[M]. Colorado:Bull Publishing Company Boulder, 2020.

27. 关注当下——正念呼吸法

不做任何评价和判断,注意呼吸,主动将注意力集中在当下的体验和感受上,即为正念呼吸法。正念的"目标"只是观察,没有改变或改进任何事情的意图,人们则是被这个练习而积极改变的。观察和接受生活的本来面目,接受所有的快乐、痛苦、挫折、失望和不安全感,让自己变得更平静、更自信、更好地应对伴随而来的一切。

健康收益

注意力涣散、无精打采、焦躁不安等都是大脑疲劳的征兆,其根本原因在于意识始终关注着过去和未来,就是不关注"现在"。当这种情况成为习惯时,便很容易造成大脑疲劳。通过正念呼吸法进行"内心练习"可以塑造不易疲劳的大脑,减轻压力、抑制杂念,提高注意力和记忆力,控制情绪,改善免疫力。

具体做法

1. 让自己保持一个舒服的姿势。可以坐在椅子上,挺直背部离开椅背,腹部放松,手放在大腿上,双腿不交叉;也可以坐在地板上两腿交叉,或者直接躺下,挺直脊柱、闭上眼睛。

2. 用意识关注身体的感觉,感受与周围环境的接触,如地板、椅子等,感受身体被地球重力吸引。

3. 集中在单个物体或活动上,如你的呼吸。把注意力集中在感受空气上,当它随着每一次呼吸进出你的鼻孔,不要试图通过加速或减慢来控制呼吸,只要观察它就好。感受到自己的呼吸从鼻孔吸入呼出,或者经过嗓子的后面,或者感受胸腹时起时伏。一旦你发现了让你感觉呼吸非常舒服的一个地方,就努力把注意力保持在那里。

4. 即使你决心把注意力放在呼吸上,你的思想也会很快离开。当这种情况发生时,观察你的思想去了哪里:也许是回忆,或许是对未来的担忧,或许是身体的疼痛,或许是不耐烦的感觉。然后轻轻地把注意力转回到呼吸上。用你的呼吸作为锚,每次有想法或感觉出现,确认即可。不要分析或判断它,只需观察它,然后回到你的呼吸。

5. 到达预定的练习时间,轻轻地睁开眼睛。

注意事项

1. 起初，练习 5 分钟就可以，甚至 1 分钟也可以。你可能希望逐渐延长时间到 10 分钟、20 分钟或 30 分钟。设定的时间很灵活，可以根据自己的具体情况增加或减少时间。

2. 每次开始前，先决定将练习多长时间，然后坚持自己的决定，可以使用闹钟或手机计时器定好提醒铃，让自己更好地控制练习时间。

3. 最好可以在同一时间同一地点进行，效果更佳。

4. 你的思维会游离到你的思考、主意、梦、幻想和计划上，这完全正常。一旦你发现这一刻到来了，把注意力重新引导到呼吸上。每次你的思维恍惚游离时，不要责怪自己。你要理解，这是冥想过程的一部分，当自己的思想游离时，如果发现自己总是责怪自己或非常失望，可以轻轻地微笑，将注意力重新转移到呼吸上来。

5. 不要试图改变你呼吸的深度和速度。

参考来源

1. 久贺谷亮. 高效休息法：世界精英这样放松大脑［M］. 毓音熹，译. 北京：人民邮电出版社，2019.

2. 沙玛什·阿里迪纳. 正念冥想：遇见更好的自己［M］. 赵经纬，译. 北京：人民邮电出版社，2019.

3. LORIG K，SOBEL D，LAURENT D，et al. Living a Healthy Life with Chronic Conditions［M］. 5th ed. Colorado：Bull Publishing Company Boulder，2020.

28. 放松您的身心——扫描全身法

扫描全身法是一种轻松自在进入正念冥想的方式，训练注意力从细节时刻转移到更广泛、更广阔的意识，从而释放被压抑的情绪和过度产生的疲劳。为了放松自己，需要学习如何审视自己的身体，发现哪里是紧张的，这有助于知道如何放松。扫描全身的练习将会让你熟悉紧张感和放松感之间的差别，并且随着练习发现并放松你身体任何部位的紧张。

健康收益

扫描全身法会带来许多健康收益。能帮助释放身体里蕴藏已久的情绪和紧张感，获得身体上和精神上的双重满足；训练注意力和思维力，能够对在一天中面临不同场景的身体反应形成更好的感知。扫描全身法让你能够承认自己对身体理解和表达的内容，获得新的视野和愿景。

具体做法

1. 准备扫描全身法引导文本，请其他人放慢语速帮你读出来，或自己录音播放。
2. 找一个安静的地方坐下或躺着，采取最舒服最放松的姿势，舒舒服服地坐在椅子上、床上，或现在所在的任何地方。
3. 深呼吸 2～3 次，闭上眼睛，请他人为你缓慢地读文稿，或者播放音频。根据引导进行练习。

扫描全身法引导文本

　　找一个让您感到舒适放松的姿势，请暂时把一天当中所有的烦恼都放在一边……这是完全属于你自己的时间，从脚开始，让身体每一个部位都放松下来。

　　想象你的脚正在放松……足部所有紧张不适的感觉都在减少、消失……在足部放松的同时，想象这种放松的感觉渐渐上移到小腿。让小腿的肌肉松弛下来……你所感受到的小腿肌肉的紧绷感正在迅速消失……在放松小腿的同时，让这种放松的感觉继续上移到大腿……让大腿的肌肉完全放松、舒展下来。体会腰部以下越来越轻松的感觉，同时也会感觉双腿变得沉甸甸的。

现在,让这种放松的感觉上移到臀部……感受臀部的紧张感一点点减弱、消散。很快这种放松的感觉就可以上移到腹部……释放腹部所有的紧张和不适……体会这些不舒服完全消失的感觉,想象腹部周围逐渐完全放松下来……然后让这种放松的感觉继续上移到胸部……胸部所有的肌肉都会松弛下来而不再紧绷。每次呼气时,都可以想象体内的紧张感在一点点离开身体,直至感觉胸部完全放松……这时,随着胸部、腹部、腿部逐渐放松,你应该已经发现,完全放松下来并不是什么困难的事情,而且还会带来非常美妙的感受。很快,放松的感觉上移到肩部……让这种感觉遍布肩部的每一寸肌肉……肩膀自然下垂,达到彻底的放松。然后让这种感觉传递到手臂,从大臂到肘关节,再到小臂,最终到达腕部和手部……双臂放松……享受手臂轻盈的美妙感觉……请放下所有的烦恼,抛开所有的不安,忘记所有不愉快的想法。让自己越来越放松,完全沉浸在当下这一刻。

现在,放松的感觉上移到了颈部……颈间所有的肌肉都放松下来,舒展开来,就像是打开了一个绳结。很快,放松感转移到了下颌和嘴巴……让下巴完全放松……在嘴巴放松的同时,你可以体会到,放松的感觉到达了眼部周围……让眼睛彻底放松,这样眼部疲劳会彻底消失。在眼部的紧张感觉缓解后,眼睛和周围的脸部肌肉也就得到了休息,包括额头上的肌肉……要让你的额头完全舒展开来……在头部放松的过程中,无论你的头靠在哪里,都要注意感受头部的重量。享受全身放松的舒适感觉……让自己深深地沉浸在平静与安宁之中,越来越深切地感受极致的宁静与平和。

4. 想象,在你的头顶到脚底之间存在一个奇妙的空间,当你吸入、呼出气息时,你的呼吸在身体的上上下下来回从容自如地流动穿行。饱吸新鲜空气,扩散全身,从脚底一直向上延伸到头顶……然后呼出所有残存的压力和紧张……现在花几分钟享受这种沉静,吸气……呼气……清醒,放松,沉静……

5. 现在,身体扫描接近尾声,回到房间,带着任何放松的感觉……舒适……平静,无论什么……此时,睁开眼睛。

注意事项

1. 最好以仰卧姿势进行,但也可以采用任何舒适的体位。

2. 选择一个清静的地方和时间,确保至少在 15～20 分钟内不会被打扰。如果觉得太长的话,可以先从 5 分钟开始。尝试每天或每隔一天练习 1～2 次。

3. 不要在驾驶时、集中注意力或者做其他需要密切关注的活动时练习。

参考来源
1. 久贺谷亮. 高效休息法:世界精英这样放松大脑[M]. 毓音熹,译. 北京:人民邮电出版社,2019.

2. 埃德蒙·伯恩,阿伦·布朗斯坦,洛娜·加拉诺. 焦虑缓解手册:如何从焦虑中自愈[M].杨霏儿,译. 长沙:湖南人民出版社,2020.

3. 沙玛什·阿里迪纳. 正念冥想:遇见更好的自己[M]. 赵经纬,译. 北京:人民邮电出版社,2019.

4. LORIG K,SOBEL D,LAURENT D,et al. Living a Healthy Life with Chronic Conditions[M]. 5th ed. Colorado:Bull Publishing Company Boulder,2020.

良好睡眠篇

29. 测一测您的睡眠质量

睡眠障碍是指睡眠质量和时间的异常，是神经内科复杂的系列疾病之一。睡眠障碍分类繁杂，临床表现多样，主要包括失眠、嗜睡、睡眠呼吸暂停综合征等症状。

健康收益

睡眠障碍损害患者的身心健康，影响患者的生活质量。目前，基层医院还没有广泛普及睡眠专科培训和睡眠监测，限制了睡眠疾病筛查的开展。选择并使用适当的睡眠障碍筛查量表是一种有效的应对方法，通过对睡眠疾病的早诊断和早治疗，可以提升患者的生活质量和健康水平。

具体做法

匹兹堡睡眠质量指数（自评）量表是目前应用比较广泛的睡眠质量评估量表，适用于评价近 1 个月的睡眠质量。该量表共有 18 个问题，从主观睡眠质量、睡眠潜伏时间、总睡眠时间、睡眠效率、睡眠紊乱、用药和日间功能情况 7 类指标进行评分（表 1-29-1）。

表 1-29-1　匹兹堡睡眠质量指数（自评）量表

1	近 1 个月，您晚上通常是在几点钟上床睡觉	☐☐
2	近 1 个月，您从上床到入睡通常需要多少分钟	☐☐☐
3	近 1 个月，您通常在早上几点钟起床	☐
4	近 1 个月，您每晚通常实际睡眠几个小时（不等于卧床时间）	☐☐
5	近 1 个月，下列会影响睡眠的情况在您身上出现的频次 无→"1"　　＜1 次/周→"2"　　1～2 次/周→"3"　　≥3 次/周→"4"	
5a	入睡困难（30 分钟内不能入睡）	☐
5b	夜间易醒或早醒	☐
5c	夜间去厕所	☐
5d	呼吸不畅	☐
5e	咳嗽或鼾声高	☐
5f	感觉冷	☐

续表

5g	感觉热	☐
5h	做噩梦	☐
5i	疼痛不适	☐
5j	其他影响睡眠的事情,如有,请说明:_____	☐
6	近 1 个月,总的来说,您认为自己的睡眠质量是 (1)很好　　(2)较好　　　　(3)较差　　　　(4)很差	☐
7	近 1 个月,您用药物辅助睡眠的情况 (1)无　　(2)＜1 次 / 周　　(3)1～2 次 / 周　　(4)≥3 次 / 周	☐
8	近 1 个月,您常感到困倦吗 (1)无　　(2)＜1 次 / 周　　(3)1～2 次 / 周　　(4)≥3 次 / 周	☐
9	近 1 个月,您做事情的精力不足吗 (1)没有　　(2)偶尔有　　(3)有时有　　　　(4)经常	☐

评分标准及结果解读

每题的评分范围为 0～3 分,每类睡眠指标的评分范围也为 0～3 分,因此匹兹堡睡眠质量指数总分在 0～21 分(表 1-29-2)。得分越高,说明睡眠质量越差。总分≤5 分,代表睡眠质量好;总分＞5 分,代表睡眠质量差。

表 1-29-2　匹兹堡睡眠质量指数(自评)量表计分方法

评估维度	题目	评分标准				计分说明	自评得分
		0 分	1 分	2 分	3 分		
主观睡眠质量	6	很好	较好	较差	很差		
睡眠潜伏时间	2	≤15 分钟	16～30 分钟	31～60 分钟	＞60 分钟	如果第 2 题和第 5a 题得分合计为 0 分,重新赋分为 0 分;合计 1～2 分,重新赋分为 1 分;合计 3～4 分,重新赋分为 2 分;合计 5～6 分,重新赋分为 3 分	
	5a	无	＜1 次 / 周	1～2 次 / 周	≥3 次 / 周		
总睡眠时间	4	＞7 小时	6～7 小时	5～6 小时	＜5 小时		
睡眠效率	1、3、4	＞85%	75%～84%	65%～74%	＜65%	睡眠效率 = 睡眠时间 / 在床上待的时间 ×100%= 总睡眠时间(第 4 题)/[起床时间(第 3 题)－上床睡觉时间(第 1 题)]×100%	

续表

评估维度	题目	评分标准				计分说明	自评得分
		0分	1分	2分	3分		
睡眠紊乱	5b	无	<1次/周	1～2次/周	≥3次/周	如果第5b～5j题得分合计为0分,重新赋分为0分;合计1～9分,重新赋分为1分;合计10～18分,重新赋分为2分;合计19～27分,重新赋分为3分	
	5c	无	<1次/周	1～2次/周	≥3次/周		
	5d	无	<1次/周	1～2次/周	≥3次/周		
	5e	无	<1次/周	1～2次/周	≥3次/周		
	5f	无	<1次/周	1～2次/周	≥3次/周		
	5g	无	<1次/周	1～2次/周	≥3次/周		
	5h	无	<1次/周	1～2次/周	≥3次/周		
	5i	无	<1次/周	1～2次/周	≥3次/周		
	5j	无	<1次/周	1～2次/周	≥3次/周		
用药情况	7	无	<1次/周	1～2次/周	≥3次/周		
日间功能情况	8	无	<1次/周	1～2次/周	≥3次/周	如果第8题和第9题得分合计为0分,重新赋分为0分;合计1～2分,重新赋分为1分;合计3～4分,重新赋分为2分;合计5～6分,重新赋分为3分	
	9	没有	偶尔有	有时有	经常		
匹兹堡睡眠质量指数总分							

注意事项

匹兹堡睡眠质量指数(自评)量表只是一种筛查手段,并不能作为诊断工具。如果评估睡眠质量欠佳或自觉有睡眠障碍,请到医疗机构检查或治疗。

参考来源

1. 中国睡眠研究会.中国失眠症诊断和治疗指南[J].中华医学杂志,2017,97(24):1844-1856.

2. BUYSSE D J,REYNOLDS C F,MONK T H,et al. The Pittsburgh Sleep Quality Index:a new instrument for psychiatric practice and research [J]. Psychiatry Res,1989,28(2):193-213.

测一测您的失眠程度

失眠症是临床最为常见的睡眠障碍,以频繁而持续的入睡困难,或睡眠维持困难并导致睡眠满意度不足为特征。根据睡眠障碍国际分类第三版,失眠症可分为慢性失眠症、短期失眠症及其他类型失眠症。失眠症可以独立存在,也可以与其他精神障碍共同发生。成人中符合失眠症诊断标准者高达 10%～15%,且失眠症往往病程较长,可持续数年,甚至数十年之久。

健康危害

失眠严重损害患者的身心健康,影响患者的生活质量,甚至诱发交通事故等意外,危及个人及社会公共安全。

具体做法

失眠严重程度指数量表多用于失眠筛查、评估失眠的治疗反应。该量表适用于 17～84 岁人群,由 7 个问题组成(表 1-30-1),可以综合评估受试者睡眠障碍的性质和症状。

表 1-30-1　失眠严重程度指数量表

序号	问题	选项
1	请描述您最近(例如最近 2 周)失眠问题的严重程度	
1a	入睡困难　　　　(1)无　(2)轻度　(3)中度　(4)重度　(5)极重度	☐
1b	维持睡眠困难　(1)无　(2)轻度　(3)中度　(4)重度　(5)极重度	☐
1c	早醒　　　　　　(1)无　(2)轻度　(3)中度　(4)重度　(5)极重度	☐
2	您对当前睡眠模式的满意度 (1)很满意　(2)满意　　(3)一般　　(4)不满意　　(5)很不满意	☐
3	您认为您的睡眠问题在多大程度上干扰了您的日间功能 (1)没有干扰　(2)轻微　　(3)有些　　(4)较多　　(5)很多	☐
4	与其他人相比,您的失眠问题对您的生活质量有多大程度的影响或损害 (1)没有　　　(2)一点　　(3)有些　　(4)较多　　(5)很多	☐
5	您对自己当前睡眠问题有多大程度的担忧/沮丧 (1)没有　　　(2)一点　　(3)有些　　(4)较多　　(5)很多	☐

评分标准及结果解读

失眠严重程度指数量表各题目每个选项的得分情况见表 1-30-2,先逐项计算各题的得分,再计算得分之和,即为总得分。

其中,0～7 分表示无失眠,8～14 分表示轻度失眠,15～21 分表示中度失眠,22～28 分表示重度失眠。

表 1-30-2　失眠严重程度指数量表计分方法

题目	分值 / 分				
	选项 1	选项 2	选项 3	选项 4	选项 5
1a	0	1	2	3	4
1b	0	1	2	3	4
1c	0	1	2	3	4
2	4	3	2	1	0
3	0	1	2	3	4
4	0	1	2	3	4
5	0	1	2	3	4

参考来源
中国睡眠研究会 . 中国失眠症诊断和治疗指南[J]. 中华医学杂志,2017,97(24):1844-1856.

31. 定制您的睡眠记录

每个人的生活方式、工作难度和烦恼不同,睡眠环境、床和枕头、卧室环境等对睡眠的质量都有很大影响。因此,关于睡眠,没有标准答案,您需要了解自己的睡眠情况,发现专属于自己的最佳睡眠形式。最有效的工具是制作"睡眠记录",将自己的睡眠习惯记录下来。

健康收益

睡眠记录有利于掌握自己的睡眠特征,了解影响睡眠的因素。回顾睡眠记录会帮助了解自己的睡眠习惯,找到睡眠问题,有利于后期睡眠质量的改善。

具体做法

使用"睡眠习惯周记录表",按周记录您的睡眠情况,创造专属于您的睡眠日记(附表)。具体记录步骤如下:

1. 记录每天的"睡觉时间"和"起床时间"(表 1-31-1)。可以将笔记本放在枕头旁边,记下即将睡着的瞬间,大概花费 10 秒时间,快速记录大致时间即可。或者选择感觉眼睛快睁不开时立刻看一眼时间,确认好时间后再闭上眼睛入睡,第二天醒来后,马上记下昨天睡前看到的时间点。也可以只单独计算工作日的平均睡眠时间。计算每周平均入睡时间、起床时间和睡眠时长。

表 1-31-1　睡眠时间记录

		前一天的入睡时间	起床时间	睡眠时长 / 小时
第 1 天	星期一	22:30	6:30	8
第 2 天	星期二	23:00	6:00	7
第 3 天	星期三			
第 4 天	星期四			
第 5 天	星期五			
第 6 天	星期六			

		前一天的入睡时间	起床时间	睡眠时长 / 小时
第 7 天	星期日			
第 8 天	星期一			
第 9 天	星期二			
第 10 天	星期三			
第 11 天	星期四			
第 12 天	星期五			
第 13 天	星期六			
第 14 天	星期日			
平均				

2. 记录自己的睡眠主观感受,包括睡醒时的感觉和当日的工作表现。睡醒时感觉不太舒服可以记成"×",觉得状态不错就记成"√",觉得有点疲累就记成"△"(表 1-31-2)。可以在符号旁边写下有关工作和身体的备注和感想,简要记录下当天的身体状态即可。例如"睡眠不足,迟到了""开会时想睡觉"等。如果发现自己在"睡醒时的感觉"一栏连续 3 天为"×",可以查看这 3 天的入睡时间,将其与连续打"√"的时间做比较,反复验证,方便找到专属于自己的最佳入睡时间。

表 1-31-2 睡眠主观感受记录

日期	入睡时间	起床时间	睡眠时间	睡醒时的感觉	白天的工作表现
__ 月 __ 日	22:30	6:30	8 小时	√	下午也很清醒
__ 月 __ 日	24:00	6:00	6 小时	×	开会时打瞌睡
__ 月 __ 日	23:00	6:00	7 小时	△	有点累

3. 确保自己正常工作状态所需的睡眠时长。连续记录一个月,使用平均睡眠时长减去白天表现较差情况下的睡眠时长,就是缺少的睡眠时长,即"睡眠负债"。之后,可以通过在后续睡眠中"还债"来确保自己白天的工作状态。

4. 加入"入睡安排",包括睡觉前和睡觉后的行程(表 1-31-3)。记录与睡眠有关的日程安排,例如晚饭时间和食物、运动时间和强度、摄取咖啡因的时间和分量、泡澡或淋浴时间、睡前的放松行动等,了解睡前做哪些事情有助于睡眠。只要找到自己在"一觉好眠"前做了哪些事就可以将这些行为作为"入睡安排"固定下来,帮助自己睡个好觉。

表 1-31-3　睡眠记录

日期	入睡时间	起床时间	睡眠时间	睡醒时的感觉	白天的工作表现	前一天睡觉前的行为	起床前的行为
＿月＿日	22:30	6:30	8 小时	√	下午也很清醒	傍晚散步	一觉好眠到天亮
＿月＿日	24:00	6:00	6 小时	×	开会时打瞌睡	晚上 10 点喝了咖啡	快天亮时去了厕所
＿月＿日	22:00	7:00	9 小时	△	有点累	聚餐时喝多了	睡了回笼觉

注意事项

1. 时间不用记录得太精确,有一些误差也没关系。目的是找到自己的睡眠倾向,严格要求自己记下精确的数字,反而会给自己造成压力,影响睡眠。

2. 如果可以详细记录当天的各项信息,睡眠记录的准确度会大大提升,但有可能记录几天就会觉得麻烦,甚至因此放弃记录。所以,刚开始只需要做一些简单记录,能了解睡眠习惯就可以。

3. 每个成年人在睡个好觉前,会下意识地做一些帮助入眠的事,通过睡眠记录可以将它们整理出来。没必要过于纠结一般性的流行说法,"入睡仪式"因人而异,适合自己即可。

参考来源

裴英洙．一流的睡眠:再忙也有好状态的 32 个高效睡眠法［M］．尹晓静,译．北京:人民邮电出版社,2020.

附表 属于____的睡眠习惯周记录表

日期	入睡时间	起床时间	睡眠时间	睡醒时的感觉	白天的工作表现	前一天睡觉时的行为	起床前的行为
星期一 __月__日							
星期二 __月__日							
星期三 __月__日							
星期四 __月__日							
星期五 __月__日							
星期六 __月__日							
星期日 __月__日							
平均							

注:1. 计算每周平均入睡时间、起床时间和睡眠时长。
2. 睡醒时感觉不太舒服可以记成"×",觉得状态不错记成"√",觉得有点疲累记成"△"。
3. "白天的工作表现"一栏可简要记录下当天的身体状态。
4. "前一天睡觉时的行为"和"起床前的行为"记录与睡眠有关的日程安排。

32. 睡眠限制法

睡眠限制法是指通过刻意减少睡眠时间来提高睡眠品质。睡眠限制法遵循"既然睡不着,躺在床上也是浪费时间"的理念,感觉困了,就去睡觉,一旦睡醒了,就赶紧起床。这样的做法既确保了充分的睡眠时间,又减少躺在床上却睡不着的时间,提升睡眠质量。

健康收益

根据睡眠限制法进行实践,减少在床时间,缩短入睡时间和入睡后醒来的时间,并且限制白天小睡,从而提升夜间睡眠质量,增加睡眠驱动力、睡眠的连续性和稳定性,实现睡眠效率的提高。不容易入睡或夜间容易醒来的人,实践这种方法,可以有效缩短不必要的睡眠时间,改善睡眠品质。

具体做法

1. 制作"睡眠记录",重点记录每天的实际入睡时间或实际睡眠时间,计算出平均睡眠时间,将其设定为目标睡眠时长。

2. 设定自己的起床时间,计算入睡时间。用决定好的起床时间减去目标睡眠时长,得到入睡时间。刚开始可以设置一段缓冲时间,比如可以将入睡时间再提前半个小时。只在犯困和设定的入睡时间到了时才上床。犯困的时候是最容易睡着的时候,即使还没到原本设定的入睡时间也没关系,只要晚上犯困了,就可以尽情去睡。既定的入睡时间前一小时,可以做一些自己喜欢和能放松身心的事情。躺在床上过了 15 分钟后仍睡不着,就起床离开卧室,可以去其他房间听听歌、看看书,等困意再度来袭时再上床。如果 15 分钟后仍睡不着,可以重复离开卧室的步骤。

3. 起床时间一到,一定要起身离开被窝,不能睡回笼觉。严格执行在起床时间离开被窝。

4. 上述步骤持续一周,计算睡眠效率是否得到提升,逐步拉长目标睡眠时长。一周睡眠效率 = 实际睡眠时间(大概计算即可)/ 躺在床上的时间 ×100%。一般普通人的睡眠效率达到 85%,第二天会感觉身体状况和工作表现相对较好;如果睡眠效率达到 85% 以上,入睡时间可以提早 15 分钟;睡眠效率为 80%～84%,入睡时间维持在当前设定;睡眠效率低于 80%,入睡时间需要往后顺延 15 分钟。

5. 按照调整后的目标睡眠时长,重复上述步骤。

注意事项

1. 即使出现困意,也不要在白天或傍晚睡觉。请将精力投入在工作、兴趣和日常必做的事务上,继续往常的生活以积累疲劳。

2. 实践中需要坚持睡眠记录,遇到困难时,从睡眠记录中找到相应的原因和对策。

参考来源

裴英洙.一流的睡眠:再忙也有好状态的32个高效睡眠法[M].尹晓静,译.北京:人民邮电出版社,2020.

33. 如何避免熬夜

熬夜,是一种不健康的生活方式,通常指睡眠时间不规律、睡眠周期紊乱,到了深夜还不睡。熬夜和每个人习惯的生物钟有关,只要打破固定的入睡时间,忍着困意不睡,甚至通宵不眠,都属于熬夜。对于不同年龄段的人,熬夜的时间点也不一样。熬夜还与职业密切相关,需要从事夜间作业的岗位,如医生、护士、酒店前台等更容易熬夜。

健康危害

1. 熬夜后,皮肤容易出现弹性下降、松弛、色素沉着等外观和颜色改变。

2. 经常熬夜会打乱生物钟,睡眠不足,增加患高血压、冠心病和急性心肌梗死等疾病的风险。

3. 经常熬夜会损伤免疫系统,造成人体免疫力下降,抗感染能力下降,容易出现感冒、胃肠感染、过敏等症状。

4. 经常熬夜会伤害人体脏腑,中医认为睡眠是护肝肾之良药,熬夜伤肝伤肾,熬夜者肝功能异常的比例较一般人群高。

具体做法

避免熬夜,拥有高质量的睡眠,需要增加自我控制,加强个人睡眠管理,规律作息,养成良好的生活习惯,可以从以下方面进行改变。

1. 晚饭尽量不要吃得太晚,不要吃得太饱,给肠胃一定的消化时间。对于肠胃不是很好的人,尤其需要注意晚餐进食。

2. 做好晚上的安排,提前计划,做到心中有数,并按照计划去落实,避免因需要完成学业、工作而熬夜加班。可以给自己树立一个比较明显的标志,也可以让家人帮忙监督。

3. 放下手机等电子产品。很多人熬夜的原因是不停地刷手机,导致人处于一种兴奋状态,无法入眠。

4. 给自己设定一个睡眠时间,一到时间就要上床睡觉,久而久之这种习惯就会形成,从而避免熬夜的发生。

注意事项

在不得不熬夜的情况下,如从事夜班作业岗位的人员,可以通过采取下述措施降低熬夜带来的伤害。

1.调整饮食摄入　熬夜时应及时、合理地补充食物,夜宵以富含优质蛋白质、维生素、膳食纤维、钙和铁等清淡食物为主,如全麦面包、牛奶、苹果等。食物中富含的 B 族维生素,可以缓解疲劳、保护肝脏、安定神经、提高注意力等;也可以吃些黑豆、黑芝麻、桑葚等滋养肝肾,或身边备些黑芝麻丸等。

2.合理运动　熬夜时整晚一动不动会明显感到腰酸背痛,甚至大脑里的血流都会明显减少,感到头晕脑胀。这时需每半小时起身站起来走动一会儿,时间不用太长,几分钟即可。为了避免意外的发生,熬夜后应避免剧烈运动消耗体能,若第二天运动则会感到力不从心,容易发生心律失常。

3.午休小憩　休息30分钟左右即可,最多不要超过1小时。即使不能睡觉,也应"入静",使身体得以平衡过渡,提神醒脑、补充精力。

参考来源
1.朱爱松.养生之秘,告别熬夜为先[J].今日国土,2020(11):47.
2.王月丹.作息规律,不做"熬夜党"[J].青春期健康,2021(04):48.

日常健康篇

34. 远离家居生活中的电磁辐射

电磁辐射又被称为电磁波,是由电场和磁场交互变化产生的,在产生的同时向空中发射或泄漏。电磁辐射按照频率分为低频电场和高频电场等。常见人工电磁辐射来源主要包括电磁炉、无线局域网络(WLAN)、手机、微波炉、电脑、电吹风机、节能灯和白炽灯等用电设备。

健康危害

电磁辐射源对健康的影响主要取决于人体与其的距离,以及电磁辐射源的工作频率、功率和接触时间等。一般来讲,人体与电磁辐射源的距离越远、接触的时间越短、功率越低,对健康的影响越小。当人体长时间处于超限制的电磁辐射中时,中枢神经系统、心血管系统、免疫系统、生殖系统及视觉系统会受到不同程度的影响,引起睡眠障碍、记忆力减退、心动过缓或过速、窦性心律不齐、白细胞或红细胞减少、癌细胞增殖加速、视力下降等。

具体做法

1. **家用电器应远离床摆放** 家用电器工作时都会产生各种频率和强度的电磁辐射。即使是同一类家用电器,由于生产厂家、生产工艺及型号等不同,其产生的电磁场强度可能相差甚远。另外,家用电器产生的电磁辐射具有以电器为中心且强度最高,随距离增加急速衰减的特点。因此,家用电器应尽可能不要布置在卧室,或与床保持一定距离。

2. **微波炉、电磁炉的使用** 波长短、能量高的微波在遇到有水分的蛋白质、脂肪等物质时可被吸收并转化为热能,这是微波炉烹调食物的工作原理。微波炉自身的屏蔽装置能够有效降低电磁辐射,我国也制定了相应的国家标准(GB 4706.21—2008),规定微波炉表面5cm处的最大泄漏水平不能超过 50W/m²。使用微波炉过程中须注意以下三点:

第一,在微波炉工作时,尽量与微波炉保持一定距离。

第二,开启微波炉前一定将炉门关紧,使得微波不能穿透炉腔,降低电磁辐射泄漏的可能。同时,要经常检查炉门是否存在机械性损伤,若不能正常关闭要及时停用,并送专业维修店维修。

第三,由于金属能够反射微波,因此微波炉中加热的器具不能含有金属物质,防止意外的发生。

电磁炉的工作原理与微波炉有本质的区别,其是利用电磁感应现象在铁锅底部产生交变电流,使铁分子相互碰撞和摩擦产生热能,进而达到烹调食物的目的。在正常使用电磁炉的情况下,使用者的健康是有保障的。

3. 电吹风机的使用　电吹风机是高辐射的家用电器,使用电吹风机的安全距离为32cm,但手柄处的电磁辐射也很强。吹干头发需要一定的时间,长时间处在超过安全限值的电磁辐射中会对人体健康造成伤害。因此要尽量减少使用电吹风机,如使用应尽量用冷风档。

4. 减少手机辐射　手机是低功率的射频发射器,发射功率一般为 0～0.6W。手机产生的电场具有随距离增加而急速下降的特性。因此,当手机长时间、近距离靠近人体时,其产生的健康影响可能大幅增加,应尽量避免晚上睡觉时将手机放在枕边。另外,通话时利用手机的免提功能使得手机与头部保持一定距离、减少通话次数和通话时间也可降低射频照射。

5. 无线局域网络(WLAN)产生的电磁辐射及影响　WLAN 在家庭、办公室及许多公共场所的应用越来越多,其工作频率一般在 2.4GHz 或 5.8GHz 频段,但工作功率一般小于200mW,属于高频段小功率用电设备。世界卫生组织指出,由于 WLAN 产生的射频信号一般较低,预计不会产生不良的健康影响,但目前仍没有令人信服的科学研究提供支持。

6. 电视和电脑屏幕产生的电磁辐射及影响　目前电视和电脑屏幕多为液晶显示器。虽然液晶屏表面辐射较强,但辐射随距离衰减也很快,只要和屏幕保持一定距离,就可有效减少辐射。另外,液晶电视的辐射随屏幕尺寸增大而增大,屏幕尺寸越大时距离屏幕应该越远。而且,长时间凝视屏幕容易导致眼部疲劳和电磁辐射量的累积。因此,要保持规律的眼部休息并清洗面部,以减少可能的健康危害。

参考来源
1. 李兰秀,曾安婷,李多.家用电器的电磁辐射与人体健康[J].大学物理,2015(4):58-60.
2. 胡大一,许桂华.健康生活必读[M].北京:北京大学医学出版社,2019.

35. 读懂塑料制品的"身份证"

在生活的各个角落,几乎都有塑料制品的身影——家用的洗漱用品,各种各样的塑料包装袋、保鲜膜,喝水用的杯子,餐馆的饭碗和外卖的打包盒等。现代塑料的主要成分是一种高分子聚合物,即合成树脂。有时,为了改进塑料的性能,生产厂家还会在高分子聚合物中添加增塑剂、润滑剂、稳定剂、着色剂等各种辅助材料,以满足生活中多样化的需求。

健康危害

很多塑料制品都存在不安全因素,在加热或接触酸碱物质、油脂后会释放出化学残留物和添加成分,对人体造成危害,有些甚至有致癌作用。塑料制品底部有小的回收标识,像每个塑料容器的"身份证",使用塑料容器时,一定要看清底部三角形内标注的数字,熟悉掌握材料性能,做到避免危险、安全使用。

具体做法

1. 塑料制品底部,可以看到一个三角形符号,三角形里有1~7的数字,这是塑料回收标识,该标识由美国塑料工业协会制定。

2. 根据图标显示的数字,对照以下内容进行识别。

【聚对苯二甲酸乙二醇酯】
代表物品:矿泉水瓶、碳酸饮料瓶等
特点特性:耐热70℃,强酸、高盐和高油脂的浸泡下会释放出很多有毒有害物质
注意事项:不能装开水,不宜长期放在车内

【高密度聚乙烯】
代表物品:清洁用品塑料瓶、沐浴产品等塑料瓶罐、食品用塑料袋
特点特性:耐热110℃

【聚氯乙烯】
代表物品:建筑材料
特点特性:耐热110℃
注意事项:有毒塑料制品,没有被完全聚合的单分子氯乙烯和增塑剂中的有害物质在遇到高温时容易析出

【低密度聚乙烯】
代表物品:保鲜膜、塑料膜等
特点特性:耐热性不强,超过110℃时会出现热熔,产生人体无法分解的塑料制剂
注意事项:请勿用此种保鲜膜包裹食物进行加热,食物中的油脂很容易将保鲜膜中的有害物质溶解出来

【聚丙烯】
代表物品:微波炉专用餐盒等
特点特性:耐热130℃
注意事项:一些微波炉专用餐盒不是同一种塑料制成,例如盒体以5号PP制造,但盒盖以6号PS制造,PS透明度好但不耐高温,不能与盒体一并放进微波炉

【聚苯乙烯】
代表物品:碗装泡面盒、快餐盒等
特点特性:吸水性低,高温下会熔解
注意事项:不能放进微波炉,装酸性、碱性食品后会释放出有害物质甚至致癌物

【其他类塑料】
代表物品:水壶、水杯、奶瓶等
特点特性:如聚碳酸酯(PC)及其他类,易释放出有损健康的双酚A
注意事项:容器如果有破损,表面会出现细微的凹凸不平的纹路,容易隐藏细菌,应该停止使用

参考来源

1. 辨识塑料包装盒上的数字标识[J]. 中国包装,2021,41(02):23.

2. 中国轻工业联合会. 塑料制品的标志:GB/T 16288—2008[S]. 北京:中国标准出版社,2008.

36. 正确使用家用洗涤用品

洗涤用品(洗涤剂)是为了达到洗涤和清洁作用而含有肥皂和 / 或表面活性剂的制备产品。根据使用对象不同可将洗涤用品分为食品、食品工具和设备、个人清洁及其他物品用洗涤剂。家庭常见的洗涤用品有餐具洗涤剂、果蔬洗涤剂,香皂、洗手液、洗发水和沐浴露等隔热清洁用品,还有其他清洁用的卫生洁具清洗剂、厨房用清洗剂、玻璃清洗剂、地板清洗剂、织物清洗剂等种类。

健康收益

家用洗涤用品成分复杂,主要成分为表面活性剂、助剂、增效剂和填料。不恰当使用或者接触家用洗涤用品可导致中毒,给健康带来危害。正确使用家用洗涤用品,不仅能够保持家庭室内环境的干净、卫生,还能避免家用洗涤用品可能对健康带来的危害。

1. 正确使用果蔬洗涤剂清洗蔬菜、水果,有助于去除蔬菜、水果上的农药残留,保持饮食卫生。

2. 正确使用个人清洁用品,可以改善个人形象,保持个人卫生,避免经接触传播传染病。

3. 正确使用家用洗涤用品,有助于维持整洁、干净的室内环境,维持厨房和卫生间相关设施状态和功能完好,使人精神舒畅、心情愉悦。

4. 正确使用家用洗涤剂,有助于减少蚊虫滋生,减少环境中的病菌,从而减少传染病的发生。

具体做法

1. 了解家用洗涤剂 阅读家用洗涤剂用品标签,了解所使用的家用洗涤用品的类型、主要成分、使用对象和使用方法,在使用过程中按照相关说明使用,不超范围使用。

2. 妥善保管家用洗涤剂 保持家用洗涤剂用品标识和标签完整,未用完的稀释溶液要妥善存放并注明内容物,避免误服。要将家用洗涤剂存放在儿童接触不到的位置,避免儿童误食带来的危害。

3. 避免家用洗涤剂与消毒剂混用 家庭常用的含氯消毒液与呈强酸性的卫生洁具清洗剂如洁厕灵、洁厕净等混合时,会产生氯气,对呼吸道、皮肤和眼睛具有刺激性,吸入可导致中毒,严重时还可危及生命。

4. 在使用家用洗涤剂时做好防护　部分家用洗涤剂为强酸、强碱,具有较强的腐蚀性和刺激性,如管道疏通剂、油烟清除剂多呈强碱性,洁厕灵多呈强酸性,使用过程中应戴好手套,避免皮肤、眼睛直接接触这些洗涤用品。

5. 不慎接触应立即就医　如家用洗涤剂不慎溅入眼睛,应立即用大量清水彻底冲洗,如出现明显不适,应进行眼科相关检查;如皮肤接触强酸性、强碱性家用洗涤剂,也应立即用大量清水彻底冲洗,并就医复查;如不慎误服或者吸入洗涤用品,应及时就医。就医时需要向医生说明接触洗涤剂种类、接触方式和接触量。

此外,购买家用洗涤剂时,应根据使用对象和使用方式购买恰当的产品。

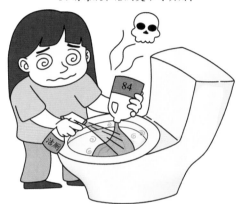

84 消毒液和洁厕灵不可共用!

参考来源

孙承业. 实用急性中毒全书[M]. 2 版. 北京:人民卫生出版社,2020.

37. 正确刷牙

正确的刷牙方法是指选用合适的牙刷和牙膏,按照规范的刷牙步骤,能有效清除牙菌斑的刷牙方法。正确的刷牙方法是维护口腔健康的基础,2019 年国家卫生健康委疾控局发布了口腔健康核心信息及知识要点,建议每天有效刷牙两次,提倡使用保健牙刷和含氟牙膏,用水平颤动拂刷法刷牙。

健康收益

正确的刷牙方法能去除牙菌斑、软垢和食物残渣,保持口腔卫生,预防龋病和牙周疾病,维护牙齿和牙周组织健康。

具体做法

1. **选择保健牙刷**　保健牙刷具有以下特点:

(1)刷头小,以便在口腔内转动自如。

(2)刷毛排列合理,一般为 10～12 束长,3～4 束宽,各束之间有一定间距,既有利于有效清除细菌,又使牙刷本身容易清洗。

(3)刷毛软硬适度,刷毛长度适当,刷毛顶端磨圆钝,避免牙刷对牙齿和牙龈的损伤。

(4)牙刷柄长度、宽度适中,并具有防滑设计,使握持方便、感觉舒适。

2. **选择含氟牙膏**　使用含氟牙膏刷牙是安全、有效的防龋措施,成人每次刷牙只需用 0.5～1.0g(长度 0.5～1cm)的膏体即可。如果在牙膏膏体中加入其他有效成分,如氟化物、抗菌药物、抗敏感的化学物质,则分别具有预防龋齿、减少牙菌斑和缓解牙齿敏感的作用。

3. **用水平颤动拂刷法刷牙**　学习中华口腔医学会发布的水平颤动拂刷法科普视频,掌握水平颤动拂刷法的刷牙方法,具体要领如下。

(1)先将刷头放于后牙牙齿与牙龈交界处,上牙向上,下牙向下,与牙齿大约呈 45° 角,轻微加压,进行水平短距离颤动 10 次左右,然后将牙刷向牙面转动,上下拂刷,每次颤动刷 2～3 颗牙,刷牙范围应有所重叠。

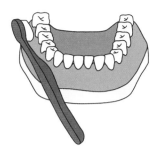
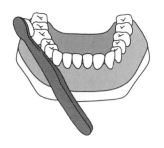

（2）刷上前牙舌面时,将刷头竖放在牙面上,使前部刷毛接触牙龈边缘,自上而下拂刷。刷下前牙舌面时,自下而上拂刷。

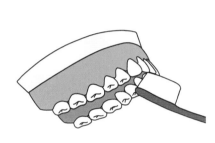
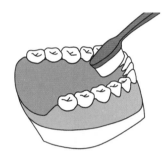

（3）刷牙齿的咬合面时,刷毛指向咬合面,稍用力前后短距离来回刷。

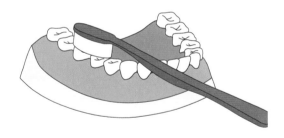

（4）刷到最后一颗牙最后一个牙面时,要张大嘴,将刷柄竖起,使刷头从下颌最后一颗牙的内侧面,沿着牙龈缘,转过这颗牙的最后一个牙面,到达外侧面。

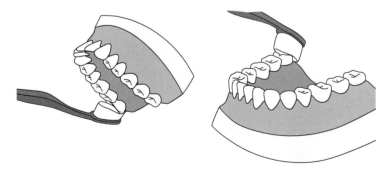

（5）刷牙后用清水冲洗牙刷,并将刷毛上的水分甩干,刷头向上放在口杯中置于通风处。

4. **每天有效刷牙两次**　刷牙数小时后,牙菌斑可以在清洁的牙面上重新附着形成,特别是夜间入睡后,唾液分泌减少,口腔自洁作用差,细菌更容易生长。因此,每天至少要刷牙两次,晚上睡前刷牙更重要。坚持做到早晚刷牙,饭后漱口。

5. **定期更换牙刷**　为防止牙刷藏匿细菌,一般应每三个月左右更换一次牙刷。若刷毛发生弯曲倒伏或沉积污垢,会对口腔组织造成损伤及污染,需立即更换。

此外,刷牙时牙刷刷毛不能完全伸及牙缝隙。每天刷牙后,可以配合使用牙线或牙缝刷等帮助清洁牙缝隙,以达到彻底清洁牙齿的目的。同时,成年人每年至少进行一次口腔健康检查,及时发现口腔疾病,早期治疗,预防口腔疾病的发生,控制口腔疾病的发展。最好每年一次洁牙(洗牙),保持牙齿坚固和牙周健康。洁牙过程中可能会有牙龈出血,洁牙之后也可能会出现短暂的牙齿敏感,但一般不会伤及牙龈和牙齿,更不会造成牙缝稀疏和牙齿松动。

注意事项

儿童正确刷牙的相关信息见本书第 116～118 页。

参考来源

1. 国家卫生健康委疾控局. 口腔健康核心信息及知识要点[EB/OL]. (2019-08-22)[2023-6-1]. http://www.gov.cn/fuwu/2019-08/22/content_5423262.htm.

2. 中华口腔医学会,武汉大学口腔医学院. 水平颤动拂刷法:科学有效的刷牙方法[EB/OL]. 中华口腔医学会,2016. http://www.cndent.com/archives/53068.

38. 健康相关热线电话

健康咨询热线——12320

12320 是政府设置的卫生热线,也是卫生系统与社会和公众沟通的一条通道,是社会公众举报投诉公共卫生相关问题的一个平台,也是卫生部门向公众传播卫生政策信息和健康防病知识的一个窗口。2005 年 12 月开始启用,2006 年开始试点,2012 年在全国全面推开,目前已逐步发展成为民务实的答疑线、为民解难的帮困线、政府群众的连心线。

12320 的使用

1. 该热线电话覆盖全国各地,服务对象为中国境内所有人。
2. 该热线电话不收取咨询费,与拨打普通电话一样,只需支付市话费。
3. 该热线电话提供 365 天 24 小时全天候服务,其中,每天 8:00—18:00 是人工受理服务时间,18:00—次日 8:00 为语音服务时间。
4. 该热线电话主要受理公众咨询、投诉举报等诉求。

咨询:包括政策法规咨询,例如医疗惠民政策咨询、怎样处理医患纠纷等;健康知识咨询,例如高血压等慢性病如何防控、去哪接种疫苗、如何预防各种传染病、如何戒烟等;就医指南,如有些疾病患者自己无法判断该去哪个门诊就诊等。

投诉举报:公众可以通过 12320 进行医疗服务投诉和公共卫生投诉,比如医生无执业资格开展诊疗行为、游泳池水质不合格等。但是,12320 不受理医疗事故诉求。医疗事故鉴定由专业机构执行,该热线电话只是帮助公众找到处理医疗纠纷的途径。

急救热线——120

"120"为我国统一急救电话号码,拨打"120"是向急救中心呼救最简便快捷的方式。该号码属于特殊号码,不收取任何费用。急救中心 24 小时服务,只要是在医院外发生急危重症,随时可以拨打"120"呼救。

正确使用"120"

在医院外(家中、办公室或公共场所)发现了急症患者或发生意外受伤时,请立即拨打"120"急救电话,向急救中心发出呼救。急救中心会立即派出医生和救护车,到现场进行抢救,并把患者送到医院。

1. 拨打"120"电话时,切勿惊慌、保持镇静,讲话要清晰、简练。

2. 呼救者必须说清患者症状、伤情、详细地址(×× 街道 ×× 小区 ×× 号楼 × 单元 ×× 户),以便救护人员做好救治准备;留下呼救者的姓名和电话以及患者的姓名、性别、年龄,以便联系。

3. 必要时呼救者可通过电话接受医生指导,为患者进行紧急救治。

4. 通话结束后,应保持电话畅通,方便救护人员与呼救者联系。

5. 在保证有人看护患者的情况下,最好安排人员在住宅门口、交叉路口、显著地标处等候,引导救护车的出入,争取抢救时间。

6. 等救护车时不要把患者提前搀扶或抬出来,以免影响患者救治。

7. 疏通搬运患者通道,将患者周围可能会影响急救工作的东西搬走,为患者留出畅通的生命通道。

8. 如果出现成批伤员或中毒患者,必须报告事故缘由、罹患人员的大致数目,以便"120"调集救护车辆、报告政府部门及通知各医院救援人员集中到出事地点。

9. 不要随意拨打"120"电话以免影响他人使用。

参考来源

中华人民共和国卫生和计划生育委员会 . 中国公民健康素养:基本知识与技能释义 2015 年版[M]. 北京:人民卫生出版社,2017.

39. 减少手机依赖

当今社会,在地铁、公交车、餐厅,甚至是教室、会议室等场所,总能看到这样一群人:他们手持手机或平板电脑,低着头完全沉浸在电子屏幕上,对外界置若罔闻,这样的个人或群体被称为"低头族",也称"手机人"。

对健康的影响

1.**对身体健康的影响** "低头族"颈部长时间处于弯曲状态,会对颈椎造成潜在的伤害,而且这种伤害比浏览电脑高十几倍,甚至造成眼部疾病,如眼睛肿胀、发酸、发涩等。众所周知,手机屏幕光亮和黑暗环境造成的强烈对比,不仅能加重近视,还能导致眼部失明或癌症。进一步的研究结果还显示,在黑暗的环境中玩手机,手机屏幕强光长期刺激人的神经系统,还会造成失眠、多梦等症状,导致休息状况不佳。长期沉浸于虚拟网络之中会使语言表达能力慢慢退化,不善于与人沟通。过度依赖手机,会患"数码痴呆症",出现记忆力、专注力下降等早期痴呆症的迹象,严重者连自己的电话号码都记不住。

2.**对心理健康的影响** 过度使用手机会导致紧张、不安、易怒、烦躁、孤独、困惑、焦躁等负面情绪。长时间低头玩手机还容易引起拖延症,严重时会对个体的身心健康带来消极影响,如出现强烈的自责情绪、负罪感,不断自我否定、贬低。

具体做法

日常生活中,可以通过以下几种方式减少手机依赖。

1.**外出不带充电宝** 频繁使用手机会让电量大跌,如果不随身携带充电宝,就少了一条后路,自然能主动减少使用手机。

2.**关闭提醒功能** 铃声、振动会不停催促你关注手机实时信息,但有些内容其实并不重要。休息时不妨关闭消息提醒功能,只在必要时查看,转移注意力,减少手机使用时间。

3.**制订使用计划** 给自己制订一个计划,规定手机要在什么时间使用,每天使用不能超过多长时间,不必要时把手机放在"禁区"内。通过一段时间的控制,会收到较好的效果。

4.**培养兴趣爱好** 培养一两种爱好,闲暇时多参加集体活动和户外运动,开拓视野和兴趣,会发现外面的世界远比方寸之间的手机网络有趣得多。

参考来源

1. 颜利飞,王积超."低头族"手机依赖的现状及原因分析[J].华北理工大学学报(社会科学版),2017,17(1):16-21.

2. 仇志伟,郎晓丛,李志鸿,等.大学生"低头族"现象分析及解决方案研究[J].统计与管理,2015(4):102-103.

3. 李悦,姜雪松,董宇."低头族"的成因调查及解决方法的研究[J].科技经济市场,2015(7):149.

40. 预防亚健康

亚健康是指人体处于健康和疾病之间的一种状态,表现为一定时间内的活力降低、功能和适应能力减退的症状,但不符合现代医学有关疾病的临床或亚临床诊断标准。亚健康的临床表现多种多样,躯体方面可表现为疲乏无力、肌肉及关节酸痛、头昏头痛、心悸胸闷、睡眠紊乱、食欲不振、腹部不适、便秘、性功能减退、怕冷怕热、易于感冒、眼部干涩等;心理方面可表现为情绪低落、心烦意乱、焦躁不安、急躁易怒、恐惧胆怯、记忆力下降、注意力不能集中、精力不足、反应迟钝等;社会交往方面可表现为不能较好地承担相应的社会角色,工作、学习困难,不能正常地处理好人际关系、家庭关系,难以进行正常的社会交往等。

健康危害

1. 亚健康是许多慢性病的前期征兆,任其发展下去就会成为慢性病。亚健康状态者的身体处于患病的临界状态,例如出现心动过速、心悸、心前区疼痛等症状但心电图检查未见异常,此时如果防治不当就可能发展为明确的心脏器质性损害。心血管疾病、十二指肠溃疡、肝炎、癌症等慢性病潜伏期很长,一般8~10年,大多数人对其前期表现未引起足够重视,最终导致疾病的发生。

2. 衰老与亚健康状态有十分密切的关系。生理性衰老和亚健康状态都具有生理功能低下的特点,而且严格来说,生理性衰老的人其生理质量是处于亚健康状态的。亚健康状态如不及时调整、防治使机体恢复健康,必然加速衰老的进程和导致疾病的更早发生。

3. 亚健康状态者经常处在焦虑、忧郁、愤怒、沮丧等负面情绪之中。长期处于负面情绪的人患气喘、关节炎、心脏病等疾病的概率比其他人高一倍。

4. 亚健康主要发生在中年人中,这些人大多数既是社会的精英,如企事业单位管理人员、白领阶层和知识分子,又是家庭的支柱,因此亚健康对社会、科学、经济发展和家庭生活具有不可忽视的负面影响。

具体做法

由于尚未彻底明确导致亚健康的真正原因,因此目前临床上还缺乏针对性的治疗措施,只能对症治疗,如小剂量药物改善睡眠、增强免疫系统功能、抗疲劳和抗抑郁治疗及支持疗法等。但是,可以采取以下措施来预防亚健康。

1. **增强竞争意识,缓解压力** 竞争是社会发展、前进的必然规律,人们在现代社会中应培养和强化个人的竞争意识,善于面对社会上各种竞争,正视压力和困难,增强斗志,学会自我放松排解压力。

2. **保护环境,改善生活质量** 如消除污染和噪声、绿化环境、改善卫生状况、注意采光和照明,多到大自然中去呼吸新鲜空气。

3. **调整生活节律,保证睡眠** 创造良好的睡眠环境,保持卧室安静,避免睡前饱食和饮用咖啡、茶等兴奋性饮料,睡前适当散步放松。对于失眠,要以平常心对待,不要背思想包袱,积极寻找原因并设法消除。

4. **养成良好生活习惯,戒除不良嗜好** 合理安排工作与休息,劳逸结合、动静结合,克服精神紧张和心理压力,妥善对待个人得失与顺逆境,要知足常乐、心胸豁达,要广交朋友,培养多种兴趣爱好。

5. **坚持适当的体育锻炼和娱乐活动** 适度的锻炼可以增强人的体质,使人身心愉悦,减轻心理压力,降低某些疾病的发生风险。然而,运动的形式和运动量应该根据个人的年龄、体质和职业的不同而进行不同选择,运动要适量。

6. **科学营养,平衡膳食** 食物要多样化,营养要均衡全面,不偏食,减少动物脂肪和过甜、过咸食物的摄入,控制每日总热量,多摄入高蛋白、高纤维性食物以及蔬菜、水果,保证每天饮水 1500～1700mL。

7. **定期体检** 亚健康是一种危险的威胁身心健康的信号,要及时运用现代医学手段进行测试和检验,以便及早了解个人身体状况,制定防治方案。

参考来源

1. 朱嵘.《亚健康中医临床指南》解读[J]. 中国中医药现代远程教育,2009,7(2):V-Ⅵ.
2. 戴旭芳,连继勤.认识和预防亚健康状态[J]. 江苏预防医学,2005,16(1):76-78.
3. 赵原.亚健康的成因、危害及预防[J]. 柳州师专学报,2004,19(3):113-115.

第二部分

全生命周期健康

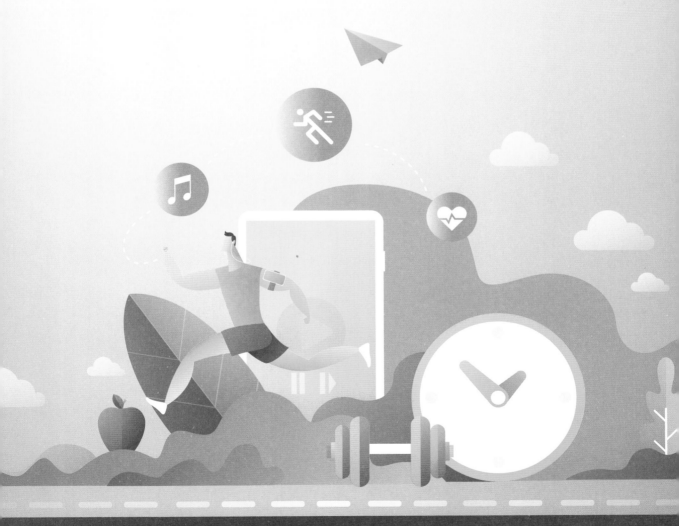

婴幼儿健康篇
（0～3岁）

41. 添加辅食

辅食是指除母乳和／或配方奶以外的其他各种性状的食物，包括各种天然的固体、液体食物，以及商品化食物。《中国居民膳食指南（2022）》推荐，在婴儿6月龄内纯母乳喂养，满6月龄起必须在继续母乳喂养的基础上添加辅食，有特殊需要时须在医生的指导下调整辅食添加时间。

健康收益

适宜的营养和喂养不仅关系到近期的生长发育，也关系到婴幼儿长期的健康。

1. 母乳仍然是6月龄后婴幼儿能量的重要来源，但却不能为其提供足够的能量和营养素，必须在继续母乳喂养的基础上引入各种营养丰富的食物。满6月龄时是添加辅食的最佳时机。

2. 婴儿满6月龄时开始添加辅食，除了满足婴儿的营养需求外，也能满足其心理需求，并促进其感知觉、心理及认知和行为能力的发展。

具体做法

辅食添加原则：每次只添加一种新食物，由少到多、由稀到稠、由细到粗，循序渐进。

1. **首先添加强化铁的婴儿米粉、肉泥等富铁的泥糊状食物**　我国7～12月龄婴儿铁的推荐摄入量为10mg/d，其中97%的铁需要来自辅食，添加富含铁的辅食是保证婴幼儿铁需要的主要措施。因而婴儿第一口辅食应该从富含铁的泥糊状食物开始，可以选择如肉泥、蛋黄、强化铁的婴儿米粉等。

2. **每次只引入一种新的食物，逐步达到食物多样化**　每引入一种新的食物应适应2～3天，密切观察婴儿是否出现呕吐、腹泻、皮疹等不良反应，适应一种食物后再添加其他新的食物，如有不良反应须及时停止添加。单一食物逐次引入的方法可以帮助及时了解婴儿是否出现食物过敏以及确定过敏原。世界卫生组织（WHO）强调，不同种类的食物提供不同的营养素，增加食物多样性才能满足婴幼儿营养需求并达到膳食均衡。

3. **从少量到适量**　添加新食物时应从少量开始，逐渐加量。如添加蛋黄时，第一次从1/8个开始，第二天可增加到1/4个，第三天1/2个，第四天整个鸡蛋黄。随着婴儿不断适应，可以从生鸡蛋中取出蛋黄，蒸熟成蛋黄羹，并逐渐放入鸡蛋白至整个鸡蛋。

4. 从稀到稠　从泥糊状（能用小勺舀起不会很快滴落）食物开始，逐渐过渡到颗粒状、半固体或固体食物，如烂面、肉末、碎菜、水果粒等。婴儿刚开始学习接受小勺喂养时，由于进食技能不足，只会舔吮，需要慢慢练习。切忌将小勺直接塞进嘴里，令其产生窒息感，造成不良的进食体验。

5. 从细到粗　开始添加辅食时，为了防止发生吞咽困难等问题，应该选择颗粒细腻的辅食，随着婴儿咀嚼能力的完善，逐渐增加食物的粗糙度。同时，尝试颗粒状食物可以促使婴儿多咀嚼，有利于牙齿的萌出。

注意事项

1. 耐心喂养，鼓励进食，但绝不强迫喂养。鼓励并协助婴幼儿自己进食，培养进餐兴趣。

2. 婴幼儿辅食应单独制作，保持食物原味，尽量少加糖、盐及各种调味品。同时，辅食中油脂要适当。

3. 注重饮食卫生和进食安全。选择安全、优质、新鲜的食材，制作过程始终保持清洁卫生，生熟分开。不吃剩饭，妥善保存和处理剩余食物，防止进食意外。饭前洗手，进食时应有成人看护，并注意进食环境安全。

4. 适度、平稳生长是婴幼儿最佳的生长模式。每 3 个月测量一次身长、体重、头围等体格生长指标，绘制和评估婴幼儿生长曲线有助于判断其营养状况，及时调整营养和喂养方式。

参考来源

1. 中国营养学会.中国居民膳食指南（2022）[M].北京:人民卫生出版社,2022.
2. 刘妤,陈会岩.呵护生命最初 1000 天[M].北京:北京大学医学出版社,2018.

儿童口腔健康

口腔健康是全身健康的重要组成部分。口腔疾病如龋病、牙周疾病等会破坏牙齿硬组织和牙齿周围支持组织,除影响咀嚼、言语、美观等功能外,还会引起社会交往困难和心理障碍。刷牙能去除牙菌斑、软垢和食物残渣,保持口腔卫生,维护牙齿和牙周组织健康。

(一)科学选择儿童牙刷

儿童牙刷是指供 14 岁及以下儿童使用的牙刷。国家标准 GB 30002—2013《儿童牙刷》中,针对儿童牙刷在卫生、安全、规格尺寸、毛束强度、物理性能、磨毛、饰件、外观质量共八大方面提出了相关要求。

健康收益

科学选择牙刷,保持良好的口腔保健习惯,可以有效清除牙菌斑,保证清洁效果,维护口腔健康;另外,科学选择牙刷,可以避免不合适的牙刷对孩子牙龈等其他部位造成伤害,避免孩子对刷牙产生抵触情绪。

具体做法

儿童牙刷的挑选主要注意以下四个方面。

1.刷头　根据国家标准规定,儿童牙刷的刷头排列长度应≤29mm,覆盖 2～3 颗门牙;宽度应≤11mm,大概不超过 4 列刷毛。

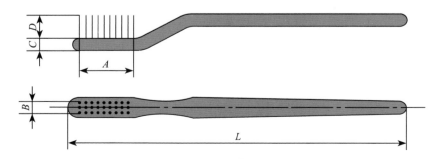

2.刷毛　根据国家标准规定,儿童牙刷的毛束强度分类应为软毛,牙刷毛束弯曲力小于

6N 或公称丝径（ϕ）≤ 0.18mm（表 2-42-1）。可以通过在手背轻压刷毛来判断毛束强度。轻压时，刷毛如果没有出现严重变形，手背也没有刺痛感，说明软硬适中。

表 2-42-1 儿童牙刷毛束标准

单位：mm

序号	项目		要求
1	毛面长度（A）		≤ 29.0
2	毛面宽度（A）		≤ 11.0
3	刷头厚度（C）		≤ 6.0
4	刷头高度（D）	平形毛型	7.0 ～ 11.0
		异形毛型	5.0 ～ 12.0
5	单丝直径（ϕ）		≤ 0.18
6	牙刷全长（L）		110.0 ～ 118.0

3. **手柄**　手柄的选择主要取决于使用对象。如果孩子自己刷牙，可以选择适合孩子握持的牙刷，比如粗短并有防滑设计的。如果家长帮孩子刷，建议选细长的，更适合家长握持。

4. **根据孩子年龄科学选择牙刷**

（1）婴儿出生之后，家长应每天用软纱布为孩子擦洗口腔。

（2）牙齿萌出后，可用纱布或软毛刷轻轻为孩子擦洗口腔和牙齿。

（3）多颗牙齿萌出后，家长可用指套刷或软毛刷为孩子每天刷牙 2 次，并确保清洁上下颌所有的牙面，特别是接近牙龈缘的部位。

（4）两岁的孩子已经有意识自己刷牙，但该年龄段孩子手的精细运动能力尚未形成，不能真正刷干净牙齿。因此，家长可以允许孩子自己刷牙，但同时应帮孩子刷牙，每天至少 2 次。建议选择小刷头牙刷，同时手柄粗壮，适合孩子抓握等。

（5）随着孩子年龄增长，动手能力和四肢协调性明显增强，牙刷刷头可以稍微大一些，刷柄也可以更细一些，更接近成人牙刷。

此外，除了科学选择牙刷，及时更换也很重要，一般建议 3 ～ 4 个月更换一次。但如果牙刷已经炸毛，或有些带颜色的刷毛颜色变淡了，也需要及时更换。

（二）如何为孩子刷牙

国家卫生健康委发布的《中国居民口腔健康指南》中指出，从 3 ～ 4 岁开始，家长和幼儿园老师可开始教儿童自己用最简单的"画圈法"刷牙，其要领是将刷毛放置在牙面上，轻压使刷毛屈曲，在牙面上画圈，每个部位反复画圈 5 次以上，前牙舌侧需将牙刷竖放，牙齿的各个面（包括唇颊侧、舌侧及咬合面）均应刷到。家长应每天帮孩子刷牙 1 次（最好是晚上），直到上小学,这样才能保证刷牙的效果。

1. 2 岁以内孩子刷牙时,家长需要确保刷牙姿势舒适、正确

常见的姿势有两种。

(1)斜躺法:让孩子斜躺在家长腿上,脑袋顶着家长腹部,家长用手轻托孩子下巴,翻开上下唇,刷内外侧乳牙。

(2)膝对膝法:两位家长面对面膝对膝坐着,孩子躺在中间,其中一位家长握住孩子的手,稳定孩子,另一位家长负责刷牙。刷牙过程中可以哼唱儿歌、做简单游戏等,让刷牙过程变得有趣味,让孩子逐渐熟悉刷牙的过程。

2. 2 岁以上的孩子如果抗拒刷牙,可以尝试以下办法

(1)请牙医讲解刷牙的原因并示范如何刷牙,树立权威的意识;或者可以请家里年长的孩子做榜样,带动年幼的孩子刷牙。

(2)允许孩子自己做选择,如选择使用哪一个牙刷、哪一只牙膏等。

(3)借助刷牙小动画或者小游戏,增加孩子对刷牙的兴趣以及对刷牙过程的熟悉与了解程度。

注意事项

成人正确刷牙的相关信息见本书第 102 ～ 104 页。

参考来源

1. 全国口腔护理用品标准化技术委员会牙刷分技术委员会.儿童牙刷:GB 30002—2013［S/OL］.(2013-10-10)［2022-06-21］.http://std.samr.gov.cn/gb/search/gbDetailed?id=71F77-2D7E5F3D3A7E05397BE0A0AB82A.

2. 中华人民共和国国家卫生健康委员会.中国居民口腔健康指南［EB/OL］(2009-09-15)［2022-06-21］.http://www.nhc.gov.cn/wjw/jkshfs/201304/be0eb756d0b44fadbee65ad64ad8ba06.shtml.

43. 选择儿童安全座椅

儿童安全座椅是"机动车儿童乘员用约束系统"的一种,是带有儿童约束带的儿童座椅。

健康收益

使用儿童安全座椅是保护儿童乘车安全的有效手段。《未成年人保护法》要求父母或者其他监护人应当配备儿童安全座椅,防止未成年人受到交通事故的伤害。

1. 安全座椅采用符合儿童体形特点的人体工程学造型,完全配合不同年龄段孩子的生理特点,体贴舒适。

2. 安全座椅安装简单,搭扣和调节系带的设计便于根据儿童生长特点进行调整,提供了极大的方便。

3. 在汽车碰撞或突然减速的情况下,儿童安全座椅可以减少对儿童的冲压力、限制儿童的身体移动,从而减轻对他们的伤害。

具体做法

儿童安全座椅的选择,不是一成不变的,随着孩子年龄、身高、体重的增长需要更换不同类型的安全座椅。世界卫生组织(WHO)以及我国《机动车儿童乘员用约束系统》(GB 27887—2011)将儿童约束系统分为五个"质量组":0组(体重小于10kg的儿童)、0+组(体重小于13kg的儿童)、Ⅰ组(体重9～18kg的儿童)、Ⅱ组(体重15～25kg的儿童)、Ⅲ组(体重22～36kg的儿童)。根据WHO推荐,儿童约束系统的使用按照不同质量组分为四个组别。

1. 0组及0+组:反向式儿童安全座椅　在汽车发生碰撞或突然减速的情况下,即使相对较小的撞击也会对婴儿的颅骨、胸腔以及腹腔器官带来伤害。为了获得最好的保护,最安全的是使用安装在后座上的反向式儿童安全座椅。

2. Ⅰ组:正向式儿童安全座椅　在整个童年时期,儿童的头骨仍然不如成年人强壮。约束系统需要限制正面碰撞时儿童头部向前运动,并在侧面碰撞时提供保护。正确使用安全座椅约束带,有助于固定儿童,并将碰撞力量分散到椅身等尽可能宽的区域。只要儿童的体重未超过18kg或身高未超出可调安全带的高度,均建议使用此类安全座椅。

3. Ⅱ组:有靠背增高垫儿童安全座椅　随着孩子的成长,当体重达到15～25kg且身高低于 145cm 时,身体与对角腰带式安全带仍然无法完全贴合,因此建议使用增高垫儿童安全座椅。增高垫儿童安全座椅可以提高儿童的座位位置,以便安全带可以正确地斜穿过儿童肩部,腰部安全带在骨盆位置并尽可能低一些,从而使安全带紧密贴合身体。有靠背的增高垫儿童安全座椅也可以适当减少侧面碰撞带来的伤害。

4. Ⅲ组:无靠背增高垫儿童安全座椅　无靠背增高垫儿童安全座椅适用于体重 22～36kg 的儿童。另外,在儿童前面设有塑料护罩的护盾加高座椅提供的保护较少,不建议使用。

参考来源

1. 全国汽车标准化技术委员会.机动车儿童乘员用约束系统:GB 27887—2011〔S〕.中华人民共和国国家质量监督检验检疫总局,中国国家标准化管理委员会,2011.

2. 全国汽车标准化技术委员会.机动车乘员用安全带、约束系统、儿童约束系统和 ISOFIX 儿童约束系统:GB 14166—2013〔S〕.中华人民共和国国家质量监督检验检疫总局,中国国家标准化管理委员会,2013.

3. World Health Organization,FIA Foundation for the Automobile and Society. Seat-belts and child restraints:a road safety manual for decision-makers and practitioners〔M〕.London:FIA Foundation for the Automobile and Society,2009.

44. 选择适宜、安全的玩具

玩具是设计或预定供 14 岁以下儿童玩耍时使用的所有产品和材料。随着科学技术以及文化产业的不断发展,玩具不仅是儿童益智、娱乐的工具,更是陪伴儿童健康快乐成长的必需品。但儿童是自我保护意识相对较低的人群,市场上充斥着很多劣质玩具,给孩子的身心健康和生命安全带来了威胁,成为孩子成长路上的阻碍。

(一)如何为 0～2 岁孩子选择适宜的玩具

健康收益

刚刚出生的新生儿已经具备听、看、嗅、触等感觉,但这些感觉都是原始的,需要经过不断的良性刺激,大脑才能将各种感觉信息统一起来。0～2 岁孩子发育的能力主要包括:感知觉能力、语言能力、大运动能力、精细动作能力以及社交技能等。通过不同发育阶段适宜玩具的刺激,不断培养儿童的各项能力。在儿童成长的不同发育阶段,选择适宜身体发育的玩具,不仅可以增加儿童玩乐的兴趣,还能促进儿童大脑神经元的发育,发挥孩子的潜能。

具体做法

1. 0～3 月龄　主要培养孩子的注意力以及全身大运动能力。选择玩具时安全是最重要的,选择正规厂家生产、质量可靠、环保无毒、无棱角、干净卫生的玩具。选择玩具的颜色最好鲜艳纯正,体积稍大或者有悦耳声音等,如彩球、摇铃、彩色卡等。

2. 4～6 月龄　该月龄的孩子活动能力不断增强,精细动作正在不断发育,可以选择能抓在手中发出声响的玩具,锻炼孩子的抓握能力,如动物摇铃、音乐拉响的玩具等。同时孩子开始不断用嘴来探索世界,因此一定要保证玩具的安全性与清洁性。警惕可以被宝宝整个吞进去的玩具,还要保证玩具的零件不会脱落。

3. 7～9 月龄　该月龄的孩子听觉和运动能力增强,运动以坐和爬为主。为了锻炼孩子的爬行能力,应选择一些可以移动的玩具,增加爬行的乐趣,如皮球、玩具汽车等。同时,也要注意锻炼孩子的精细动作能力,在家长看护的情况下准备一些黄豆大小的小丸类玩具,锻炼双手的拿捏能力。

4. 10～12 月龄　该月龄的孩子开始学习走路,可以选择一些带有声响、可以移动的玩具,增加孩子对走路的兴趣并锻炼走路的能力,如球类、小推车、可以开动的车等。同时,该月龄的孩子手指动作的能力也逐渐加强,可以选择一些训练孩子手指动作的玩具,如积木、小套圈、插塑玩具等。

5.1～2岁　该阶段孩子开始对形状敏感,家长可以选择不同的镶嵌板,如不同形状、不同动物的认知板等。建议家长尝试与孩子一起看彩色绘本、涂鸦,激发宝宝的想象力,培养宝宝的语言表达能力和创造力。

(二)如何为孩子选择安全的玩具

儿童玩具可能的健康危害

据国家市场监督管理总局产品质量安全风险监测中心数据,儿童玩具可能造成的安全事件主要有卡伤、器官阻塞和中毒三种。

1.卡伤　一般是由于儿童玩具设计的开口或间隙不符合要求而导致儿童受伤。例如婴儿在玩玩具的过程中,手指卡在一个带有孔洞的玩具缝隙中,造成组织损伤。

2.器官阻塞　一般是由于玩具的小零件掉落,或者玩具体积过小,使得儿童将玩具误吞食或塞入鼻孔、耳朵等,常见的情况有呼吸道阻塞、胃肠道穿孔或阻塞、食管阻塞、耳道阻塞等。例如儿童可能会误食玩具中含有的磁珠,当两个或多个高强力磁铁被吞咽后,会在儿童的肠道内连接在一起,从而导致肠梗阻、穿孔甚至死亡。

3.中毒　一般是由于儿童玩具的化学物质含量或种类不符合要求而造成伤害。例如:有些塑料玩具或含有金属纽扣类的玩具中可能含有过量的铅,铅中毒会损害儿童的思考能力、判断能力、反应速度、阅读能力和注意力。有些软泥类玩具中含有过量的硼砂可能会刺激儿童皮肤,损害生殖系统,危害儿童健康。

具体做法

1.认准3C认证标志　3C认证是强制性产品认证制度的简称,是依照法律法规实施的一种产品合格评定制度,用于保护消费者人身安全、保护环境、保护国家安全。我国目前对童车、电玩具、弹射玩具、金属玩具、娃娃玩具、塑胶玩具6类玩具已经实施了3C认证制度。购买玩具时,一定要查看包装上有没有3C认证标志,通过认证的玩具

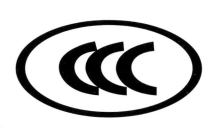

质量安全相对可靠。此外,还可以登录国家认证认可监督管理委员会的官方网站,点击"CCC认证查询",输入玩具包装"3C"下面的数字进行真伪查询。

2."安全警示"不容忽视　要注意儿童玩具包装上的安全警示,如"警告:不适合36月龄以下儿童使用!"并且要按照安全警示的要求对玩具进行操作。避免为孩子超前购买玩具,

如果将适合大龄孩子的玩具给年幼孩子玩耍,很可能带来意想不到的伤害。

3. **毛绒填充玩具的选择**　质量好的玩具通常手感柔软,填充物充足均匀,各部分缝合牢固,填充料不得从拼缝中露出,以免儿童将里面的填充物掏出误食或造成窒息。

4. **颜色艳丽玩具的选择**　要注意查看玩具标签,标签上至少应包含产品名称、生产厂名、厂址、主要材质或成分等信息,避免购买三无产品。五颜六色的积木、彩泥、图书画册等在制作过程中需要喷涂各种油漆或涂料。符合标准的油漆不会对人体造成危害,但超标油漆中含有铅、镉、汞等有害金属,危害儿童健康。

5. **时常检查玩具零部件是否牢靠**　如果给孩子选择使用电池的玩具,要确保电池盖安全牢固,电池槽需用螺丝刀或其他工具才能打开,防止电池被儿童拿出来玩或误食,特别是纽扣电池。另外,有些玩具上的小零件易于脱落,如毛绒玩具的眼睛、小汽车零件等,要避免儿童玩耍时不小心将这些小零件放入嘴里,造成窒息等不必要的伤害。

6. **塑料玩具的选择**　应选择表面和边缘光滑的塑料玩具,玩具表面不能有毛刺,以免儿童在玩耍时划伤皮肤。同时要注意挑选较厚实的塑料材质制成的玩具,防止玩具跌落后产生小碎片被儿童误食。

7. **检查玩具的各种传动装置**　选择玩具车或童车等带有传动装置(齿轮传动、链条传动)的玩具时,应选择传动装置遮蔽的玩具,防止儿童手指探入夹伤。

8. **尽量不要购买带有香味的玩具**　这类玩具大多存在苯、甲苯等芳香族化合物,不利于儿童身体健康。

参考来源

1. 刘妤,陈会岩. 呵护生命最初 1000 天[M]. 北京:北京大学医学出版社,2018.

2. 全国玩具标准化技术委员会. 玩具安全 第 1 部分:基本规范:GB 6675.1—2014 [S]. 中华人民共和国国家质量监督检验检疫总局,中国国家标准化管理委员会,2014.

3. 胡大一,许桂华. 健康生活必读[M]. 北京:北京大学医学出版社,2019.

儿童青少年健康篇
（3～17岁）

45. 预防近视

近视是屈光不正的一种类型,指人眼在调节放松状态下,平行光线经眼球屈光系统后聚焦在视网膜之前的病理状态,表现为远视力下降。根据病程进展和病理变化,近视分为单纯性近视和病理性近视。近视的发生除了家族遗传因素外,主要是不健康的用眼环境和用眼模式导致。截至目前,近视一旦确诊便不可逆,医学上还没有治愈近视的方法。预防近视是指通过改变不良用眼行为,避免近视的发生与发展。

健康收益

1. 预防近视的发生,可以避免出现远视力下降,给生活带来不便。
2. 延缓近视的发展,可以避免真性近视后,眼轴长度持续增长,近视度数增高。
3. 延缓近视的发展,可以避免随着眼轴的不断伸长而导致各种眼底病理性改变,造成严重的、不可逆性的视力损害。

具体做法

预防近视的发生和发展,培养健康的用眼行为,需要个体和家庭共同努力。

1. **个体** 积极培养"每个人都是自身健康第一责任人"的意识,主动学习掌握眼健康知识和技能。

(1)积极关注自身视力异常迹象,若出现视物模糊等症状,及时告知家长和教师视力变化情况。必要时到医院就诊。

(2)保持良好的读写习惯,读写连续用眼时间不宜超过 40 分钟,每 40 分钟左右要休息10 分钟,可远眺或做眼保健操等。

(3)控制使用电子产品时间。课余时间使用电子产品学习 30～40 分钟后,应休息远眺放松 10 分钟。非学习目的使用电子产品每次不超过 15 分钟,每天 1 小时内为宜。

(4)日间户外活动每天至少 2 小时。户外活动是目前最经济有效的近视防控措施。

(5)保证睡眠时间。小学生应保证每天睡眠时间为 10 小时、初中生为 9 小时、高中生为8 小时。

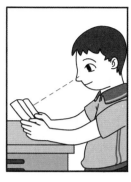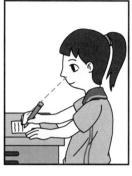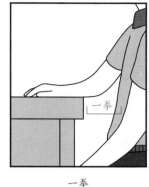

一尺（约33cm）　　　　　　　　　　　　　　一拳

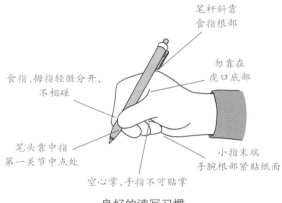

良好的读写习惯

2. 家庭　父母和监护人要了解用眼、护眼知识，培养和督促儿童青少年养成良好的用眼习惯。

（1）督促孩子保持正确的读写姿势；陪伴孩子时尽量减少使用电子产品；主动带孩子去户外活动，"目"浴阳光；配合学校切实减轻孩子课业负担，保障孩子睡眠时间；关注孩子的视力变化，必要时到医院就诊。

（2）尽可能选择较大屏幕的电子产品。建议的优先顺序为投影仪、电视、电脑、平板电脑，最后为手机。选择屏幕分辨率较高的电子产品。增加观看距离，看电视距离不小于屏幕对角线的 4 倍，看电脑的水平距离不小于 50cm，看手机距离不小于 40cm。

3. 提供高度适宜的桌椅　根据"坐于椅子上大腿与小腿垂直、背挺直时上臂下垂其手肘在桌面以下 3～4cm"的原则，调整书桌椅高度。定期调整书桌椅高度，使其适合孩子身高的变化。

4. 提供良好的家庭室内照明与采光环境　白天自然光线过强时，宜使用窗帘遮光，并根据太阳照射角度调整窗帘；夜晚看书写字宜同时使用房间顶灯和读写作业台灯，读写作业台灯放置在写字手对侧前方。使用色温可调的 LED 读写作业台灯，夜晚宜将色温调至 4000K 以下。

参考来源

1. 中华人民共和国国家卫生健康委员会.《儿童青少年近视防控适宜技术指南（更新版）》及解读［EB/OL］.（2021-10-11）［2022-06-21］.http://www.nhc.gov.cn/jkj/s5899tg/ 202110/65a3a99c42a84e3f8a11f392d9fea91e.shtml.

2. 中华人民共和国国家卫生健康委员会.发布《儿童青少年防控近视系列手册》(幼儿园篇、小学生篇、初中生篇和高中生篇)［EB/OL］.（2020-10-27）［2022-06-21］. http://www.nhc.gov.cn/cms-search/xxgk/getManuscriptXxgk.htm?id=faf2bf5e6c924e9a92985f8d7ba05fff.

46. 肥胖预防——不喝或少喝含糖饮料

含糖饮料是指含糖量在 5% 以上的饮料,是儿童青少年摄入添加糖的主要来源。学会看营养标签,了解各类饮料的含糖量,不喝或少喝含糖饮料以控制添加糖摄入总量,降低由于添加糖摄入超标导致的健康危害,是有利于儿童青少年健康的生活方式。2017 年全民健康生活方式行动国家行动办公室发布的减糖核心信息推荐儿童青少年不喝或少喝含糖饮料。《中国居民膳食指南(2022)》推荐每人每天添加糖摄入量不超过 50g,最好控制在 25g以下。

健康收益

含糖饮料所含的添加糖是纯热能食物,是导致儿童青少年龋齿和超重肥胖的主要危险因素。

1. 儿童青少年少喝或不喝含糖饮料能减少牙菌斑的形成和对牙齿的损坏,大大降低龋齿的患病风险。

2. 儿童青少年少喝或不喝含糖饮料能控制膳食总能量的摄入,预防超重肥胖和糖尿病等慢性病的发生。

具体做法

日常饮水建议以白水为主,儿童每天饮水 800～1400ml,如喝果汁尽可能选择鲜榨汁,不要额外添加糖。不喝或少喝含糖饮料,选择和饮用饮料时注意关注以下几方面内容。

1. 查看饮料的配料表 添加糖是指人工加入食品中的糖类,具有甜味特征,包括单糖和双糖。饮料的配料表中如有葡萄糖、果糖、蔗糖(白砂糖、冰糖、红糖、焦糖、方糖)和麦芽糖、蜂蜜、葡萄糖浆、果糖糖浆、果葡萄糖浆、麦芽糖浆等配料,说明该饮料有添加糖。

2. 查看营养声称 按照我国标准规定,饮料关于糖主要有两种营养声称:无糖饮料和低糖饮料。糖含量≤5g/100ml 属于低糖饮料;糖含量≤0.5g/100ml 属于无糖饮料。糖含量＞5g/100ml 则统称含糖饮料。目前市场上含糖饮料种类繁多,选择同样容量的饮料时尽量选择低糖饮料、无糖饮料。常见的含糖饮料品种如下:

(1)碳酸饮料:气泡水、盐汽水。

(2)果蔬菜汁饮料:橙汁、葡萄汁、番茄汁、玉米汁。

（3）茶饮料：茉莉花茶、乌龙茶、凉茶、柠檬茶。

（4）含乳饮料：乳酸菌、乳饮料。

（5）运动饮料：维生素饮料、电解质饮料。

（6）植物蛋白饮料：椰汁、豆奶、杏仁露、燕麦奶。

（7）固体饮料：豆奶粉、速溶咖啡、奶茶粉。

（8）咖啡饮料：即饮罐装拿铁、摩卡。

3. 学会计算饮料中的含糖量　糖不属于营养标签强制标示项目，并属于碳水化合物的一种，饮料的营养成分表中添加糖通常标示为碳水化合物，或者标示碳水化合物同时还单独标示出糖含量。计算饮料中的含糖量公式如下：

含糖量 = 饮料容量（ml）× 糖含量（g/100ml）/100

例如某饮料 500ml，糖含量为 9.6/100ml，该饮料糖含量 =500×9.6/100=48g，喝 1 瓶该饮料添加糖的摄入量就超过 25g 的标准。

项目	每100毫升	营养素参考值%
能量	163 千焦	2%
蛋白质	0 克	0%
脂肪	0 克	0%
－ 饱和脂肪酸	0 克	0%
碳水化合物	9.6 克	3%
－ 糖	9.6 克	
钠	17 毫克	1%

营养成分表中糖含量标示

4. 了解有关含糖饮料认识的误区

（1）"0 蔗糖" = "0 糖"：市场上一些饮料产品宣称 "0 蔗糖"，这样的广告用语不符合相关规定，会迷惑、误导消费者，误以为 "0 蔗糖" 等同于 "0 糖"。因为除了蔗糖之外，果糖、蜂蜜、麦芽糖浆等都属于添加糖。

（2）"无糖" = "无能量"：无糖食品饮料中可能会有其他能量来源，并不等于 "无能量"。

（3）"低糖" 饮料可以放开喝：有些低糖饮料尽管添加糖含量少于 5g/100ml，但是一瓶饮料的总糖却不容小觑。例如一款 600ml 的饮料，糖含量每 100ml 为 4.8g，属于低糖饮料，但一瓶饮料总糖达到 28.8g，糖含量很高。所以我们要学会计算饮料中的含糖量，即使 "低糖" 饮料也要限量。

5. 减少饮用含糖饮料的频率和饮用量　如果喝含糖饮料，尽量减少饮用频率和饮用量，饮料中添加糖总含量最好控制在 25g 以下，喝完饮料要用清水漱口，减少糖分在口腔残留。

参考来源

中国疾病预防控制中心，全民健康生活方式行动国家行动办公室 . 健康生活 幸福相伴：三减三健核心信息（2017 年修订）[M]. 北京：中国人口出版社，2017.

47. 避免网络成瘾

网络成瘾指在无成瘾物质作用下对互联网使用冲动的失控行为,表现为过度使用互联网后导致明显的学业、职业和社会功能损伤。其中,持续时间是诊断网络成瘾的重要标准,一般情况下,相关行为需至少持续 12 个月才能确诊。网络成瘾包括网络游戏成瘾、网络色情成瘾、信息收集成瘾、网络关系成瘾、网络赌博成瘾、网络购物成瘾等,其中网络游戏成瘾最为常见。网络游戏顾名思义,是游戏与互联网结合的新时代产物,游戏用户可以通过对游戏中人物角色或者场景的操作达到娱乐与交流的目的。

健康危害

1. **身心健康受损,角色认知偏差** 长时间沉迷网络会给青少年造成生理和心理两方面的损害。生理上主要表现为作息时间紊乱,生活昼夜颠倒,从而导致身体免疫力下降,各种疾病随之而来;心理上对自我的角色认知出现偏差,逃避自己的学业和社会责任,长此以往将对心理造成极大的伤害。

2. **学业表现不佳,未来规划迷茫** 过度沉迷于网络会导致青少年无心学习,考试成绩下降,对将来的职业规划抱有消极心态。

3. **亲子矛盾频发,社交状态不良** 沉迷网络游戏不仅使青少年与父母矛盾频发,人际关系也可能出现问题,这些沉迷于游戏中的青少年会将自己与外部世界隔离开来,减少与同学或朋友的来往,使得他们的朋友圈缩小,陷入孤立的消极社会状态。

具体做法

青少年应以积极的心态面对互联网,正确认识网络,合理、安全使用网络,增强对互联网信息的辨别力,抵制网络成瘾。

1. **个人上网时间把控** 网络是一把双刃剑,在使用网络的过程中要把握好分寸,制订使用计划。当出现沉迷网络的念头时,反复暗示自己"我一定能行""我一定能戒除"的信念;当抵制住了网络诱惑时,应进行自我鼓励,加强信念。

2. **转移注意力** 可将网络的危害和戒除网瘾的决心写下来,时刻提醒自己;积极参与自己感兴趣的活动,融入现实人际交往,让自己没有时间去想网络游戏,没有时间去玩网络游戏。需要注意的是,尽量选择占时间、连贯、麻烦、过程中不能摸手机的活动,如去健身房、烹饪、旅游等。

3. 找认识的朋友和老师、家长帮忙监督　应选择生活中时常接触的有原则、不心软的人,形成有力的督促。

参考来源

1. 国家卫生健康委员会 . 明确青少年网络成瘾诊断标准[J]. 现代养生,2018(20):1.

2. 莫梅锋,王旖旎,王浩 . 青少年手机沉迷问题与对策研究[J]. 现代传播:中国传媒大学学报,2014(5):5.

3. 陈亚旭 . 网络游戏与网络沉迷[M]. 宁波:宁波出版社,2018.

4. 教育部办公厅,中央宣传部办公厅,中央网信办秘书局,等 . 教育部办公厅等六部门关于进一步加强预防中小学生沉迷网络游戏管理工作的通知[EB/OL].(2021-10-29)[2023-01-07]. http://www.moe.gov.cn/srcsite/A06/s3321/ 202110/t20211029_576140.html.

5. 中国健康教育中心 . 中国青少年健康教育核心信息及释义(2018 版)[J]. 健康向导,2018,24(6):42-46.

职业人群健康篇
（18～59岁）

48. 测一测您的肥胖程度

肥胖症是指机体脂肪总含量过多和/或局部含量增多及分布异常。肥胖症病因复杂，是遗传因素、环境因素等多种因素相互作用的结果。肥胖主要包括3个特征：脂肪细胞数量增多、体脂分布失调以及局部脂肪沉积。根据病因，肥胖可分为原发性肥胖和继发性肥胖。根据脂肪积聚部位，肥胖可分为中心型肥胖（腹型肥胖）和周围型肥胖（皮下脂肪型肥胖）。诊断肥胖的指标包括体质指数（body mass index，BMI）、腰围和体脂率。

健康收益

1. 减重有益健康。肥胖症患者体重减轻可以显著改善高血压、血脂异常、非酒精性脂肪肝、2型糖尿病患者的血糖控制，降低糖尿病和心血管并发症的发生率。

2. 监测体重、腰围等肥胖指标是可以在日常生活中开展的主动健康行为。定期定时开展健康自测，动态、持续掌握体重和腰围数据，一旦发现超标，及时调整饮食和运动行为，让身体保持在一个健康适宜的状态。

具体做法

1. 测一测您的肥胖程度

（1）BMI是临床上判断肥胖的常用简易指标。$BMI(kg/m^2)$ = 体重 ÷ 身高的平方。$24.0 \leqslant BMI < 28kg/m^2$ 为超重，$BMI \geqslant 28kg/m^2$ 为肥胖。

（2）测量腰围可以诊断中心型肥胖和周围型肥胖。腰围测量方法：被测量者取立位，测量腋中线肋弓下缘和髂嵴连线中点的水平位置处体围的周径。男性腰围≥90cm、女性腰围≥85cm为中心型肥胖。

（3）体脂率指人体脂肪含量占总体重的比例。一般来说，正常成年男性体内脂肪含量占体重的10%～20%，女性为15%～25%。男性体脂率>25%、女性>30%，可考虑为肥胖。

2. 规律测量体重和腰围

（1）体重测量并非越频繁越好，建议每周测量一次体重。

（2）受到着装、进食、排便等影响，体重会有波动。测量体重应选择固定的时段，比如清晨起床后、早餐前空腹等固定时段测量。

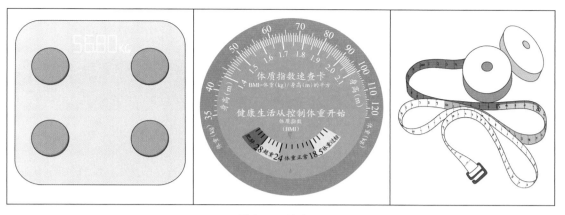

肥胖自测三件套工具

参考来源

1. 中华医学会, 中华医学会杂志社, 中华医学会全科医学分会, 等. 肥胖症基层诊疗指南（2019 年）[J]. 中华全科医师杂志, 2020, 19（2）:95-101.

2. 北京市疾病预防控制中心. 预防慢病 守护健康 知识读本 1.0 [M/OL]. 北京市疾病预防控制中心, 2020. https://www.bjcdc.org/upload/news/1600045038093.pdf.

49. 办公室微运动

办公室微运动是针对职业人群工作繁忙、没有整块的时间进行锻炼，也没有大的场地或专门的健身场所，而设计的在工作间隙就可以进行锻炼的健身动作。2014年中国健康知识传播激励计划"吃动平衡，走向健康"项目发布了上班族系列办公室微运动。

健康收益

久坐不动的工作方式是导致职业人群超重肥胖、高血压、糖尿病、骨质疏松症和颈椎病等多种慢性病发生发展的重要原因。

1. 办公室微运动能帮助上班族在有限的时间和空间进行有效的锻炼。

2. 经常进行办公室微运动，能有效锻炼肌肉力量，增加骨密度，有利于骨骼健康，预防骨质疏松症；能增加关节柔韧性，缓解颈椎疲劳，预防颈椎病；能增加能量消耗，有助于吃动平衡，保持健康体重。

具体做法

根据"吃动平衡，走向健康"项目发布的系列办公室微运动视频动作要点讲解进行学习和练习。

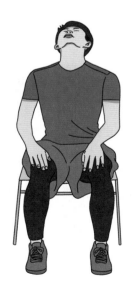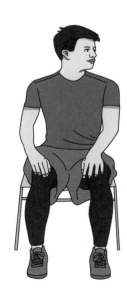

1. 颈部拉伸，肩部训练

（1）坐在椅子前三分之一，后背打直；活动一下头部，抬头向上，慢慢回正，低头向下，眼睛看到肚脐的地方，回正，重复几次；转头向左边，慢慢回正，再转头向右边，回正，重复几次。

（2）双臂从前向上抬起，双臂慢慢落下，重复几次；十指扣起，手臂向上拉长，微微抬头，回正，慢慢低头，眼睛看到肚脐的地方，回正，重复几次。

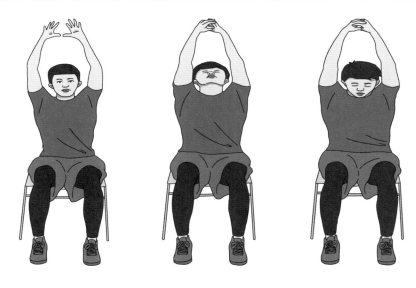

（3）双臂打开，停在水平位置，尽可能让肩膀下沉，感觉手指尖向远延长；手臂向后绕圈，重复几次；手背向前，然后手心向上，转动手臂，重复几次。

（4）头部向左转45℃，低头向下，下巴找到锁骨的地方，左手轻轻按住头部，右手向下延长，停留几秒钟，回正；头部向右转45℃，低头向下，下巴找到锁骨的地方，右手轻轻按住头部，左手向下延长，停留几秒钟；重复几次。

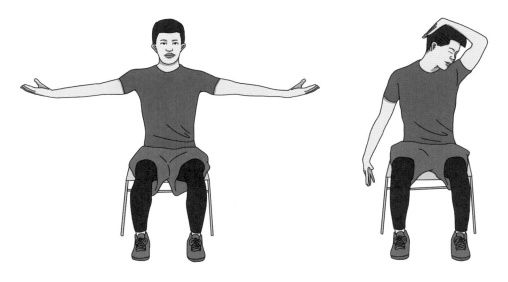

（5）双臂打开，上下臂夹角90°，双手向中间靠紧，肘关节靠拢在一起，慢慢向上抬手臂，震动，重复几次；手臂抬到最高，打开放松；身体慢慢向下，卷动脊柱从下到上，慢慢抬起身体，重复几次。

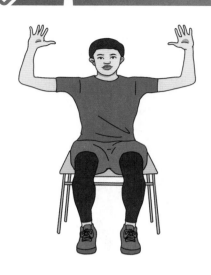
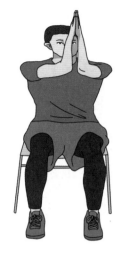
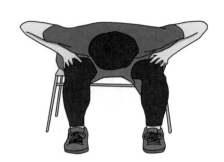

（6）向上拉长手臂，十指扣在一起，停留几秒钟；双手放开，然后放在身后，十指扣在一起，向下拉长，肩膀向后展开；双臂放开向上，呼气，双臂放下，肩膀绕动向后。

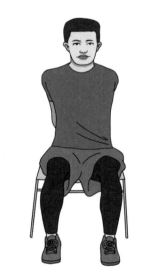

2. 腹肌锻炼，手臂训练

（1）坐在椅子前三分之一，双手轻轻扶着椅子，左右脚慢慢点地，放松肩膀，调整呼吸；左脚抬起，向远伸直，再慢慢落回点地，右脚抬起，向远伸直，再慢慢落回点地，重复几次；双脚抬起离开地面，慢慢落回点地，重复几次；双臂向前伸，打开双手放在头部后侧，左脚抬起，身体向左转，回正；右脚抬起，身体向右转，回正；重复几次。

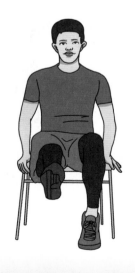
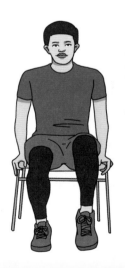
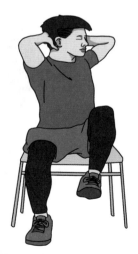

（2）身体直立，双腿分开，与肩同宽，双手往前伸，屈膝下蹲，膝盖不要超过脚尖，站直，重复几次；双手交叉，屈膝下蹲，膝盖不要超过脚尖，拍腿，站直，重复几次。注意，该动作无须接触椅子。

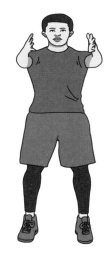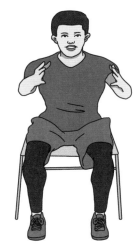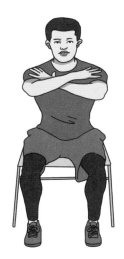

（3）双手抓取有一定重量的物品，手臂向上弯曲，轮流向上举，重复几次；双手抓取物品向前伸，打开双臂，放下，手臂向上弯曲，重复几次；配合屈膝下蹲动作，双手抓取物品向前伸，打开双臂，放下，重复几次。

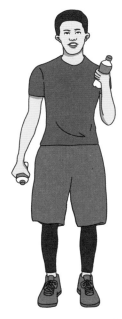

（4）双手撑着椅子，臀部向后，肘关节夹紧身体，身体慢慢向下，再慢慢抬起来，重复几次；双手抓取有一定重量的物品，身体微微向前倾，双上臂夹紧向后不动，小臂向后伸直，再弯曲向前，重复几次；左手抓取一定重量物品向上伸直，左上臂弯曲向下，重复几次；右手抓取一定重量物品向上伸直，右上臂弯曲向下，重复几次。

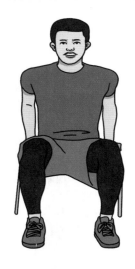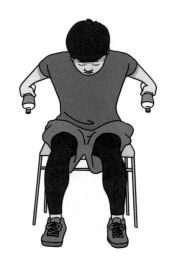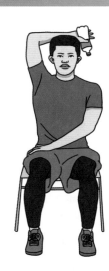

参考来源

1. 中国健康知识传播激励计划. 办公室微运动 Season-1［EB/OL］. https://v.qq.com/x/page/n0503u5r3lw.html.

2. 中国健康知识传播激励计划. 办公室微运动 Season-3［EB/OL］. https://v.qq.com/x/page/a0504tzk6ax.html.

50. 第九套广播体操

广播体操是基本体操的一种形式,其按照人体解剖学原理设计动作,不持器械,动作简单,充分活动各关节,并通过广播的形式发出指令、口令和音乐,在有限的场所就可以进行,是适合我国机关、学校、企事业单位等工作场所开展职工群体性健身的工间操,具有较好的锻炼效果。第九套广播体操于 2011 年 8 月 8 日由国家体育总局正式发布,在充分吸收前八套广播体操优点的基础上创编,继承了前八套广播体操的结构,易学易记,符合大众锻炼实际与需求,是深受大家喜爱的健身操。

健康收益

1. 第九套广播体操对锻炼者产生中等强度的运动刺激,坚持锻炼能明显改善心肺功能,提高机体各关节的灵敏性,增强大肌肉群力量,有效降低血脂、血糖和血压水平。

2. 第九套广播体操动作难度相对较大,并单独设计了颈部运动,经常锻炼能提高身体的协调性和平衡能力,预防颈椎病,改善记忆功能。

3. 广播体操要配合音乐的伴奏,职业人群在工间进行群体性锻炼,可以在紧张而繁忙的学习和工作之余愉悦身心,消除心理上的紧张和压力。

具体做法

根据国家体育总局发布的第九套广播体操视频进行学习和练习。第九套广播体操分预备节和八节运动,从第一节的伸展运动到第八节的整理运动,包含了躯干、上下肢的动作,具体要点如下。

1. 预备节:原地踏步(8 拍 ×2) 第 1 个 8 拍左脚开始做 8 个踏步,两臂前后摆动,挺胸,拔背,头保持正直。第 2 个 8 拍同第 1 个 8 拍,最后一拍成站立姿势。

2. 第一节:伸展运动(8 拍 ×4)

(1)第 1 拍:左脚向侧一步,与肩同宽,同时两臂侧举,掌心向下,头左转 90°。

(2)第 2 拍:右脚并于左脚,两腿微屈成半蹲,同时含胸,两臂屈肘竖于胸前,拳心相对,低头 45°。

(3)第 3 拍:两腿伸直,同时两臂侧上举,掌心相对,抬头 45°。

(4)第 4 拍:两臂经侧(掌心向下)向下还原成站立姿势。

（5）第5～8拍：同第1～4拍，但出右腿，头向右转。

第2～4个8拍同第1个8拍。

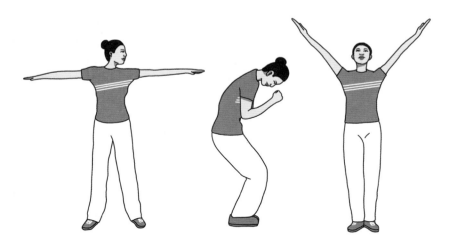

3. 第二节：扩胸运动（8拍×4）

（1）第1拍：左脚向前一步成前弓步，同时两手握拳，两臂经前举至侧举向后扩胸一次，拳眼向上。

（2）第2拍：两脚以前脚掌为轴向右转体90°成分腿直立，同时两臂经交叉前举（左臂在上，拳心向下），屈臂向后扩胸一次。

（3）第3拍：两脚以前脚掌为轴向左转体90°成前弓步，同时两臂经交叉前举（左臂在上，拳眼向上）至侧举向后扩胸一次。

（4）第4拍：收左腿还原成站立姿势。

（5）第5～8拍：同第1～4拍，但方向相反。

第2～4个8拍同第1个8拍。

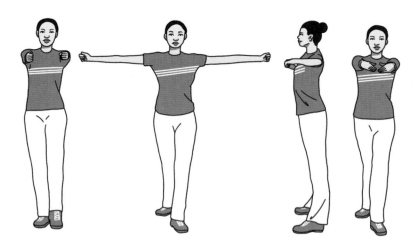

4. 第三节：踢腿运动（8拍×4）

（1）第1拍：左腿侧踢45°，同时两臂侧平举，掌心向下。

（2）第 2 拍：双腿并拢，屈膝半蹲，同时两臂至体侧，掌心向内。

（3）第 3 拍：左腿向后踢起，脚尖离地 10～20cm，同时两臂经前摆至侧上举，掌心相对，抬头 45°。

（4）第 4 拍：两臂经前至体侧，还原成站立姿势。

（5）第 5～8 拍：同第 1～4 拍，但踢右腿。

第 2～4 个 8 拍同第 1 个 8 拍。

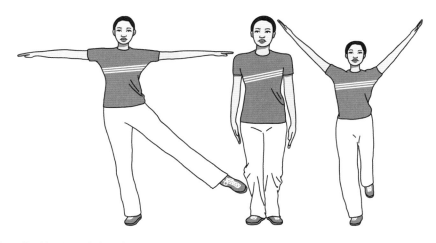

5. 第四节：体侧运动（8 拍 ×4）

（1）第 1 拍：左脚向侧一步，比肩稍宽，同时左臂侧举，右臂胸前平屈，掌心向下。

（2）第 2 拍：上体向左侧屈 45°，同时左手叉腰，右臂由下经侧摆至上举，掌心向内。

（3）第 3 拍：左腿并于右腿，屈膝半蹲，同时左臂伸直经侧摆至上举，掌心向内，右臂经侧还原至体侧。

（4）第 4 拍：两腿伸直，同时左臂经侧向下还原成站立姿势。

（5）第 5～8 拍：同第 1～4 拍，但方向相反。

第 2～4 个 8 拍同第 1 个 8 拍。

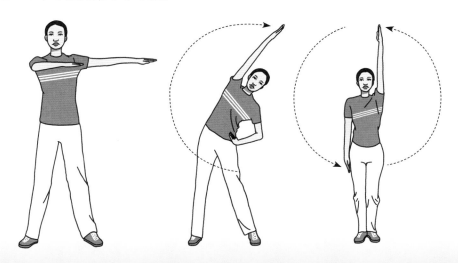

6. 第五节:体转运动(8 拍 ×4)

(1)第 1 拍:左腿向侧一步,比肩稍宽,同时,两臂侧平举,掌心向下。

(2)第 2 拍:上体向左转 90°,同时两手胸前击掌两次。

(3)第 3 拍:上体向右转 180°,同时两臂伸至侧上举,掌心向内。

(4)第 4 拍:上体向左转 90°,同时两臂经侧向下还原成站立姿势。

(5)第 5~8 拍:同第 1~4 拍,但方向相反。

第 2~4 个 8 拍同第 1 个 8 拍。

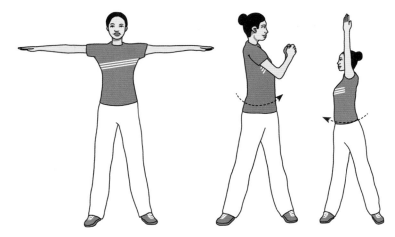

7. 第六节:全身运动(8 拍 ×4)

(1)第 1 拍:左脚向侧一步,比肩稍宽,同时两臂经侧摆至上举交叉,掌心向前,抬头,眼看手。

(2)第 2 拍:上体前屈,同时两臂经侧摆至体前交叉,掌心向内,眼看手。

(3)第 3 拍:左脚并于右脚成全蹲,同时两手扶膝(两肘向外,手指相对),低头 45°。

(4)第 4 拍:还原成站立姿势。

(5)第 5~8 拍:同第 1~4 拍,但方向相反。

第 2~4 个 8 拍同第 1 个 8 拍。

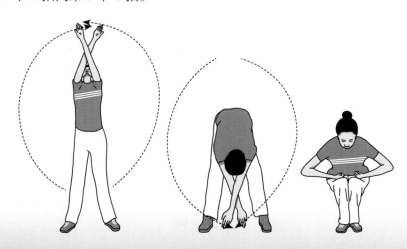

8. 第七节:跳跃运动(8 拍 ×4)

(1)第 1 拍:跳成左脚前弓步(前腿全脚着地,后腿前脚掌着地),同时双手叉腰,肘关节向外,虎口向上。

(2)第 2 拍:跳成并腿站立(稍屈膝)。

(3)第 3~4 拍:同第 1~2 拍,但跳成右腿前弓步。

(4)第 5 拍:跳成分腿站立(稍屈膝),同时两臂侧举。

(5)第 6 拍:跳成并腿站立(稍屈膝),同时两臂至体侧。

(6)第 7~8 拍:同第 5~6 拍。

第 2~4 个 8 拍同第 1 个 8 拍。

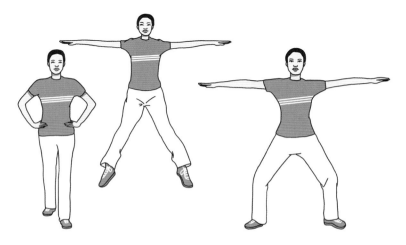

9. 第八节:整理运动(8 拍 ×2)

(1)第 1~4 拍:左脚开始原地踏步 4 拍,两臂前后摆动,第 4 拍还原至立正姿势。

(2)第 5~6 拍:左脚向侧一步,与肩同宽,同时两臂经侧至侧上举,掌心相对,抬头 45°。

(3)第 7~8 拍:收左腿还原成站立姿势。

第 2 个 8 拍同第 1 个 8 拍,但换右脚开始。

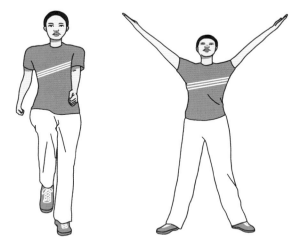

参考来源

国家体育总局 . 第九套广播体操[J]. 健康指南,2011(9):53-55.

51. 避免生产性噪声的危害

生产性噪声，又称工业噪声，是指在生产过程中产生的，频率和强度没有规律，听起来使人感到厌烦的声音。生产性噪声按其来源可分为以下三类：机械性噪声，如冲压、切割、打磨机械等发出的声音；流体动力性噪声，如空气压缩或汽笛发出的声音；电磁性噪声，如变压器发出的声音。目前我国接触生产性噪声的劳动者数量多，涉及行业面广，职业性噪声聋呈快速增长趋势，年均增长率超过10%，已经成为我国第二大职业病。劳动者从事存在有损听力、有害健康或有其他危害的声音，且 8h/d 或 40h/ 周噪声暴露等效声级≥80dB（A）的作业，称为噪声作业。

健康危害

噪声对人的健康影响可分为生理影响和心理影响两个方面。

1. **生理影响**　噪声首先会对听力产生影响，噪声达到一定强度，会造成听力损失。大量研究表明，噪声超过 75dB（A），将开始对人的听力造成影响。早期表现为听觉疲劳，产生暂时性听阈位移，离开噪声环境后可以逐渐恢复；长期接触高强度噪声会发生感音性听觉损伤，又称噪声聋。大多数患者为双耳对称。接触强噪声的工人或实验动物可出现免疫功能降低、心率加快或减慢、胃肠功能紊乱等症状。

2. **心理影响**　主要表现在引起人们的烦躁、头痛、头晕、睡眠障碍、记忆力减退等类神经症；使人精力不易集中、反应迟钝，影响学习、工作和休息。长期的烦恼和休息不好，会产生一系列的生理变化，导致神经官能症、高血压等疾病。

具体做法

生产性噪声是最常见的职业病危害，为预防和控制其危害，需要做到以下几点。

1. **噪声源和传播途径控制**　选用低噪声设备，改进生产工艺，提高机械设备的加工精度和安装技术，减少机器部件运行产生的噪声，从源头控制噪声危害。采用隔声、吸声、消声和减振等控制技术，控制噪声的传播。

2. **个体防护**　对于部分必须接触高噪声的劳动者，需正确佩戴防噪声耳塞、耳罩等，降低个体噪声的暴露水平。在某些高噪声场所，需要将耳塞和耳罩合用，加强降噪效果，以保护作业人员的听力。

3.**健康监护**　接触噪声人员应进行上岗前、在岗期间和离岗时的听力检查,以便早期发现听力损伤,及时采取有效的防护措施。凡有听觉器官疾患、中枢神经系统和心血管系统器质性疾患或自主神经功能失调者,不宜从事强噪声作业。在岗期间的职业健康检查发现高频听力下降者,应注意观察。

4.**健康教育**　提高作业人员个人的健康保护意识及健康行为。例如减少在噪声区域的停留时间;检查护耳器的选择、使用和维护;合理安排劳动和休息,缩短暴露时间,休息时应立即离开噪声环境,使听觉疲劳得以恢复。

注意事项

噪声作业场所警示标识

参考来源

1. 邬堂春 . 职业卫生与职业医学［M］. 8 版 . 北京:人民卫生出版社,2019.

2. 卫生部职业卫生标准专业委员会 . 职业卫生名词术语:GBZ/T 224—2010［S］. 北京:中华人民共和国卫生部,2010.

3. 中华人民共和国卫生部 . 工作场所职业病危害警示标识:GBZ 158—2003［S］. 北京:中华人民共和国卫生部,2003.

52. 避免生产性粉尘的危害

生产性粉尘指在生产活动中产生的能够较长时间飘浮于生产环境中的固体颗粒物,是污染作业环境、损害劳动者健康的重要职业性有害因素,可引起包括尘肺病在内的多种职业性肺部疾病。按生产性粉尘的性质分为以下三类。

(1)无机粉尘:包括矿物性粉尘(如石英、石棉、滑石、煤、稀土等),金属性粉尘(如铅、锰、铁、铍等及其化合物)和人工无机粉尘(如金刚砂、水泥、玻璃纤维等)。

(2)有机粉尘:包括动物性粉尘(如皮毛、丝、骨、角质粉尘等),植物性粉尘(如棉、麻、谷物、甘蔗、烟草、木尘等)和人工有机粉尘(如合成树脂、橡胶、人造有机纤维粉尘等)。

(3)混合性粉尘:两种以上粉尘混合存在。

健康危害

生产性粉尘对机体的损害是多方面的,直接的健康损害以呼吸系统损害为主。长期吸入生产性粉尘所引起的职业病称为尘肺病。法定的尘肺病包括硅肺、石棉肺、煤工尘肺、石墨尘肺、炭黑尘肺、滑石尘肺、水泥尘肺、云母尘肺、陶工尘肺、铝尘肺、电焊工尘肺及铸工尘肺。其中较为常见的尘肺病为硅肺、煤工尘肺和石棉肺。

尘肺病患者的主要临床特征有咳嗽、咳痰、胸痛、呼吸困难四大症状,也有喘息、咯血、消化功能减弱、腹胀、便秘、全身乏力等症状,严重者可导致劳动力丧失。

具体做法

为预防和控制生产性粉尘的危害,需要做到以下几点。

1. 粉尘的源头控制　通过改革工艺过程,革新生产设备,消除粉尘危害,如石棉、石英材料的替代;使用集散控制系统控制、隔离观察室监控等措施避免工人接触粉尘。采取湿式除尘和通风除尘的方式,降低工作场所粉尘的浓度。

2. 个体防护　在作业现场防尘、降尘措施难以使粉尘浓度降至国家卫生标准所要求的水平时,工人必须使用个人防护用品。防尘用品主要包括:防尘口罩、防尘眼镜、防尘安全帽、防尘衣、防尘鞋等。

3. 健康监护　粉尘接触作业人员岗前、在岗期间及离岗时均应进行职业健康检查,并做好职业健康信息管理。

4.健康教育　粉尘接触作业人员还应注意个人卫生,作业点不吸烟,杜绝将粉尘污染的工作服带回家,经常进行体育锻炼,加强营养,增强个人体质。

注意事项

 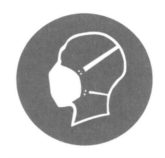 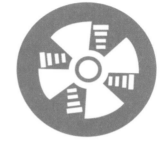

粉尘作业场所警示标识

参考来源

1.邬堂春.职业卫生与职业医学[M].8版.北京:人民卫生出版社,2019.

2.中华人民共和国卫生部.工作场所职业病危害警示标识:GBZ 158—2003[S].北京:中华人民共和国卫生部,2003.

53. 科学认识放射性

某些元素的原子通过核衰变自发地放出 α 射线或 β 射线(有时还放出 γ 射线)的性质,称为放射性。放射性可以天然发生,也可以通过人造装置产生。放射性几乎存在于任何物体,包括我们自己本身,只不过放射性有强有弱。对放射性物质或装置的危害加以控制,合理使用,可以极大造福人类。

健康收益

利用放射性对人体的作用、损伤和修复等特性所制造的设备广泛应用于医学领域的检查、诊断和治疗等方面。例如:使用 DR 机(digital radiography)、CT 机(computed tomography)进行放射诊断,利用医用电子直线加速器照射杀死体内的肿瘤等。

健康危害

放射性射线不合理使用或者失控可能导致个体损伤或大范围群体危害。对个体的伤害表现有短期或长期的效应,如受照部位放射性损伤、胎儿发育畸形、身体组织或器官癌症风险升高等。较高危害等级的放射性事件导致大范围食品、饮用水的放射性污染和环境的辐射剂量升高,增加人群的放射性剂量负担,导致癌症风险升高。

具体做法

科学认识放射性,需要做到以下几点。

1. **正确对待放射性技术的使用** 正常使用的放射源或射线装置在采取正确的安全保护措施后,对公众的危害极低。

2. **克服对放射性的恐惧** 需接受放射性诊断或治疗时,对受检者带来的健康效益足以弥补其可能引起的辐射危害(包括健康与非健康危害),就可以接受并实施。

3. **掌握放射防护的方法** 放射性可防可控,主要有以下三种防护手段:①距离防护:距离放射源越远,接触的射线就越少,受到伤害也越小;②屏蔽防护:选取适当的屏蔽材料(如混凝土、铁或铅等)做成屏蔽体遮挡放射源发出的射线;③时间防护:尽可能减少与放射源的接触时间。在实际应用中,通常将上述三种防护手段组合应用。

注意事项

记住电离辐射及其警告的标志,保持合理的距离,非必要不接近放射源。

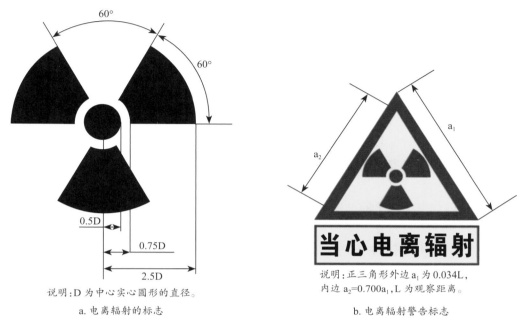

说明:D 为中心实心圆形的直径。

a. 电离辐射的标志

说明:正三角形外边 a_1 为 0.034L,
内边 a_2=0.700a_1,L 为观察距离。

b. 电离辐射警告标志

我国对放射性标志的规范

参考来源

中华人民共和国卫生部,国家环境保护总局,原中国核工业总公司. 电离辐射防护与辐射源安全基本标准:GB 18871—2002〔S〕. 北京:中华人民共和国国家质量监督检验检疫总局,2002.

54. 远离高温的危害

高温是指较高的温度，不同情况下所指的具体数值不同。高温天气是指日最高气温达到或者超过35℃。高温天气类型主要包括：

（1）干热型：气温极高、太阳辐射强，且空气湿度小的高温天气。夏季，我国北方地区新疆、内蒙古、北京、天津、石家庄等多见。

（2）闷热型：夏季空气湿度大，相对来说气温并不太高，感觉闷热，类似蒸笼，又称"桑拿天"。

高温天气连续三天以上的过程，称为高温热浪。近年来高温热浪天气出现频繁，我国气象部门特别制定了高温预警信号，预防高温天气。

高温作业，是指在环境温度很高的情况下进行生产劳动，包括夏季高温环境作业和室内高温环境作业。我国一般指生产劳动过程中，工作地点平均WBGT指数≥25℃的作业。WBGT（wet bulb globe temperature）又称湿球黑球温度，是综合评价人体接触作业环境热负荷的一个基本参数，单位为℃。

健康危害

高温热浪下，人体不能适应环境，超过人体热负荷的耐受极限，导致疾病发生或加重，也使人心情烦躁甚至精神错乱。环境温度达到28℃时，人的反应速度、运算能力等功能都显著下降；35℃时，仅达到一般情况下的70%；而极重体力劳动作业能力，在30℃时只有正常情况下的50%～70%。高温作业可导致人体循环、消化、泌尿和神经等多系统损伤。

高温天气对人体健康的主要影响是中暑以及诱发心脑血管疾病导致的死亡。

1. 中暑　高温环境下，人体热平衡和/或水盐代谢紊乱导致体内热蓄积，造成中枢神经系统和/或心血管系统障碍为主要表现的中暑等反应。临床表现为头痛、头晕、口渴、多汗等症状，初期体温正常或略升高；当体温上升达到38℃以上时，除上述症状外，还会有面色潮红、大量出汗、皮肤灼热、四肢湿冷等表现。

2. 热射病　又称中暑高热，是致命性急症，典型表现是高热、无汗、意识障碍三联症，直肠温度可超过41℃，甚至高达43℃，皮肤干燥，灼热无汗，意识障碍，出现嗜睡甚至昏迷等严重的神经系统症状。

具体做法

1. 一般人群

（1）尽量避免午后高温时段的户外活动,加强对老、弱、病、幼人群防暑降温指导,夏季饮食和饮水指导等防护措施。

（2）保持合理作息时间,保证充足睡眠。

（3）准备一些常用的防暑降温药品。

（4）加强防暑降温保健知识的宣传等。

2. 高温作业人员（户外或高温条件下的作业人员）防暑降温措施

（1）技术措施:合理设计工艺流程,隔热、通风降温,增加工作面风量等。

（2）组织措施

1）减少在高温环境下作业时间。

2）设置休息室和休息凉棚,有条件的可设置具备空气调节系统的劳动者休息室、休息公寓等。

3）配备防暑药品,便于现场及时采取救助措施。

（3）保健措施

1）供给含盐量为 0.15%～0.2% 的饮料,少量多次饮用,水温以 8～12℃为宜。

2）膳食总热量需达到 12 600～13 860kJ,蛋白质增加到 14%～15%。

3）个人防护措施,穿着耐热、导热系数小和透气的工作服,配备工作帽、防护眼镜、手套、面罩等。

3. 中暑和热射病的救治

（1）将患者转移到清凉处:迅速将患者搬离高温场所,最好选择附近通风阴凉处,然后让患者平躺,并解开其衣服扣子,同时将其双脚抬高。

（2）给患者降温:用冷湿毛巾捂住患者额头,条件允许可以用酒精、白酒、冰水或冷水擦拭全身,然后用扇子或电风扇吹风,注意适度,以免造成患者感冒。避免快速给患者降温,当患者体温降至 38℃以下时,及时停止吹风、洒冷水等强制性降温方法。

（3）补充水分（不适用于热射病患者）

1）若患者清醒,应为其补充含盐分或小苏打的清凉饮料。不宜大量补充水分;不宜饮用咖啡或酒精类饮料。

2）若患者已经失去知觉,可以按压其人中穴和合谷穴,使其恢复意识。

3）若患者出现呼吸停止,应及时进行人工呼吸。

（4）重症中暑患者的救治

1）出现高热、昏迷抽搐等重症中暑患者,必须立即拨打 120,送医院治疗。

2）在等待救援期间,应使患者平卧,头向后仰,以保持呼吸畅通。

3）应使用担架搬运重症中暑患者,并在运送过程中用冰袋冰敷在患者额头、后脑勺、胸前、手肘窝以及大腿根部,以在搬运过程中起到降温效果。

注意事项

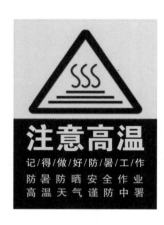 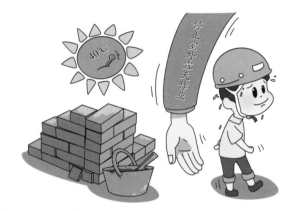

高温作业场所警示标识

参考来源

1. 卫生部职业卫生标准专业委员会 . 工作场所有害因素职业接触限值第 2 部分 物理因素:GBZ 2.2—2019 [S]. 北京:中华人民共和国卫生部,2019.

2. 宋静,闫红丽 . 高温对作业工人心血管系统功能的影响[J]. 中国职业医学,2006,33(2):149-150.

55. 预防有毒气体的危害

有毒气体是能够对人体产生危害，并导致人体中毒的气体，按毒害性质不同分为刺激性气体和窒息性气体。

1. **刺激性气体**　指对眼、呼吸道黏膜和皮肤有刺激作用的气体（如氯、氨、氮氧化物等）。
2. **窒息性气体**　指能造成机体缺氧的有毒气体（如氮气、甲烷、一氧化碳等）。

健康危害

1. 人体中毒时会出现头晕、恶心、呕吐、昏迷等症状；也有一些毒气可使人皮肤和气管黏膜溃烂。深中毒可出现休克，甚至死亡的现象。
2. **对呼吸系统的危害**　在工业生产中，呼吸道最易接触毒物，尤其是刺激性毒物，一旦吸入，轻者引起呼吸困难，重者发生化学性肺炎或肺水肿。
3. **对神经系统的危害**　出现头痛、头晕、乏力、情绪不稳、记忆力减退等，严重者可出现嗜睡、视力模糊、步态蹒跚、烦躁等。

具体做法

1. **预防措施**
（1）不要在化工厂区停留、玩耍。
（2）不要围观化学品泄漏事故现场。
（3）发生事故后，尽量向上风方向跑，迅速离开毒区。
（4）不要大喊大叫，按指挥人员要求行动。
（5）室外毒气云团将至，要关闭门窗，设法密封。
2. **中毒的急救措施**　救援人员在做好个人防护基础上，尽快将中毒人员移出毒区，脱去接触有毒空气的衣服，用水清洗暴露部位。注意保暖，呼吸新鲜空气，保持安静，等待救援。
3. **一氧化碳中毒的自救互救**
（1）发生煤气泄漏时，应用湿毛巾掩住口鼻，关闭气阀，迅速撤离。
（2）使用煤气热水器洗澡时，如发生身体不适，立即开窗通气，关闭燃气热水器。
（3）发生一氧化碳中毒，要迅速将中毒者搬运到通风处。
（4）对中毒严重者实施人工呼吸和心脏按压，马上拨打"120"急救电话。

注意事项

1.记住有毒有害气体警告标识,避免意外事故跑、冒、滴、漏现象。

2.一氧化碳无色无味,能均匀地和空气混合,不易被人发觉,因此在日常生活和生产中必须注意防备。

3.硫化氢是强烈的神经刺激性毒物,可引起窒息,即使低浓度硫化氢对眼和呼吸道也有明显的刺激作用。

有毒有害气体警告标识

参考来源

1. 胡建峰.有毒气体泄漏处置演习设计方案[J].中国公共安全(学术版),2012(1):50-53.

2. 姚力.六氟化硫有毒气体的产生及防护[J].电力安全技术,2000(4):54.

老年健康篇
（60 岁及以上）

56. 识别和预防骨质疏松症

骨质疏松症是最常见的骨骼疾病，是一种以骨量低，骨组织微结构损坏，导致骨脆性增加，易发生骨折为特征的全身性骨病。骨密度降低程度达到或超过同性别、同种族健康成人的骨峰值均值 2.5 个标准差即可诊断骨质疏松症，包括绝经后骨质疏松症（一般发生在女性绝经后 5～10 年内）、老年性骨质疏松症（一般指 70 岁以后发生的骨质疏松）、特发性骨质疏松症以及继发性骨质疏松症四种类型。

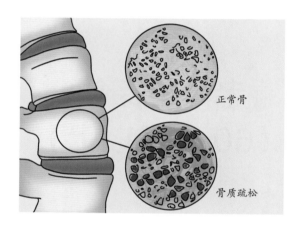

健康危害

由于低骨量状态和骨质疏松症前期通常没有明显的临床表现，加之目前社会大众对骨质疏松症认知水平以及骨密度检测率偏低，容易导致居民在骨量下降初期无法及时采取防控措施，延误防治的有利时机。随着病情的进展可出现疼痛、脊柱变形和骨折等情况，致残致死率高，严重影响患者生活质量，也产生巨大的医疗和照护成本。其中，骨折是骨质疏松症的严重并发症，通常发生在日常负重、活动、弯腰和跌倒时。

具体做法

1. **高危人群的识别**　各个年龄阶段都应注重骨质疏松的预防，绝经的女性及中老年人是骨质疏松的高发人群。以下任何一项回答为"是"者，即为高危人群，应当到专科门诊就诊，早诊断、早治疗。

（1）您是否曾经因为轻微的碰撞或者跌倒就会伤到自己的骨骼？

（2）您连续 3 个月以上服用激素类药品吗？

（3）您的身高是否比年轻时降低了 3cm？

（4）您经常过度饮酒吗（每天饮酒 2 次，或一周中只有 1～2 天不饮酒）？

（5）您每天吸烟超过 20 支吗？

（6）您经常腹泻吗（由于腹腔疾病或者肠炎而引起）？

（7）父母有没有轻微碰撞或跌倒就发生髋部骨折的情况？

（8）女士回答：您是否在 45 岁之前就绝经了？

（9）女士回答：您是否曾经有过连续 12 个月以上没来月经（除了怀孕期间）？

（10）男士回答：您是否有阳痿或者缺乏性欲这些症状？

2. 骨质疏松症的预防 骨质疏松症是可防可治的慢性病，应该坚持从生活方式入手早预防。补充钙和维生素 D 是防治骨质疏松症的基础措施。各个年龄阶段的人群都应注重骨质疏松症的预防。《基层医疗机构骨质疏松症诊断和治疗专家共识（2021）》建议在以下五方面调整生活方式。

（1）科学膳食：保证每日膳食丰富、营养均衡。多吃钙和维生素 D 含量较高的食物，如牛奶、蔬菜、鱼类、蛋类、豆腐等。坚持低盐饮食，多饮水，保持大便通畅，以增进食欲，促进钙的吸收。注意戒烟、限酒，避免过量饮用咖啡和碳酸饮料。

（2）充足日照：维生素 D 除了来源于食物，还依靠阳光中的紫外线照射皮肤而合成。一般面部及双臂皮肤暴露照射 15～30 分钟即能满足合成的需要，建议选择阳光较为柔和的时间段（根据季节、地区、纬度等有所调整），避免强烈阳光照射，以防灼伤皮肤。

（3）合理运动：中老年日常运动应以负重、抗阻力运动和平衡训练为主。中年人以有氧运动为基础，配合全身肌肉力量训练，每周 3～7 次，运动量逐渐增加。老年人可选择散步、慢跑、跳舞、骑车等中强度运动，以及哑铃、太极拳、五禽戏、八段锦等力量训练。另外，老年人还应增加手膝位、坐位、站位等平衡练习，每周 3～5 次。个人应根据自身状况，选择合适的锻炼强度和时间，循序渐进，持之以恒，但要注意少做躯干屈曲、旋转动作。

（4）预防跌倒：提高防护意识，卫生间安装夜灯、安全扶手，保持室内地面平整、干燥，必要时使用拐杖或助行器。

（5）心理调节：老年患者自主生活能力下降，以及骨折后缺乏与外界的交流，容易造成社交障碍等心理负担。应重视和关注患者心理健康评估，使其正确认识骨质疏松症，帮助其消除心理负担。

参考来源

1. 中国健康促进基金会基层医疗机构骨质疏松症诊断与治疗专家共识委员会. 基层医疗机构骨质疏松症诊断和治疗专家共识（2021）[J]. 中国骨质疏松杂志，2021，27（7）：937-944.

2. 中国疾病预防控制中心，全民健康生活方式行动国家办公室. 三减三健 全民

健康 健康骨骼核心信息图解[EB/OL].(2019-10-20)[2022-12-30]. https://k.sina.com.cn/article_1057581134_ 3f09684e00100h6o0.html.

　　3. 王临虹,夏维波,林华.骨质疏松症防治[M].北京:北京大学医学出版社,2017.

　　4.邱敏丽,谢雅,王晓红,等.骨质疏松症患者实践指南[J].中华内科杂志,2020,59(12):953-959.

57. 自测听力损伤

听力损伤,又称聋度或听力级,是人耳在某一频率的听阈比正常听阈高出的分贝数。由于年龄增长导致的听力损伤称为老年性耳聋;由于社会环境噪声(年龄、职业性噪声和疾病等影响除外)导致的听力损伤称为社会性耳聋;职业性噪声导致的听力损伤称为噪声性耳聋。成人听力损失中有一半是可以预防的。

健康收益

听力筛查是及早发现和应对听力损失的有效方法,有助于提高人群爱耳护耳意识,提高保护听力健康的知识和能力;有助于保持健康听力,提高个人和家庭生活质量,减低听力损伤带来的危害和负担;有助于构建一个减少听力损伤的环境,提高工作效率。

具体做法

1.简易自测法　如果您有以下情况,提示可能出现听力损失,请尽快去专业机构就医。
(1)说话时需要特意提高声音。
(2)与人交流时,会出现断顿,跟不上节奏。
(3)经常要求别人重复一下说过的话。
(4)耳边经常有铃铛震动的感觉。
2.听力体验判断法　根据 2021 年世界卫生组织(WHO)听力损失分级标准(表 2-57-1),对不同环境下的听力体验进行听力自评。

表 2-57-1　2021 年 WHO 听力损失分级标准

安静环境下的听力体验	听力分级	噪声环境下的听力体验
听声音没问题	正常听力	听声音没有或几乎没有问题
谈话没有问题	轻度听力损失	可能听不清谈话声
可能听不清谈话声	中度听力损失	在谈话中有困难
在谈话中有困难,提高音量后可以正常交流	中重度听力损失	大部分谈话都很困难
谈话大部分内容都听不到,即便提高音量也不能改善	重度听力损失	参与谈话非常困难

续表

安静环境下的听力体验	听力分级	噪声环境下的听力体验
听到声音极度困难	极重度听力损失	听不到谈话声
听不到言语声和大部分环境声	完全听力损失 /全聋	听不到言语声和大部分环境声
除非声音靠近较差的耳朵,否则听声不会有问题,可能存在声源定位困难	单侧聋	可能在言语声、对话中和声源定位方面存在困难

参考来源

World Health Organization. World report on hearing [R]. Geneva：World Health Organization，2021.

58. 预防老年失能

失能是老年人体力与脑力下降和外在环境综合作用的结果。根据老年人能力和老年综合征罹患情况的评估结果,将老年人能力状况分为 5 个等级,能力完好、轻度失能、中度失能、重度失能、极重度失能。

健康收益

引起老年人失能的危险因素包括衰弱、肌少症、营养不良、视力下降、听力下降、失智等老年综合征和急慢性疾病。不适合老年人的环境和照护等也会引起和加重老年人失能。积极预防失能,对提升老年人的生活质量,减轻家庭和社会的照护负担具有重要意义。

具体做法

国家卫生健康委员会发布的《老年失能预防核心信息》包含以下内容:

1. 提高老年人健康素养　正确认识衰老,树立积极的老龄观,通过科学、权威的渠道获取健康知识和技能,慎重选用保健品和家用医疗器械。

2. 改善营养状况　合理膳食、均衡营养,定期参加营养状况筛查与评估,接受专业营养指导,营养不良的老年人应当遵医嘱使用营养补充剂。

3. 改善骨骼肌肉功能　鼓励户外活动,进行适当的体育锻炼,增强平衡力、耐力、灵活性和肌肉强度。

4. 进行预防接种　建议老年人定期注射肺炎球菌疫苗和带状疱疹疫苗,流感流行季前在医生的指导下接种流感疫苗。

5. 预防跌倒　增强防跌意识,学习防跌常识,参加跌倒风险评估,积极干预风险因素。

6. 关注心理健康　保持良好心态,学会自我调适,识别焦虑、抑郁等不良情绪和痴呆早期表现,积极寻求帮助。

7. 维护社会功能　多参加社交活动,丰富老年生活,避免社会隔离。

8. 管理老年常见疾病及老年综合征　定期体检,管理血压、血糖和血脂等,早期发现和干预心脑血管疾病、骨关节病、慢性阻塞性肺疾病等老年常见疾病和老年综合征。

9. 科学合理用药　遵医嘱用药,了解药物的适应证、禁忌证,关注多重用药,用药期间出现不良反应及时就诊。

10. **避免绝对静养** 提倡老年人坚持进行力所能及的体力活动,避免长期卧床、受伤和术后的绝对静养造成的"废用综合征"。

11. **重视功能康复** 重视康复治疗与训练,合理配置和使用辅具,使之起到改善和代偿功能的作用。

12. **早期识别失能高危人群** 高龄、新近出院或功能下降的老年人应接受老年综合评估服务,有明显认知功能和运动功能减退的老年人要尽早就诊。

13. **尊重老年人的养老意愿** 尽量居住在熟悉的环境里,根据自己的意愿选择居住场所和照护人员。

14. **重视生活环境安全** 对社区、家庭进行适老化改造。注意水、电、气等设施的安全,安装和维护报警装置。

15. **提高照护能力** 向照护人员提供专业照护培训和支持服务,对照护人员进行心理关怀和干预。

参考来源

1. 国家卫生健康委员会 . 老年失能预防核心信息[EB/OL].(2019-08-27)[2022-12-30]. http://www.nhc.gov.cn/lljks/tggg/201908/81fcf0e4d6484fcfa345b9284d272e05.shtml.

2. 于普林,高超,雷平,等 . 预防老年人失能核心信息中国专家共识(2019)[J]. 中华老年医学杂志,2019,38(10):1073-1074.

59. 识别和预防帕金森病

帕金森病是由于脑内的多巴胺神经递质缺乏所造成的神经系统疾病,是一种常见的中老年神经系统退行性疾病。帕金森病主要影响中老年人,多在 60 岁以后发病,只有 5%～10% 的病例发生于 10～50 岁。帕金森病临床上以震颤、肌强直、运动减少、姿势异常等运动障碍症状为主,典型运动症状包括:

(1)运动迟缓:走路慢了、转身慢了、刷牙慢了、系扣子系鞋带慢了或有困难。

(2)肌肉僵硬:很难放松或活动肢体,比如弯曲关节时有阻力,好像肌肉在向反方向"较劲"。

(3)静止性震颤:坐着或躺着静止放松时,手或腿脚不自主地抖动,活动时会减轻。

(4)姿势平衡障碍:起身、起步困难;走路脚底拖着地小碎步往前冲,不能一下停住,容易跌倒。

此外,也有一些非运动症状如睡眠障碍、嗅觉障碍、自主神经功能障碍、认知和精神障碍等。运动和非运动症状可以先后或同时出现,有时会产生多种非运动症状。

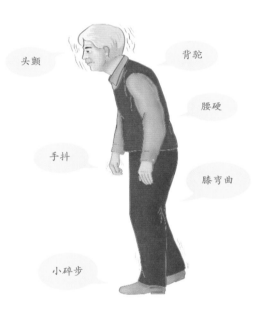

健康收益

帕金森病起病隐袭,发展缓慢,目前尚无根治方法,但通过早期筛查发现帕金森病,及时采取药物、外科手术及其他辅助康复治疗方法,可以大大减缓帕金森病症状,延缓疾病发展。

具体做法

1. **帕金森病的识别**　如果下述问题,您或您的家人出现 2 种及以上,建议到神经科进行细致的检查。

(1)手、胳膊或腿经常颤或抖。

（2）从椅子上起立有困难。

（3）脚有时突然像粘在地上一样抬不起来。

（4）站着或走路时腰弯得越来越厉害了。

（5）走路时脚拖着地走小碎步。

（6）身体平衡有困难，走路容易跌倒。

（7）系衣服扣子或鞋带有困难。

（8）写字和以前相比变小了。

（9）讲话的声音比以前变小或变柔了。

帕金森病早期与很多疾病的症状表现都很类似，容易误诊。家人或患者自己不能仅凭症状就妄下结论，尤其在患者发病前一两年时间里，更不容易区分。在日常生活和工作中，如果发现自己或家人动作有些变慢或迟钝，甚至有走路拖步的现象，应尽快到医院进一步确诊。

2. **帕金森病的预防**　帕金森病本身是一个缓慢进展的过程，在疾病的早期往往不典型或症状比较轻微。因此，提高公众对疾病的认识，出现相关症状时要当心，尽可能做到早诊断、早治疗。

（1）了解可能导致帕金森病的危险因素，尽可能避免或减少有害因素的暴露。避免接触有毒化学药品，如杀虫剂、农药等；避免或减少接触对人体神经系统有害的物质，如一氧化碳、二氧化碳、重金属等。

（2）健康的生活方式对延缓帕金森病的发生发展同样有一定帮助，建议以安全为原则，适度加强体育锻炼，如力量训练、平衡训练、柔韧性训练（包括太极、瑜伽、健步走等）。

（3）重视常见疾病的管理，如高血压、高脂血症、糖尿病、脑动脉硬化等，增强体质，延缓衰老。

参考来源

1. 中华医学会神经病学分会帕金森病及运动障碍学组,中国医师协会神经内科医师分会帕金森病及运动障碍学组.中国帕金森病治疗指南（第四版）[J].中华神经科杂志,2020,53（12）:973-986.

2. 中华医学会,中华医学会杂志社,中华医学会全科医学分会,等.帕金森病基层诊疗指南（实践版·2019）[J].中华全科医师杂志,2020,19（1）:18-26.

3. 王志会,齐士格.帕金森病康复及照料手册[M].北京:中国科学技术出版社,2019.

4. 陈生弟.走出就医的误区:神经内科[M].北京:人民卫生出版社,2015.

60. 识别和预防老年痴呆

痴呆已成为老年人的常见病,其中阿尔茨海默病痴呆占 60%～80%,是老年人失能和死亡的主要原因。阿尔茨海默病是一种慢性大脑退行性疾病,以进行性发展的神经系统变性为特征,早期征兆通常体现在认知出现障碍、日常生活能力下降、行为改变三大方面。

健康收益

近年来,我国阿尔茨海默病的患病率和患者数量呈逐年递增的趋势。由于阿尔茨海默病是一种复杂的多因素疾病,其发病的危险性由遗传、心血管疾病、社会心理因素以及生活方式等相互作用共同决定,由于病因尚未完全清楚,因此目前尚无有效的临床药物。阿尔茨海默病潜伏期较长,呈进行性,且早期不易被发觉,往往只在症状严重后,或因出现躯体疾病或精神异常等才被注意,因此对阿尔茨海默病患者进行积极的预防和干预能够有效延缓疾病的发生和发展,有助于提升老年人生活质量,减轻家庭和社会负担。尤其是有阿尔茨海默病家族史的人群,一定要重视早期筛查,做到早诊早治。

具体做法

1. 阿尔茨海默病的识别

(1)请被测试者在 10 分钟内,在一张白纸上独立画出一个钟,家人可以在开始前先指定一个具体的时间,如 2 点 45 分。通过画钟试验,可以初步评估被测试者的认知功能。

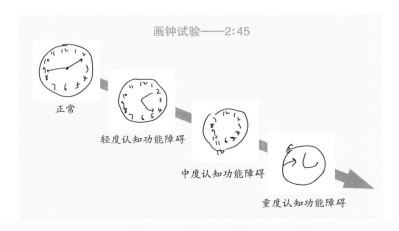

画钟试验——2：45

正常

轻度认知功能障碍

中度认知功能障碍

重度认知功能障碍

（2）测试者画完后，按照下述规则进行计分：①画出闭合的圆（表盘），1分；②将数字安置在表盘上的正确位置（所有数字都在圆内），1分；③按顺序将表盘上12个数字填写正确，1分；④将指针安置在正确的位置（指针上是否有箭头，分针是否比时针长等），1分。

（3）当测试者得分为3分或更低时，就要引起注意，应当去专业机构寻求帮助。

2. 阿尔茨海默病的预防　根据《中国阿尔茨海默病一级预防指南》建议，尚未出现阿尔茨海默病病理改变和临床症状的中老年人可以从以下方面进行一级预防。

（1）生活方式干预：对于健康老年人，提倡戒烟和少量饮酒。对吸烟和过度饮酒者采取非药物和药物干预措施，以降低认知功能下降和痴呆的风险。认知障碍高危老年人群提倡MIND饮食（地中海饮食与DASH饮食的结合），同时倡导老年人饮食多样化。老年人群多进行智力活动（如书法、绘画、演奏乐器、跳广场舞等）、体育锻炼（推荐每周至少150分钟中高强度的有氧运动、耐力训练、太极拳）和社交活动（如参加生日聚会、集体度假旅游等），有助于预防阿尔茨海默病发病。

（2）终身学习和认知训练：鼓励老年人参加老年大学进行终身学习，提高人群认知储备。采用涵盖多认知领域的综合性、个体化的认知训练方案；联合生活方式干预、有氧锻炼和神经调控技术等其他非药物治疗，进行多形式综合干预。

（3）疾病管理：高血压人群应采取生活方式干预，进行高血压管理。糖尿病人群应采取生活方式干预，1型糖尿病患者须每日注射胰岛素治疗，体重超重的2型糖尿病患者二甲双胍应作为首选药物。血脂异常人群进行规范的饮食结构调整和生活方式干预，以控制血脂异常为目标。对有脑外伤史的老年人尽早进行认知康复训练。

（4）定期筛查：①对阿尔茨海默病高危人群定期进行抑郁筛查。②对阿尔茨海默病高危人群定期进行睡眠质量评估，包括失眠、睡眠呼吸障碍等方面。对于存在睡眠障碍的老年人，首选非苯二氮䓬类药物，同时应定期评估药物的疗效及风险。推荐对合并轻度阻塞性睡眠呼吸暂停的轻度认知功能障碍患者进行长期持续气道正压通气治疗。③定期筛查老年人视觉问题，及时矫正屈光不正，治疗白内障等视觉障碍。④对老年人定期进行听力损伤相关筛查，必要时佩戴助听器或使用人工耳蜗。

参考来源

1. 田金洲. 中国痴呆诊疗指南（2017版）[M]. 北京：人民卫生出版社，2020.

2. 中国痴呆与认知障碍诊治指南写作组，中国医师协会神经内科医师分会认知障碍疾病专业委员会. 中国阿尔茨海默病一级预防指南[J]. 中华医学杂志，2020，100（35）：2721-2735.

3. 田金洲，解恒革，王鲁宁，等. 中国阿尔茨海默病痴呆诊疗指南（2020年版）[J]. 中华老年医学杂志，2021，40（3）：269-283.

61. 预防老年人便秘

老年人便秘是指排便次数减少,同时排便困难、粪便干结。正常人每日排便1～2次或1～2日排便1次,便秘患者每周排便少于3次,并且排便费力,粪质硬结、量少。便秘是老年人常见的症状,约1/3的老年人出现便秘,严重影响老年人的生活质量。

健康危害

1. **引起肛肠疾患** 便秘时,排便困难,可直接引起或加强肛门直肠疾患。
2. **导致胃肠神经功能紊乱** 便秘时,粪便潴留,有害物质吸收可引起胃肠神经功能紊乱。
3. **诱发心脑血管疾病发作** 临床上因便秘而用力增加腹压,屏气使劲排便造成的心脑血管疾病发作有逐年增多的趋势。
4. **容易患结肠癌** 可能因便秘导致肠内致癌物长时间不能排出所致,资料表明,严重便秘者约10%患结肠癌。
5. **形成粪便溃疡** 较硬的粪块压迫肠腔使肠腔狭窄及压迫盆腔周围结构,阻碍结肠扩张,使直肠或结肠受压而形成粪便溃疡,严重者可引起肠穿孔。
6. **影响大脑功能** 便秘时代谢产物久滞于消化道,细菌的作用产生大量有害物质,如甲烷、酚、氨等,这些物质部分扩散进入中枢神经系统,干扰大脑功能,表现为记忆力下降、注意力分散、思维迟钝等。

具体做法

1. **调节饮食** 每天应喝2000～3000ml水,并坚持每天早晨、每晚睡前饮一杯温开水;增加饮食中膳食纤维含量,经常食用全谷(粗粮)食品、薯类、青菜、芹菜、海带、西红柿、苹果等富含膳食纤维的食物;同时,三餐中尽量选择烹制熟软的食物,提倡吃菜粥或药膳粥、黑芝麻粥等,达到润肠通便的功效。
2. **适度运动** 每天进行适量运动,如慢跑、散步、打太极拳、跳广场舞等,促进胃肠道蠕动。另外,早晚各做一次腹式呼吸,时间为15分钟,使小腹、腰背部有发热感觉。随着腹部肌肉的起伏运动,胃肠道活动量增大,消化功能也得到增强,对肠道清除更加彻底。
3. **定时排便** 一般为早晨,即使无便意,也要按时如厕。排便时可用双手中指按摩迎香穴(位置在面部,鼻翼旁,鼻唇沟的正中点)并扩大按摩面积以促进排便,以 1 分钟为宜。大便时不听音乐或看报纸。

4. **揉按腹部** 每天早晚及午睡后以两手相叠揉腹,以肚脐为中心,顺时针揉 100 次,可促进腹部血液循环,促进大便顺畅排泄。

参考来源

1. 孙祥虎. 老年人预防便秘六字诀[J]. 养生月刊,2019,40(8):1.

2. 济云. 中国老年人健康指南读本[M]. 北京:华龄出版社,2014.

3. 马燕兰,王建荣,郭俊艳,等. 老年人便秘的护理研究[J]. 护理研究,2006,20(7):576-577.

62. 智能药盒

　　智能药盒是指一类能定时定量提醒患者服药，反馈患者用药情况的电子设备。在药盒背后还有一个更庞大的智能化系统为用户提供服务，该系统主要包括智能药盒、应用软件、计算机终端、医疗云引擎、可选的穿戴设备，系统中各部分通过共同合作为患者提供智能化服务。当患者取用药盒时，传感器会将取用信号发给微控制器，微控制器会将信号发送给计算机，由计算机更新用药数据，并以可视化的信息和音频形式反馈给用药患者。该系统具有低成本、易使用、可靠性高、能与不同药盒兼容的特点。

健康收益

　　随着老年人口增加，老年人记忆力衰退，更易出现不及时服药、忘记服药、服药剂量过多或过少等问题。智能药盒能自动提醒老年患者服用药物，改善老年患者的用药习惯，能为患者自动取药和分配药物。患者服药后，智能药盒能自动锁定，避免儿童误服药物。此外，部分智能药盒还有反馈老年患者的身体感受、记录用药效果的功能。

具体做法

　　常见智能药盒使用步骤如下：

1. 确认智能药盒配件是否齐全，配件包括药盒、内盒、纽扣电池、电池仓盖。

2. 打开药盒电池仓盖，将纽扣电池装入盒中，装好电池仓盖，电池续航时间为 1 年。

3. 取出内盒，将药物放入内盒格子中，不同格子可以放置不同药物，也可以不使用内盒，直接将带包装药物放置于药盒中。

4. 把内盒放回药盒，关闭盒盖。

5. 根据说明书要求，下载安装 APP，通过 APP 经蓝牙连接药盒。

6. 在 APP 上对服药时间、服药类别等内容进行设置。

　　完成后即可正常使用药盒。药盒呼吸灯有 3 种颜色，绿色表示服药时间，红色表示超过服药时间，蓝色表示通过手机 APP 查找盒子。

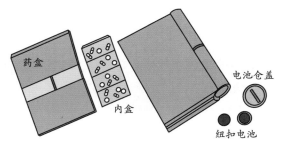

智能药盒配件

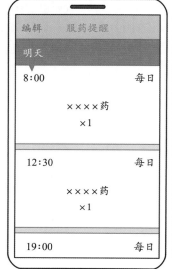
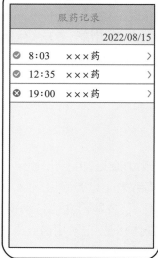
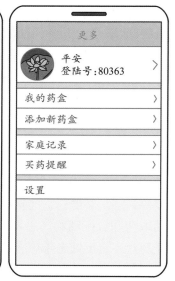

智能药盒 APP

参考来源

1. 杨继森,杨长才,赵立鑫.智能电子药盒研究与设计[J].测控技术,2016,35(4):67-71.

2. AL-SHAMMARY R,MOUSA D,ESMAEILI S E. The Design of a Smart Medicine Box[Z]. 26th Iranian Conference on Electrical Engineering(ICEE),2018.

3. LUAN L,HWANG K,HOSSAIN M S,et al. MEMO Box:Health Assistant for Depression With Medicine Carrier and Exercise Adjustment Driven by Edge Computing[J]. IEEE Access, 2020(8):195568-195577.

4. MIAO F,ZHANG Y,WANG X,et al. Home-style smart medicine box for the elderly[J]. Journal of Physics:Conference Series,2021(1748):042024.

5. ZEIDAN H,KARAM K,DAOU R,et al. Smart Medicine Box System[Z]. 2018 IEEE International Multidisciplinary Conference on Engineering Technology(IMCET),2018.

63. 预防"缠腰蛇"

"缠腰蛇",就是带状疱疹,是一种由水痘-带状疱疹病毒引起的急性感染性皮肤病,表现为沿一侧周围神经呈带状分布的红斑和簇集性水疱,伴随剧烈疼痛,好发于50岁以上人群。带状疱疹急性期疼痛可能更甚于分娩阵痛、脊髓损伤、类风湿关节炎、慢性癌痛等。带状疱疹的自然病程为2～3周,但其并发症带状疱疹后神经痛却非常顽固,即使皮疹消失后,神经痛也会在带状疱疹出现的区域发生,可能持续数月或者数年。带状疱疹及带状疱疹后神经痛不仅严重影响患者身心健康、降低生活质量,同时也给患者家庭及社会带来巨大的疾病和经济负担。

健康收益

随着日益严峻的中国人口老龄化,老年人尤其是患慢性基础疾病的老年人比例不断增加,导致带状疱疹患病率呈逐年上升趋势。带状疱疹疫苗是预防带状疱疹及其并发症最有效的措施,不但能减少老年人群带状疱疹发病,同时可降低由带状疱疹带来的疾病及经济负担。目前中国使用的带状疱疹疫苗属于非免疫规划疫苗。临床证据表明带状疱疹疫苗保护效力持续至少4年。

具体做法

Z 剂重组带状疱疹疫苗接种具体事宜

1. 接种对象　≥50岁成年人。临床数据显示,具有带状疱疹病史的个体接种后能产生并维持较高的免疫应答;免疫功能低下人群是带状疱疹的高危人群,接种带状疱疹疫苗具有重要意义。

2. 接种程序　接种两剂,第2剂与第1剂间隔2个月。如需改变免疫程序,第2剂在第1剂后2～6个月之间接种。

3. 接种部位、途径和剂量　首选接种部位为上臂三角肌肌内注射,每剂0.5ml。

4. 接种禁忌　对疫苗中任一活性成分或辅料成分过敏者禁用。

5. 常见不良反应　常见的全身反应包括肌痛、疲乏、头痛、发热(≥37.5℃)、寒战、胃肠道症状(恶心、呕吐、腹泻和腹痛)等;局部反应包括注射部位疼痛、发红、肿胀。大部分不良反应为轻至中度,1～3天可自行缓解。

注意事项

血小板减少症患者或任何凝血功能紊乱患者,以及妊娠期和哺乳期妇女应避免接种。

参考来源

中华预防医学会 . 预防接种知情告知专家共识(下)[J]. 中华流行病学杂志,2021,27（3）:382-413.

女性健康篇

64. 管理妊娠期体重

体重增长是反映孕妇营养状况的最实用的直观指标,与胎儿出生体重、妊娠并发症等妊娠结局密切相关。为保证胎儿正常生长发育,应使孕期体重增长保持在适宜的范围。

对孕妇进行体重管理的目的是保持孕妇在孕期合理的体重增长——孕期总的增重和每周的增重都在正常范围。孕期应关注和监测体重变化,并根据体重增长速率适当调节食物摄入量。

健康收益

1. 孕妇在妊娠期体重增长过多容易导致多种妊娠并发症,如妊娠期高血压、妊娠期糖尿病等,同时也是妇女产后体重滞留的重要原因。孕妇在妊娠期体重增长过少,除影响母体健康外,还可影响胎儿的身体发育和智力发育,甚至影响其成年后的健康状况。控制孕期体重增长在适宜范围内,可以降低发生并发症的概率,降低日后发生肥胖和 2 型糖尿病的风险。

2. 孕妇体重增长保持在适宜范围也有助于获得良好的妊娠结局。

具体做法

由于我国目前缺乏足够的循证证据提出孕期适宜增重推荐值,建议以 2009 年美国医学研究院(IOM)推荐的妇女孕期体重增长适宜范围和速率作为监测和控制孕期体重适宜增长的参考。不同孕前体质指数(BMI)妇女孕期体重总增重的适宜范围及孕中晚期每周的增重速率参考值见表 2-64-1。

表 2-64-1　孕期适宜体重增长值及增长速率

孕前 BMI(kg/m²)	总增重范围(kg)	孕中晚期增重速率(kg/ 周)
低体重(< 18.5)	11.0～16	0.46(0.37～0.56)
正常体重(18.5～23.9)	8.0～14.0	0.37(0.26～0.48)
超重(24～27.9)	7～11.0	0.30(0.22～0.37)
肥胖(≥ 28.0)	< 9	0.30

注:双胎孕妇孕期增重推荐值:孕前体重正常者为 16.7～24.3kg,孕前超重者为 13.9～22.5kg,孕前肥胖者为 11.3～18.9kg。

最好选择在孕周固定的某一天特定时间进行称重。体重秤在使用前需要校正,同时还应注意每次称重前排空大小便,脱鞋帽和外套,着单衣,以保证测量数据的准确性和有效性。

能量摄入和体力活动是控制孕期体质量增长的两个关键要素

1. 能量摄入

(1)孕早期:孕早期无明显早孕反应者应继续保持孕前平衡膳食,若孕吐较明显或食欲不佳可不必过分强调。但孕期每天必须摄取至少130g碳水化合物,首选易消化的粮谷类食物。进食少或孕吐严重者需寻求医生帮助。

(2)孕中期:孕中期孕妇每天需要增加蛋白质15g、钙200mg,能量300kcal。在孕前平衡膳食的基础上,额外增加200g奶,可提供5～6g蛋白质、200mg钙和120kcal的能量,再增加鱼、禽、蛋、瘦肉共计50g左右,可提供优质蛋白质约10g,能量80～150kcal。

(3)孕晚期:孕晚期孕妇每天需要增加蛋白质30g、钙200mg,能量450kcal。在孕前平衡膳食的基础上,每天增加200g奶,再增加鱼、禽、蛋、瘦肉共计约125g。

(4)其他:当体重增长较多时,可多食用鱼类,而非畜禽类。食用畜禽类时尽量剔除皮和肉眼可见的肥肉,畜肉可优先选择牛肉。另外,每周最好食用2～3次深海鱼类。

2. 体力活动　孕早期体重变化不大,可每月测量一次。孕中晚期应每周测量体重。若无医学禁忌,多数运动对孕妇都是安全的。健康的孕妇每天应进行不少于30分钟中等强度的身体活动。中等强度身体活动一般为运动后心率达到最大心率的50%～70%;主观感觉稍疲劳,但十分钟左右可以恢复。常见的中等强度身体活动包括快走、游泳、打球、跳舞、孕妇瑜伽、各种家务劳动等。身体活动注意量力而行,循序渐进。

参考来源

1. 谢幸,苟文丽. 妇产科学[M]. 8版. 北京:人民卫生出版社,2013.
2. 中国营养学会. 中国居民膳食指南(2022)[M]. 北京:人民卫生出版社,2022.
3. 中国营养学会膳食指南修订专家委员会妇幼人群膳食指南修订专家工作组. 孕期妇女膳食指南[J]. 临床儿科杂志,2016,34(7):877-880.

65. 预防妊娠期缺铁性贫血

世界卫生组织推荐,妊娠期血红蛋白(hemoglobin,Hb)浓度小于110g/L时可诊断为妊娠合并贫血。根据Hb水平分为轻度贫血(100～109g/L)、中度贫血(70～99g/L)、重度贫血(40～69g/L)和极重度贫血(<49g/L)。

目前缺铁尚无统一的诊断标准,中华医学会围产医学分会发布的《妊娠期铁缺乏和缺铁性贫血诊治指南》建议,血清铁蛋白浓度<20μg/L诊断为铁缺乏。

妊娠期女性为贫血的高危人群,其中妊娠期缺铁性贫血最为常见。妊娠期缺铁性贫血是指妊娠期因铁缺乏所致的贫血,Hb<110g/L。

健康危害

妊娠合并贫血对母体、胎儿和新生儿均会造成近期和远期影响。

1. **母体** 可增加孕妇妊娠期高血压疾病、胎膜早破、产褥期感染和产后抑郁的发病风险。

2. **胎儿和新生儿** 可增加胎儿生长受限、胎儿缺氧、羊水减少、死胎、死产、早产、新生儿窒息、新生儿缺血缺氧性脑病的发病风险。

具体做法

随着妊娠的进展,孕妇血容量和红细胞数量逐渐增加,胎儿、胎盘组织的生长均额外需要铁。铁缺乏和轻、中度贫血者以口服铁剂治疗为主,并改善饮食,进食富含铁的食物。重度贫血者口服铁剂或注射铁剂治疗,还可以少量多次输注浓缩红细胞。

1. **饮食** 孕中期和孕晚期铁的推荐摄入量为在孕前20mg/d的基础上分别增加4mg/d和9mg/d,达到24mg/d和29mg/d。动物血、肝脏及红肉含铁量丰富,且铁吸收率较高。《中国居民膳食指南(2022)》建议孕中、晚期每天增加20～50g红肉,可提供铁1.21～2.5mg。每周摄入1～2次动物血和肝脏,每次20～50g,可提供铁7～15mg。水果、土豆、绿叶蔬菜、菜花、胡萝卜和白菜等富含维生素C的食物可促进铁吸收;牛奶及奶制品、谷物麸皮、谷物、高精面粉、豆类、坚果、茶、咖啡、可可等可抑制铁吸收。

2. **口服铁剂** 一旦储存铁耗尽,仅通过食物难以补充足够的铁,通常需要补充铁剂。诊断明确的缺铁性贫血孕妇应补充元素铁100～200mg/d,治疗2周后复查Hb。建议进食前

1小时口服铁剂,与维生素C共同服用,以增加吸收率。此外,口服铁剂应避免与其他药物同时服用。治疗至Hb恢复正常后,应继续口服铁剂3～6个月或至产后3个月。

3. **注射铁剂**　不能耐受口服铁剂、依从性不确定或口服铁剂无效者,妊娠中期以后可选择注射铁剂,注射剂量取决于孕妇体重和Hb水平。应在有处理过敏反应设施的医院注射铁剂,且必须由有经验的医务人员进行操作。

4. **孕期筛查**　所有孕妇在首次产前检查时(最好在妊娠12周以内)检查外周血常规,每8～12周重复检查血常规,有条件者可检测血清铁蛋白。建议血清铁蛋白<30g/L的孕妇口服铁剂。一旦发现贫血应及时纠正。

参考来源

1. 中华医学会围产医学分会. 妊娠期铁缺乏和缺铁性贫血诊治指南[J]. 中华围产医学杂志,2014,17(7):451-454.

2. 中国营养学会. 中国居民膳食指南(2022)[M]. 北京:人民卫生出版社,2022.

3. 中国营养学会膳食指南修订专家委员会妇幼人群膳食指南修订专家工作组. 孕期妇女膳食指南[J]. 临床儿科杂志,2016,34(7):877-880.

66. 预防妊娠期高血压

妊娠期高血压是妊娠相关高血压疾病中的一类。诊断标准:妊娠 20 周后首次出现高血压,收缩压≥140mmHg 和 / 或舒张压≥90mmHg;尿蛋白检测阴性。收缩压≥160mmHg 和 / 或舒张压≥110mmHg 为重度妊娠期高血压。一般妊娠期高血压于产后 12 周内恢复正常。

健康收益

妊娠期高血压疾病的治疗目的是预防重度子痫前期和子痫的发生,降低母儿围产期并发症发生率和死亡率,改善围产结局。

具体做法

妊娠期高血压可以从以下几个环节进行综合管理。

1. 孕前诊断评估　拟妊娠女性孕前进行诊断评估是预防妊娠期高血压疾病的重要手段。对于拟妊娠女性,孕前应详细了解病史(如既往有无高血压病史、孕产史、妊娠期高血压或子痫史、肾病史及是否曾经或正在服用降压药物等情况)。对既往有高血压病史的女性,应了解是否存在靶器官损害及继发性高血压。

2. 妊娠期血压监测　无高血压病史的孕妇也应防范妊娠期高血压疾病,每次产科检查都应进行规范的血压测量;已经明确有妊娠期高血压疾病的孕妇,应预防子痫前期的发生,包括密切监测血压和尿蛋白水平。

3. 妊娠期高血压的治疗

(1)非药物治疗:情绪放松,保证充足的休息和睡眠时间,但不建议绝对卧床,应保证一定的运动量。饮食上应注意营养丰富均衡,保证摄入充足的蛋白质和热量,适度限制食盐摄入。体质指数的增长应保持在孕期推荐的合理范围。

(2)降压治疗:降压治疗的目的是预防心脑血管意外和胎盘早剥等严重母儿并发症。降压注意个体化情况,降压过程力求平稳。《妊娠期高血压疾病诊治指南(2020)》推荐的目标血压为:当孕妇未并发器官功能损伤时,酌情将收缩压控制在 130～155mmHg,舒张压控制在 80～105mmHg;孕妇并发器官功能损伤,则收缩压应控制在 130～139mmHg,舒张压应控制在 80～89mmHg;血压不可低于130/80mmHg。常用的降压药物有肾上腺素能受体阻滞剂、钙离子通道阻滞剂及中枢性肾上腺素能神经阻滞剂等。药物的使用需结合孕妇个体情况,由专科医生进行判定。

参考来源

1. 中华医学会心血管病学分会女性心脏健康学组,中华医学会心血管病学分会高血压学组. 妊娠期高血压疾病血压管理专家共识(2019)[J]. 中华心血管病杂志,2020,48(3):195-204.

2. 中华医学会妇产科学分会妊娠期高血压疾病学组. 妊娠期高血压疾病诊治指南(2020)[J]. 中华妇产科杂志,2020,55(4):227-238.

3. 王临虹. 孕产期保健技术指南[M]. 北京:人民卫生出版社,2013.

67. 预防妊娠期糖尿病

妊娠期糖尿病是指妊娠期间发生的糖代谢异常,但血糖未达到显性糖尿病的水平,占妊娠期高血糖的 83.6%。诊断标准:妊娠期任何时间进行 75g 口服葡萄糖耐量试验(OGTT),5.1mmol/L≤空腹血糖<7.0mmol/L,OGTT 1 小时血糖≥10.0mmol/L,8.5mmol/L≤OGTT 2 小时血糖<11.1mmol/L,任一时刻血糖达到上述标准即可诊断妊娠期糖尿病。由于空腹血糖随孕期进展逐渐下降,孕早期单纯空腹血糖>5.1mmol/L 不能诊断妊娠期糖尿病,需要随访。

健康收益

当孕妇血糖水平升高时,体内多余的葡萄糖会传输给胎儿,导致体内胎儿变成巨大胎儿(体重超过 4000g)。如果孕妇在分娩时血糖水平过高,可能导致宝宝出生后几小时血糖水平下降过低。因此,在怀孕和分娩期间采取措施避免血糖水平过高非常重要。

妊娠期糖尿病对母亲和孩子的影响及影响程度取决于糖尿病的病情及血糖控制水平。如果不及时控制与治疗,将对孕妇和胎儿的健康产生一定影响。控制与治疗妊娠期糖尿病,可以降低孕妇并发妊娠期高血压甚至子痫前期的可能,降低发生感染的概率。

具体做法

妊娠期高血糖可以通过以下六个环节进行综合管理。

1. 饮食和运动 尽可能选择血糖生成指数不高的食物。应实行少量多餐制,每日分 5～6 餐,主食的 1/3～1/2 分到加餐有助于餐后血糖的控制。随孕周调整每日热量摄入,孕中晚期需增加 200～300kcal/d 的热量。适量运动,包括有氧运动及抗阻运动。每次运动时间小于 45 分钟。

2. 血糖监测 血糖控制稳定或不需要胰岛素治疗的妊娠期糖尿病孕妇,每周至少测定 1 次全天 4 点(空腹和三餐后 2 小时)血糖。孕期降糖药物的选择以及治疗方案需根据血糖水平遵医嘱。

3. 体重管理 孕前肥胖及孕期体重增加过多均是妊娠期糖尿病的高危因素。需从孕早期即制定孕期增重计划,孕期监测体重变化,保证合理的体重增长。

4. 妊娠期血糖控制目标 空腹血糖<5.3mmol/L,餐后 1 小时血糖<7.8mmol/L,餐后 2 小时血糖<6.7mmol/L。同时,孕期血糖控制应避免低血糖,如孕期血糖<3.3mmol/L,需调

整治疗方案,即刻给予处理。

5.**产后管理**　妊娠期糖尿病不影响母乳喂养。宝宝出生后继续监测血糖。建议产后4～12周进行75g口服葡萄糖耐量试验评估糖代谢状态,产后1年再次评估糖代谢状态。

参考来源

1.中华医学会糖尿病学分会.中国2型糖尿病防治指南(2020版)[J].中华糖尿病杂志,2021,13(4):315-409.

2.谢幸,荀文丽.妇产科学[M].8版.北京:人民卫生出版社,2013.

3.董建群.糖尿病患者自我管理实践:妊娠糖尿病[M].北京:人民卫生出版社,2014.

68. 预防产后抑郁症

产褥期抑郁障碍,又称产后抑郁症,是指产妇在分娩后出现抑郁症状,是产褥期精神综合征中最常见的一种类型。对于产后抑郁症起病时间的界定,从产后1天至产后12个月都有提及,甚至认为可以发生在产前。

产后抑郁症患者既往无精神障碍史,其主要临床表现为:情感低落、兴趣和愉快感丧失、精力下降、焦虑、自我评价降低、厌食、睡眠障碍等,严重者有自杀或伤婴倾向。

健康收益

角色的转变、育儿的劳累、生活秩序的改变等都可能引起产妇情绪低落、焦虑或抑郁,引起心理障碍,影响产妇和婴儿的生活质量,影响家庭和睦。产妇患产后抑郁症会影响母亲和婴儿之间的情感沟通。产后抑郁症的预防和治疗:①可以避免对孩子造成器质性伤害,而且能够避免不良的情感障碍对孩子智力、情绪以及个性发育的影响。②可以有效避免患者出现自伤、自杀行为。③有利于帮助产妇恢复精力、体力,顺利度过产后心理转换期。

具体做法

对产后抑郁症患者要给予积极治疗,包括药物治疗、心理治疗和物理治疗。即使患有产后抑郁症也不要惊慌,应及时寻求医生的帮助。相对于治疗而言,产后抑郁症的预防非常重要。

1. 营养均衡 清淡而营养的产后饮食,使产妇在一餐一饭中得到营养和关爱。感受被亲人照顾的亲情,有利于产妇身心健康。

2. 适度运动 打破传统的"坐月子"观念,尽早做适量的家务劳动和体育锻炼。这不仅能够转移注意力,使孕妇不再将注意力集中在烦心的事情上,更可以使体内自动产生"快乐元素",使产妇的心情从内而外地快乐起来。

3. 保证充足的睡眠 产妇要学会珍惜每一个睡眠机会,创造各种条件,让自己睡个觉。充足的睡眠能给产妇带来好心情。

4. 自我心理调适 有了孩子后,产妇价值观会有所改变,对自己、对丈夫、对孩子的期望值也会更接近实际,甚至对生活的看法也会变得更加实际,坦然接受这一切有益于帮助产妇摆脱消极情绪。可以做一些自己喜欢做的事情,如看杂志、听音乐等,在自己的爱好中忘记烦恼。

参考来源

1. 王临虹.孕产期保健技术指南[M].北京:人民卫生出版社,2013.

2. 丁辉,陈林,邸晓兰.产后抑郁障碍防治指南的专家共识(基于产科和社区医生)[J].中国妇产科临床杂志,2014(06):572-576.

69. 预防宫颈癌——HPV 疫苗

宫颈癌,是子宫颈癌的简称,其发病率居女性生殖系统恶性肿瘤第 1 位,根据世界卫生组织(WHO)的数据,全球每年有宫颈癌新增病例 53 万,约 25 万女性因宫颈癌死亡。在中国,每年新增宫颈癌病例约 14 万,死亡病例约 3.7 万。

宫颈癌是目前医学界唯一明确病因的癌症,是一种完全可以预防的疾病。人乳头瘤病毒(human papilloma virus,HPV)疫苗接种是预防 HPV 感染及相关疾病的有效方法,是防控 HPV 感染相关疾病的一级预防措施。低龄人群接种效果优于高龄人群,性暴露前接种免疫效果最佳。

健康危害

1. **危害子宫造成致命的损伤** 宫颈癌患者在治疗过程中往往因为种种原因需要切除子宫以保全生命,这对患者生理和心理健康都会造成极大影响。

2. **严重影响性生活** 女性的子宫位于身体的腹部,是介于膀胱和直肠之间的生殖器官。其功能是月经流出的通道,也是阴道微生物及空气进入女性子宫的屏障,另外还能抵挡性交时受到的刺激引起宫颈的炎症反应。切除子宫后,夫妻生活无法融洽进行。这些都是宫颈癌的危害表现之一。

3. **身体多部位出现病变** 可直接导致腰腹酸痛、阴道出血及白带恶臭,这是宫颈癌最常见的症状表现;同时可能伴随下腹部或盆壁出现肿块,下肢水肿;出现尿频、尿急、尿痛、血尿等症状,同时伴随咳嗽、胸闷、直肠出血等。

具体做法

1. 宫颈癌预防

(1)一级预防包括 HPV 疫苗接种、性教育以及生活方式调整。

(2)二级预防包括定期进行防癌筛查,对确诊病变局部治疗,推荐大病变宫颈电热圈环切术治疗。

(3)三级预防即宫颈癌的治疗,包括手术、化疗、放疗以及姑息治疗,旨在减少致残率,降低死亡率。

2. HPV 疫苗接种

（1）推荐接种

1）优先推荐 9～26 岁适龄女性,特别是 17 岁前;有遗传易感性和宫颈癌发病高危因素,如性生活过早、多性伴、多孕、多产、吸烟、长期口服避孕药、性传播疾病患者;艾滋病病毒感染者等。

2）推荐 27～45 岁适龄女性;HPV 感染或细胞学异常;有 HPV 相关病变治疗史;自身免疫性疾病患者,如系统性红斑狼疮、风湿性关节炎、结缔组织病、干燥综合征、桥本甲状腺炎等;肥胖、1 型糖尿病和 2 型糖尿病患者。

（2）谨慎推荐:哺乳期女性。

（3）不推荐接种:妊娠期女性;对疫苗的活性成分或任何辅料成分有超敏反应者,禁止接种;有血小板减少症或其他可成为肌内注射禁忌证的凝血功能障碍患者,不宜接种;急性疾病常伴有发热等全身症状者,建议在痊愈后接种;若存在经期不适,建议非经期接种。

（4）不良反应:常见不良反应,一般无需特殊处理。接种部位局部疼痛、肿胀和红斑、瘙痒和硬结,大多可自然缓解。全身不良反应,往往十分轻微,包括发热、头痛、眩晕、疲劳、肌肉痛、关节痛和胃肠道症状。其中四价和九价 HPV 疫苗临床试验中发热十分常见,但症状都很轻微,有自限性,一般无需特殊处理。

（5）注意事项:接种后仍需定期筛查。

参考来源

中华医学会妇科肿瘤学分会,中国优生科学协会阴道镜和宫颈病理学分会,马丁,等. 人乳头瘤病毒疫苗临床应用中国专家共识[J]. 协和医学杂志,2021,12（2）:189-201.

70. 预防乳腺癌——乳腺自我检查

乳腺癌是全球妇女最常见的癌症，是乳腺上皮细胞在多种致癌因子的作用下，发生增殖失控的现象。疾病早期常表现为乳房肿块、乳头溢液、腋窝淋巴结肿大等，晚期可因癌细胞发生远处转移，出现多器官病变，直接威胁患者的生命。近年来，我国乳腺癌发病率明显上升，基本占到女性肿瘤的第一位，早期预防对于控制疾病发展及预后至关重要。乳房位于体表，一旦出现异常或发生肿瘤，比较容易发现。

健康收益

1. 通过定期进行乳腺自检，很大程度上能增加女性防癌意识，进一步提高发现早期乳腺癌的概率。

2. 日常生活中，女性进行乳腺自我检查，可以帮助女性更好地了解自己的身体，以便及时发现细小的变化，及时就诊。

具体做法

1. 检查时间 最佳时间是月经来潮后的 7～10 天内，如无月经，则可固定每月的某一天进行检查。初次检查时，详细观察自己两侧乳房的正常情况，以后再检查时可按此标准找出有无不正常表现。

2. 检查方法 乳腺自检包括观察法和触摸法，具体做法可概括为看、触、卧、拧。

（1）看：最好站或坐在镜子面前，面对镜子双手下垂，仔细对比观察两侧乳房：大小形状有无不对称，轮廓有无改变；注意外形有无细微变化，包括皮肤皱褶、凹陷、乳头回缩等情况；注意乳头有无血性分泌物；双手举过头，稍微侧过身，再从不同角度观察乳房轮廓是否变形以及皮肤是否有凹陷。

（2）触：左手上提至头部后侧，用右手检查左乳，以手指指腹轻压乳房，感觉是否有硬块，由乳头开始做环状顺时针方向检查，逐渐向外（约三四圈），至全部乳房检查完为止，用同样方法检查右侧乳房。触摸两侧乳房的感觉应该是一样的，若发现一侧乳房异常，可同时与对侧相同部位进行反复对比触摸，特别注意仔细触摸乳房的外上象限，了解有无肿块、腺体厚度或其他异常改变，因外上象限发生肿瘤的机会较大，如果发现肿块，应及时就诊，以便早期诊断和治疗。

（3）卧：平卧于床上，被检查的一侧上臂高举过头，背部垫以小枕头，使乳房移到胸壁前面并平铺于胸壁上，以利于检查。先用右手检查左侧乳房，应用食指、中指、无名指掌面扪摸，手指并拢平放，动作轻柔，切忌重按或抓摸，一般先由乳房内侧开始，自上而下，或以乳头为中心呈放射状触摸，随后把左手放下，再以右手触摸其外上方、外下方及乳晕、腋窝部。

（4）拧：除了乳房，亦须检查腋下有无淋巴肿大。最后再以大拇指和食指压拧乳头，注意有无异常分泌物。

3. 需要就诊的情况　如果自我检查中发现下列现象，建议到医院就诊：乳房的大小、形状发生改变；乳头的形状、位置变化（如乳头内陷）；乳头有血液或其他液体溢出；乳房皮肤有凹陷、糜烂；乳房内有肿块或任何硬的组织；任何疼痛或不适。

注意事项

1. 乳腺自检要注意充分暴露乳腺，包括乳腺双侧，上肢外展或上举，才能很好地触摸，触摸要全面、规范。四指并拢用指腹轻轻下按是正确的触摸方式。触摸的范围和顺序，一般要求按照顺时针或逆时针方向，对整个乳腺的四个象限进行全面触诊，最后再对乳头区和腋窝区进行相应触诊，这样就不会遗漏任何部位。

2. 乳腺自检的时间要对。一般在月经后一周左右再做自检，因为月经期或者月经前乳腺因为激素水平的变化而产生水肿或腺泡的水肿，会干扰查体，干扰触摸的肿块的表象。

3. 乳腺自检的时间要固定化，保证一定的时间间隔和方式，选择月经后某一天进行乳腺自检或每个月自检一次，是比较合理、科学的方式。

4. 乳腺自检不作为诊断依据。如果发现问题，应及时就诊，更重要的方式是定期体检。

参考来源
中华预防医学会妇女保健分会 . 更年期妇女保健指南（2015 年）[J]. 实用妇科内分泌杂志（电子版），2016，3（2）：21-32.

71. 预防老年女性尿失禁——提肛运动

提肛运动是由肛提肌、肛门括约肌、盆底肌群共同协作完成的动作,即收缩肛门周围的肌肉,改善肛门及会阴部的血液循环,加强盆腔底部肌肉(耻尾肌)和韧带的强度,这些肌肉从耻骨后方向前方伸展,并包围阴道口和直肠。

健康收益

通过提肛运动,可以促进局部血液循环,改善肛门括约肌的功能,对中老年人易患的痔疮、肛裂、脱肛、便秘、尿失禁、慢性结肠炎等均有较好的防治效果。尤其对于老年女性,经常做提肛运动,可以增强盆底肌肉群的反应和收缩能力,加强尿道的阻抗力,使约束小便的功能得到恢复和加强,去除尿失禁的困扰。

具体做法

1. **括约肌收缩法**　采取坐位,有意识地收缩尿道、阴道、直肠括约肌,然后放松。如此反复 50～100 次,每日 2～3 遍。

2. **床上训练法**　仰卧床上,以头部和两足跟作为支点,抬高臀部,同时收缩会阴部肌肉,然后放下臀部,放松会阴部肌肉。如此反复 20 次,每日早晚各 1 遍。此运动可以增强腰、腹、臀、腿及盆腔肌肉,提高这些部位肌肉及会阴部括约肌的功能。

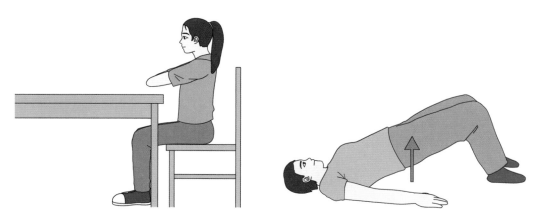

3. **夹腿提肛**　仰卧,双腿交叉,臀部及大腿用力夹紧,肛门逐渐用力上提,持续 5 秒钟左

右,还原,可逐渐延长提肛的时间。重复 10～20 次,每日 2～3 遍。

4. **坐立提肛**　先坐在床边,双足交叉,然后双手叉腰并起立,同时肛门收缩上提,持续 5 秒钟,再放松坐下。重复 10～15 次,每日 2～3 遍。

5. **排尿止尿法**　在排尿过程中,有意识地收缩会阴部肌肉,中止排尿,然后放松会阴部肌肉,继续排尿。如此反复,直至将尿排空,每日 2～3 次。

注意事项

1. 肛门局部感染、痔核急性发炎、肛周脓肿等患者不宜做提肛运动。

2. 锻炼时要以感到舒适为宜,一定不要急于求成,关键在于持之以恒。

参考来源
1. 张波 . 提肛运动 人人宜做[J]. 老年教育(长者家园),2017(3):60.
2. 李新刚 . 简单高效的提肛运动[J]. 家庭医药,2018(5):27-27.
3. 中医中药网 . 提肛运动防治多种疾病[J]. 农村新技术,2020(9):72-73.

第三部分

重大疾病和伤害

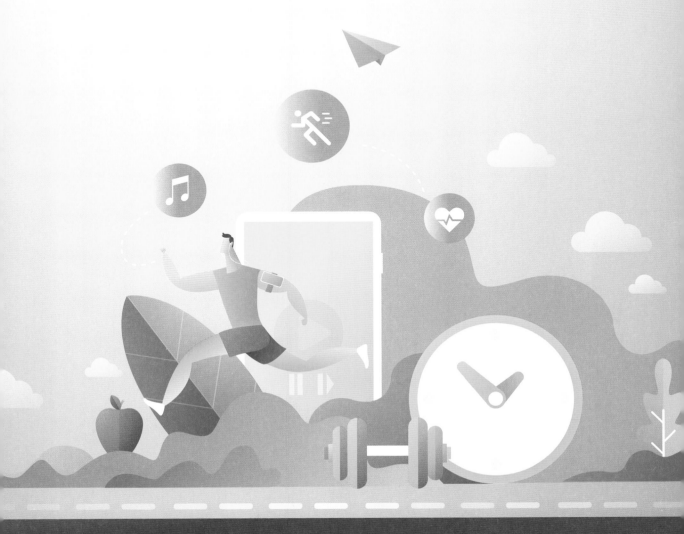

心脑血管疾病
防控篇

72. 血压测量

血压通常指体循环动脉血压,是重要的生命体征。目前在临床诊疗、人群防治和科学研究中有 3 种方法测量血压,即诊室血压、动态血压监测和家庭自测血压,其中诊室血压和家庭自测血压较为常用。

健康收益

高血压是一种慢性病,一旦患病就要终身管理。血压测量是了解血压水平、诊断高血压、指导治疗、评估降压疗效及观察病情变化的主要手段,也是开展高血压管理的基础。定期监测血压并及时发现异常,可以降低心血管事件的发生风险。此外,知晓血压水平,也是提高居民健康素养的重要环节。

具体做法

规范测量"三要点":设备精确、安静放松、位置规范。

1. 设备精确　选择经认证合格的上臂式医用电子血压计,定期校准。使用袖带的大小适合测量者的上臂围,袖带气囊至少覆盖 80% 上臂周径,常规袖带长 22～26cm,宽 12cm,肥胖或臂围大(>32cm)者,应使用大规格气囊袖带。

2. 安静放松　测量前 30 分钟内禁止吸烟、饮咖啡或茶等,排空膀胱,安静休息至少 5 分钟,以减少其他因素的影响,保证血压测量的准确性。测量时取坐位,双脚平放于地面,放松身体,不说话。

3. 位置规范　上臂中点与心脏处于同一水平线上,袖带下缘应在肘窝上 2.5cm(约两横指)处,松紧合适,可插入 1～2 指为宜。

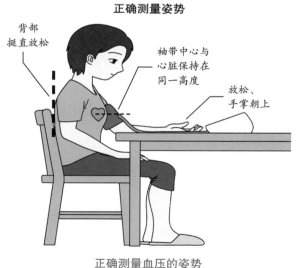

正确测量姿势

背部挺直放松

袖带中心与心脏保持在同一高度

放松、手掌朝上

正确测量血压的姿势

注意事项

1. 首次就诊及诊断高血压时应测量双上臂血压,之后通常测量读数较高的一侧。若双侧测量值差异超过 20mmHg,应及时查明原因。

2. 每次测量血压时测量 2 次,间隔 1～2 分钟,取两次测量的平均值;若两次测量值差异＞10mmHg,则需要测量第三次,取后两次的平均值。

参考来源

1. 中华医学会,中华医学杂志社,中华医学会全科医学分会,等. 高血压基层诊疗指南(2019 年)[J]. 中华全科医师杂志,2019,18(4):301-313.

2. 国家心血管病中心,国家基本公共卫生服务项目基层高血压管理办公室,国家基层高血压管理专家委员会. 国家基层高血压防治管理指南(2020 版)[J]. 中国循环杂志,2021,36(3):209-220.

73. 动态血压监测

动态血压监测全称为无创性血压监测（ambulatory blood pressure monitoring，ABPM），是指通过佩戴血压记录仪，按设计模式要求，连续记录白昼、夜间血压，从而避免单次血压测量之间的客观差异和"白大衣效应"。动态血压监测项目包括收缩压、舒张压、平均动脉压、心率以及它们的最高值和最低值、百分数等。

健康收益

动态血压监测是高血压诊断技术发展史上的一次重大创新，已成为识别和诊断高血压、评估心脑血管疾病风险、评估降压疗效、指导个体化降压治疗不可或缺的检测手段。

1. 可以评估患者日常生活状态下的血压，排除因诊室环境引起的"白大衣效应"。

2. 可以测量清晨、睡眠过程、全天的血压水平，发现隐蔽性高血压。

3. 可以评估不同环境、体位以及情绪状态下血压的变化趋势与短时变异情况。

4. 与诊室血压相比，动态血压能更准确地预测心脑血管事件和死亡风险。

具体做法

动态血压监测时间应尽可能不少于 24 小时，最好每小时都有至少 1 个血压读数。推荐将自动测量的时间间隔设定为：白天每 15～30 分钟测量 1 次，夜间每 30 分钟测量 1 次。动态血压监测步骤如下：

1. 测量臂围，根据臂围选择大小合适的血压计袖带。成年人通常选择标准袖带，肥胖、上臂围较大（≥32 cm）者应选择大袖带，臂围较小（<24 cm）者应选择小袖带。儿童动态血压计袖带选择应遵循"袖带气囊长度覆盖至少 80% 上臂周径，宽度为长度的 40%"的原则。

2. 动态血压监测前，先测量双侧上臂诊室血压，如果两侧上臂血压相差≥10mmHg，应选择血压较高一侧上臂进行动态血压监测；如果两侧上臂血压相差<10mmHg，建议选择非优势臂（习惯右手者为左臂，反之亦然）进行监测，以减少手臂活动对血压监测的影响。

3. 将袖带穿过钢环形成一个圆环，触摸测量者肱动脉，将袖套直接贴于皮肤上，使袖带黄色标记位于肱动脉上。

4. 缠绕袖带，使钢环保持平整不下滑，同时留有两指间隙。

5. 将空气软管从患者肩后绕过，用胶带固定于患者身上，安装好腰带和携带包。

6. 调整腰带位置,当患者左臂佩戴袖套时,携带包可置于患者右侧,反之亦然。

7. 将空气软管连接到空气插口,将血压计放于携带包中,完成佩戴。监测期间测量者可正常活动,但应避免过度的剧烈运动。在动态血压自动测量时,测量侧手臂须保持静止不动,袖带与心脏保持水平。

8. 佩戴好血压计后,先用动态血压计手动测量两次,以测试血压计是否正常工作。监测结束后,在卸下血压计之前,需再次用动态血压计手动测量两次,确认血压计正常工作。

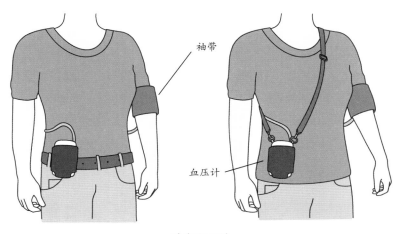

动态血压计

参考来源

中国高血压联盟《动态血压监测指南》委员会 . 2020 中国动态血压监测指南[J]. 中国循环杂志,2021,36(4):313-328.

74. 心电监测背心

心电监测背心是指能对穿戴者心电活动进行动态监测的一类智能穿戴设备,适用于运动员、正常人和患病人群。心电监测背心通常由两层管状针织面料组成,内层直接接触穿戴者皮肤,为心电传感器提供支持;外层有一个数据收集与传输设备(data acquisition and transmission,DAT)或一个能将数据传送给外部数据采集单元(connection to an external data acquisition unit,CTEXT)的终端。针织物中嵌入纺织电缆将心电传感器与DAT/CTEXT连接起来,外层中还有高压针织带,为内层下心电传感器提供压力,使传感器电极与皮肤有良好的接触。

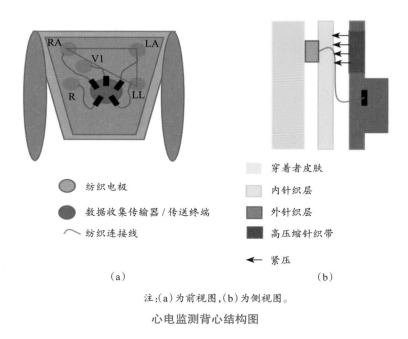

(a)   (b)

注:(a)为前视图,(b)为侧视图。

心电监测背心结构图

健康收益

心电监测背心能精准采集不同日常活动状态下人体心电信号,并能快速准确地计算心率,可满足患者日常生活中不同活动状态下的监护需求。此外,由于该设备具有体积小、便携、功耗低的特点,能为患者提供及时且长期的心电监测,能帮助患者管理疾病,及时发现意外的临床状况,解释疾病症状发生的原因。

具体做法

使用者先穿好背心,将心电臂包固定在左侧大臂,使用时需连接心电电极、心电臂包的USB 接口以及背心服饰接口,连接后方能有效采集心电信号。使用完成后可拆卸下背心服饰,方便洗涤与二次使用,穿戴后外观和日常穿着一样,不影响外观。

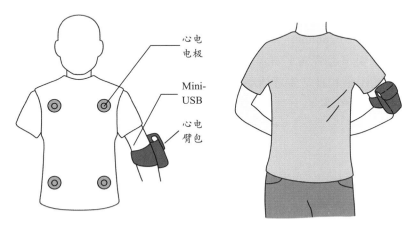

心电监测背心外观

参考来源

1. CHO H,LEE J H. A Study on the Optimal Positions of ECG Electrodes in a Garment for the Design of ECG-Monitoring Clothing for Male[J]. J Med Syst,2015,39(9):95.

2. SARMENTO A,VIGNATI C,PAOLILLO S,et al. Qualitative and quantitative evaluation of a new wearable device for ECG and respiratory Holter monitoring[J]. Int J Cardiol,2018(272):231-237.

3. 李承炜,王小辉,杜欣,等 . 穿戴式心电背心的设计与实现[C]//2016 年广东测控与计量仪器学术研讨会论文集 . 广州,2016:269-274.

4. TRINDADE I G,MACHADO D,MIGUEL R,et al. Design and Evaluation of Novel Textile Wearable Systems for the Surveillance of Vital Signals[J]. Sensors(Basel),2016,16(10):1573.

75. 测测您的心功能——6分钟步行试验

6分钟步行试验（six minutes walk test,6MWT）是一种通过评定运动耐力来判断患者心功能的检查手段。要求患者在平直走廊上,用最快的速度步行6分钟,测量所通过的距离,以评估患者的运动耐量和日常生理活动状态。6分钟步行距离<150米为重度心力衰竭,步行距离150～450米为中度心力衰竭,步行距离>450米为轻度心力衰竭。一般正常人群6分钟步行距离>600米。

健康收益

1. 6分钟步行试验操作简单易行、无创安全、耐受性好、可靠有效,是运动耐量评估的有效方法。

2. 6分钟步行试验可作为临床试验的重点观察指标之一,也是患者生存率的预测指标之一。

3. 在缺乏心肺检查专业设备及人员的医院（特别是基层医院）或科室,对功能能力中至重度受损,患有多种慢性疾病的老年人群,6分钟步行试验是一种合适的运动耐量评估替代方案。

具体做法

6分钟步行试验一般会在室内一条长直、平坦且人少的走廊进行,步行路线长30米,反复折返步行。

1. 试验开始前　医务工作者向患者解释其原理,并签署知情同意书。患者在试验起点旁的椅子上休息至少15分钟,同时医务人员核对填写信息,排查是否有不适合进行试验的情况,并测量心率、血压、血氧饱和度。

2. 试验中　可使用平时步行时使用的辅助装置,如拐杖等。尽可能按照平时的步行习惯和速度行走,不需要快走或者慢跑。在中途如觉得疲累,随时可以停下来休息。

3. 试验结束后　医务人员询问患者感受,并测量心率、血压。患者需留在试验区休息,观察10～15分钟,确认无明显不舒服后方可离开。

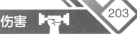

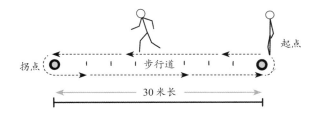

注意事项

以下人群不能进行 6 分钟步行试验：

1. 近 1 个月内有不稳定心绞痛、心肌梗死和心肌炎的患者；

2. 冠状动脉血管成形术后 24 小时内；

3. 有未控制的心律失常、急性血栓形成、主动脉狭窄或动脉瘤夹层等情况；

4. 静息心率超过 120 次 /min；

5. 收缩压超过 180mmHg 或舒张压超过 100mmHg 的高血压患者。

参考来源

1. 中华医学会心血管病学分会心力衰竭学组,中国医师协会心力衰竭专业委员会,中华心血管病杂志编辑委员会.中国心力衰竭诊断和治疗指南 2018［J］.中华心力衰竭和心肌病杂志(中英文),2018,2(4):196-225.

2. 中华医学会老年医学分会.老年患者 6 分钟步行试验临床应用中国专家共识[J].中华老年医学杂志,2020,39(11):1241-1250.

76. "心脏年龄"评估

"心脏年龄"评估工具（又称"爱心护心"评估工具）是国家心血管病中心组织国内权威专家共同开发的国民心血管健康教育工具。其依据中国居民个体存在的缺血性心血管病（冠心病和缺血性脑卒中）危险因素的个数和程度，预测其10年内发生心脑血管疾病的风险（概率），并据此估算个体的心脏年龄。若一个具有某种危险因素水平的年轻人的心血管病发病风险与一个无危险因素的老年人的风险相当，那么，该年轻人的心脏年龄就等于该老年人的年龄。

健康收益

"心脏年龄"评估工具是世界上首个在移动智能终端设备上运行、以严谨的科学研究为基础、针对中国居民个体心脑血管疾病发病风险的评估工具，在计算心脑血管疾病发病概率的同时计算心脏年龄，评估结果更加直观，既科学又接地气，是一种易于使用和推广的心血管疾病健康教育工具，对于心脑血管疾病高危人群有很好的警示作用。该工具自2013年正式发布使用以来，产生了很好的社会反响，收到了积极的科普教育和疾病预防效果。

具体做法

"心脏年龄"评估工具的使用是完全免费的，在个人移动智能设备上即可运行。受评估模型的限制，该评估工具仅适用于年龄为35～100岁人群，具体测试步骤如下。

1. 使用微信关注"健心行动"微信公众号。

2. 点击页面左下角的"心脏年龄测试"。

3. 在测试界面点击"开始测试"。

4. 确认您的定位准确或修改定位信息。

5. 依次输入您的性别、年龄、身高（cm）、体重（kg）、收缩压（mmHg）、舒张压（mmHg）、总胆固醇（mmol/L）、是否吸烟、是否患糖尿病等个人信息，即可查看您的"心脏年龄"和不同年龄段的心脑血管疾病发病风险变化曲线。

6. 可以点击"保存图片"备查，也可点击"继续测试"，进行冠状动脉粥样硬化性心脏病（ASCVD）测试。

7. 选择是否患有以下疾病（多选题）：①冠心病（例如心绞痛，心梗）；②脑梗死；③血运重建术后(例如支架、搭桥、溶栓);④短暂性脑缺血发作;⑤外周动脉粥样硬化病;⑥以上都没有。

8. 依次输入您的低密度脂蛋白胆固醇(LDL-C,mmol/L)、高密度脂蛋白胆固醇(HDL-C,mmol/L)数值,是否患有高血压,即可查看您的"心脏年龄"和 ASCVD 评估风险,以及低密度脂蛋白胆固醇(LDL-C)控制的目标值。

9. 点击"查看详细报告"按钮,可查看您各项指标的情况。

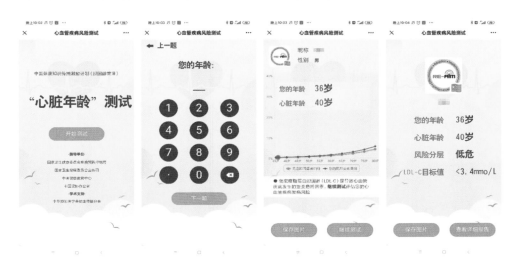

"心脏年龄"测试步骤

注意事项

尽管由于个体差异巨大,发病风险的预测不可能做到100%准确,但大量研究和实践已经证明,通过危险评估,尽早识别高危个体,并采取相应干预措施,可以有效降低心脑血管疾病的发病率和死亡率。

参考来源
中国健康知识传播激励计划. 血管保卫战Ⅱ - 血脂管理优秀案例[M]. 北京:人民卫生出版社,2018.

77. 缺血性心血管病风险评估

通过采集个体缺血性心血管病病史、关键的危险因素以及临床检查结果，采用缺血性心血管病风险预测模型，可以估算个体在未来 10 年间发生冠心病的风险。借助于计算机辅助计算支持，缺血性心血管病的风险预测变得简便、高效。便捷的风险预测，也为个体进行长期、持续、动态的健康管理提供了技术可能。缺血性心血管病风险预测现已成为个人自我管理的有效工具之一。

健康收益

通过心血管病风险评估，个体可以了解未来 10 年发生心血管病的绝对风险，以及在人群中所处的风险分级。不仅可以预测首次发生心血管病的风险，也可以在已患心血管病的人群中预测心血管病的再发风险。另外，通过心血管病风险评估，还有助于识别需要进行强化血糖、血脂和血压治疗的中年个体，预防缺血性心血管病及并发症的发生。

具体做法

我国已经建立了适宜的缺血性心血管病发病危险度评估表和评估图，可以分性别进行评估。

实例：一位 48 岁的女性，血压 138/85mmHg，体质指数 24.8kg/m²，血清总胆固醇 5.32mmol/L，不吸烟，有糖尿病。请评估其未来 10 年发生缺血性心血管病的风险。

1. 根据缺血性心血管病发病危险度评估表进行评估

第一步：对照评估表逐项进行评分。该病例为女性，使用女性评估表。年龄 48 岁，得 2 分；收缩压 138mmHg，得 1 分；体质指数 24.8kg/m²，得 1 分；血清总胆固醇 5.32mmol/L，得 1 分；不吸烟，得 0 分；糖尿病，得 2 分。

第二步：评分求和。该病例评估总分为 2+1+1+1+0+2=7 分。

第三步：查表得到 10 年发生缺血性心血管病绝对危险。本例中，7 分对应的 10 年发生缺血性心血管病绝对危险为 4.4%。

第四步：查图得到绝对危险分级。查阅评估表中"绝对危险标示尺"，绝对危险度 4.4% < 5%，该病例处于极低危。

第一步:评分

年龄(岁)	得分
35~39	0
40~44	1
45~49	2
50~54	3
55~59	4

收缩压(mmHg)	得分
<120	-2
120~	0
130~	1
140~	2
160~	5
≥180	8

第二步:求和

危险因素	得分
年龄	
收缩压	
体重指数	
总胆固醇	
吸烟	
糖尿病	
总计	

第三步:绝对危险

总分	10年ICVD危险(%)
≤-1	0.3
0	0.5
1	0.6
2	0.8
3	1.1
4	1.5
5	2.1
6	2.9
7	3.9
8	5.4
9	7.3
10	9.7
11	12.8
12	16.8
13	21.7
14	27.7
15	35.3
16	44.3
>17	≥52.6

男性

体质指数(kg/m²)	得分
<24	0
24~	1
≥28	2

总胆固醇(mmol/L)	得分
<5.20	0
≥5.20	1

10年ICVD绝对危险参考标准		
年龄	平均危险	最低危险
35~39	1.0	0.3
40~44	1.4	0.4
45~49	1.9	0.5
50~54	2.6	0.7
55~59	3.6	1.0

吸烟	得分
否	0
是	2

糖尿病	得分
否	0
是	1

第一步:评分

年龄(岁)	得分
35~39	0
40~44	1
45~49	(2)
50~54	3
55~59	4

收缩压(mmHg)	得分
<120	-2
120~	0
130~	(1)
140~	2
160~	3
≥180	4

第二步:求和

危险因素	得分
年龄	2
收缩压	1
体质指数	1
总胆固醇	1
吸烟	0
糖尿病	2
总计	7

第三步:绝对危险

总分	10年ICVD危险(%)
-2	0.1
-1	0.2
0	0.2
1	0.3
2	0.5
3	0.8
4	1.2
5	1.8
6	2.8
7	4.4
8	6.8
9	10.3
10	15.6
11	23
12	32.7
≥13	≥43.1

女性

体质指数(kg/m²)	得分
<24	0
24~	(1)
≥28	2

总胆固醇(mmol/L)	得分
<5.20	0
≥5.20	(1)

10年ICVD绝对危险参考标准		
年龄	平均危险	最低危险
35~39	0.3	0.1
40~44	0.4	0.1
45~49	0.6	0.2
50~54	0.9	0.3
55~59	1.4	0.5

吸烟	得分
否	(0)
是	1

糖尿病	得分
否	0
是	(2)

绝对危险标示尺

很高危	高危	中危	低危	极低危
>40	20~	10~	5~	≤5 (%)

缺血性心血管病发病危险度评估表

2. 根据缺血性心血管病事件10年发病危险度评估图进行评估

第一步:根据性别、有无糖尿病选择适宜的图。患者为女性,有糖尿病,选择右下角图。

第二步:根据体质指数、收缩压和年龄,找到对应的位置,为绿色,说明该病例在未来10年发生缺血性心血管病的绝对危险≤5%,为极低危。

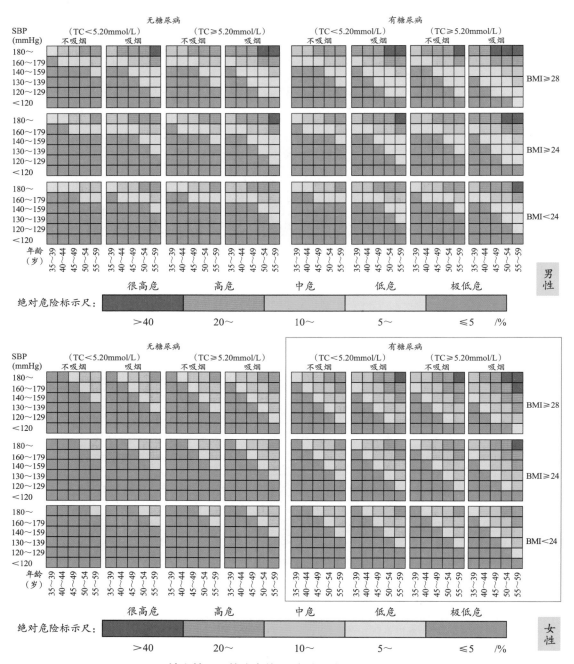

缺血性心血管病事件 10 年发病危险度评估图

参考来源

1. 罗杰,乔安妮,内森 . 预防心脏病学[M]. 胡大一,译 . 北京:人民卫生出版社,2013.

2. 白雅敏 . 慢性病高风险人群健康管理指南[M]. 北京:中国人口出版社,2015.

3. 北京市疾病预防控制中心 . 预防慢病 守护健康 知识读本 1.0[M/OL]. 北京市疾病预防控制中心,2020. https://www.bjcdc.org/upload/news/1600045038093.pdf.

78. 脑卒中风险评估

脑卒中风险评估是指使用简易的脑卒中风险评估工具,评估不同性别人群未来10年发生脑卒中的风险。改良的Framingham脑卒中风险评估量表、汇集队列风险方程、卒中风险测评APP、脑血管功能积分、China-PAR风险预测模型等都是常用的脑卒中风险评估工具。其中,Framingham脑卒中风险评估量表(FSP)是最早提出的脑卒中风险评估工具,被世界各国广泛应用,也被很多指南推荐作为卒中风险评估的依据。

健康收益

脑卒中风险评估是指南推荐的一级预防措施之一,《中国脑卒中一级预防指导规范》建议40岁以上所有人群及脑卒中高危人群都应进行脑卒中风险评估。无论对患者还是医务人员,评估个体首次发生脑卒中的风险都很有帮助,不仅有助于识别脑卒中高危人群,而且可以评估并监测脑卒中风险,以及评价干预和治疗的效果。

具体做法

改良的Framingham脑卒中风险评估量表(FSP)涉及的危险因素共9项,包括年龄、收缩压、高血压、降压治疗、糖尿病、吸烟史、心脏疾病(包括心肌梗死、心绞痛、冠脉供血不足、充血性心力衰竭)、心房纤颤和左心室肥厚(心电图)。因为性别差异,男性(表3-78-1)和女性(表3-78-2)略有不同。具体的风险评估主要分为三个步骤。

第一步:根据测试者的性别,选择相对应的风险评估量表(FSP)。
第二步:根据各项危险因素得分计算总评分。
第三步:根据总评分值,找到评分值对应的10年脑卒中发病风险。

表 3-78-1　男性 FSP 脑卒中风险预测

<table>
<tr><th colspan="9">根据各项危险因素得分,计算总评分</th></tr>
<tr><th rowspan="12">男性</th><th>分值</th><th>年龄 /
岁</th><th>未治疗收缩
压 /mmHg</th><th>治疗后收缩
压 /mmHg</th><th>糖尿病</th><th>吸烟</th><th>心血管
疾病</th><th>心房
纤颤</th><th>左心室
肥厚</th></tr>
<tr><td>0</td><td>54～56</td><td>97～105</td><td>97～105</td><td>否</td><td>否</td><td>否</td><td>否</td><td>否</td></tr>
<tr><td>1</td><td>57～59</td><td>106～115</td><td>106～112</td><td></td><td></td><td></td><td></td><td></td></tr>
<tr><td>2</td><td>60～62</td><td>116～125</td><td>113～117</td><td>是</td><td></td><td></td><td></td><td></td></tr>
<tr><td>3</td><td>63～65</td><td>126～135</td><td>118～123</td><td></td><td>是</td><td></td><td></td><td></td></tr>
<tr><td>4</td><td>66～68</td><td>136～145</td><td>124～129</td><td></td><td></td><td>是</td><td>是</td><td></td></tr>
<tr><td>5</td><td>69～72</td><td>146～155</td><td>130～135</td><td></td><td></td><td></td><td></td><td>是</td></tr>
<tr><td>6</td><td>73～75</td><td>156～165</td><td>136～142</td><td></td><td></td><td></td><td></td><td></td></tr>
<tr><td>7</td><td>76～78</td><td>166～175</td><td>143～150</td><td></td><td></td><td></td><td></td><td></td></tr>
<tr><td>8</td><td>79～81</td><td>176～185</td><td>151～161</td><td></td><td></td><td></td><td></td><td></td></tr>
<tr><td>9</td><td>82～84</td><td>186～195</td><td>162～176</td><td></td><td></td><td></td><td></td><td></td></tr>
<tr><td>10</td><td>85</td><td>196～205</td><td>177～205</td><td></td><td></td><td></td><td></td><td></td></tr>
<tr><th colspan="8">根据总评分值,找到评分值对应的 10 年脑卒中发病风险</th></tr>
<tr><th rowspan="11">男性</th><th>分值</th><th>10 年脑卒中发病
风险 /%</th><th>分值</th><th>10 年脑卒中发病
风险 /%</th><th>分值</th><th colspan="3">10 年脑卒中发病
风险 /%</th></tr>
<tr><td>1</td><td>3</td><td>11</td><td>11</td><td>21</td><td colspan="3">42</td></tr>
<tr><td>2</td><td>3</td><td>12</td><td>13</td><td>22</td><td colspan="3">47</td></tr>
<tr><td>3</td><td>4</td><td>13</td><td>15</td><td>23</td><td colspan="3">52</td></tr>
<tr><td>4</td><td>4</td><td>14</td><td>17</td><td>24</td><td colspan="3">57</td></tr>
<tr><td>5</td><td>5</td><td>15</td><td>20</td><td>25</td><td colspan="3">63</td></tr>
<tr><td>6</td><td>5</td><td>16</td><td>22</td><td>26</td><td colspan="3">68</td></tr>
<tr><td>7</td><td>6</td><td>17</td><td>26</td><td>27</td><td colspan="3">74</td></tr>
<tr><td>8</td><td>7</td><td>18</td><td>29</td><td>28</td><td colspan="3">79</td></tr>
<tr><td>9</td><td>8</td><td>19</td><td>33</td><td>29</td><td colspan="3">84</td></tr>
<tr><td>10</td><td>10</td><td>20</td><td>37</td><td>30</td><td colspan="3">88</td></tr>
</table>

表 3-78-2　女性 FSP 脑卒中风险预测

	分值	年龄/岁	未治疗收缩压/mmHg	治疗后收缩压/mmHg	糖尿病	吸烟	心血管疾病	心房纤颤	左心室肥厚
女性	0	54～56			否	否	否	否	否
	1	57～59	95～106	95～106					
	2	60～62	107～113	107～118				是	
	3	63～64	114～119	119～130	是	是			
	4	65～67	120～125	131～143				是	
	5	68～70	126～131	144～155					
	6	71～73	132～139	156～167					是
	7	74～76	140～148	168～180					
	8	77～78	149～160	181～192					
	9	79～81	161～204	193～204					
	10	82～84	205～216	205～216					

根据总评分值，找到评分值对应的 10 年卒中发病风险

	分值	10 年脑卒中发病风险/%	分值	10 年脑卒中发病风险/%	分值	10 年脑卒中发病风险/%
女性	1	1	11	8	21	43
	2	1	12	9	22	50
	3	2	13	11	23	57
	4	2	14	13	24	64
	5	2	15	16	25	71
	6	3	16	19	26	78
	7	4	17	23	27	84
	8	4	18	27		
	9	5	19	32		
	10	6	20	37		

参考来源

1. 中华医学会神经病学分会 . 中国脑血管病诊治指南与共识（手册版）［M］. 北京：人民卫生出版社，2016.

2. 国家卫生计生委脑卒中防治工程委员会 . 中国脑卒中一级预防指导规范［R］. 国家卫生计生委脑卒中防治工程委员会，2015.

79. 识别急性发作的脑卒中患者

急性脑卒中是一种发病率高、致残率高、病死率高、复发率高及并发症多的疾病。脑卒中急性发作常有突发一侧肢体无力、反应迟钝、一侧面部麻木或口角歪斜、吞咽困难、言语困难等典型症状。使用简便评分系统,对脑卒中急性发作阳性症状进行评估,能帮助快速识别脑卒中,赢得抢救时间。

健康收益

在我国,脑卒中症状识别度较低,直接导致"院前延误"成为脑卒中抢救的重灾区。调查显示,我国在发病 3 小时内到达急诊科的急性脑卒中患者只有 21.5%。使用 FAST 评分量表评估可疑脑卒中患者,对于及时就医、积极治疗至关重要。脑卒中患者越早得到及时、正确和系统的治疗,恢复越好。一旦发现脑卒中患者,需要立即拨打"120"急救电话。

具体做法

如何快速识别脑卒中? 只需记住"120"。

1:看 1 张脸,有没有不对称,口角歪斜。

2:查 2 只胳膊,平行举起,有没有单侧无力。

0:聆听语言,有没有言语不清,表达困难。

一旦发现有上述任何症状,快速拨打"120"急救电话。

国家卫生健康委脑卒中防治办公室开发了"中国卒中急救地图",以方便居民查找和联系本地区有急性脑卒中救治能力的医院,进入脑卒中急诊绿色通道。

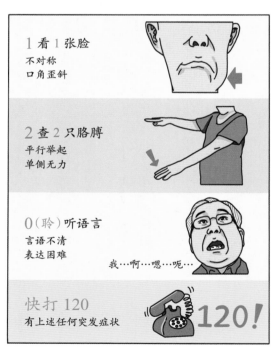

1 看 1 张脸
不对称
口角歪斜

2 查 2 只胳膊
平行举起
单侧无力

0(聆)听语言
言语不清
表达困难
我…啊…嗯…呃…

快打 120
有上述任何突发症状
120!

快速识别脑卒中"120"

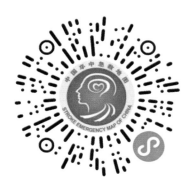

中国卒中急救地图

参考来源

缪中荣.远离脑中风:熊猫医生科普日记[M].北京:人民卫生出版社,2016.

80. AED 的使用

AED（automated external defibrillator）是自动体外除颤器的英文缩写，又称自动体外电击器、自动电击器、自动除颤器、心脏除颤器及傻瓜电击器等，是一种专供公众（非医疗专业人员）使用的便携式医疗急救设备，被誉为心脏"救命神器"。AED 可以自动分析患者心律，识别是否为可除颤心律。如为可除颤心律，AED 可在极短时间内发出大量电流经过心脏，以终止心脏所有不规则、不协调的电活动，使心脏电流重新自我正常化。《健康中国行动（2019—2030 年）》明确要求，社会和政府要完善公共场所急救设施设备配备标准，在学校、机关、企事业单位和机场、车站、港口客运站、大型商场、电影院等人员密集场所配备急救药品、器材和设施，配备 AED。

健康收益

AED 操作简便且有语音提示，经过几个小时培训，即可掌握正确操作方法并随时使用。对于心脏骤停患者的抢救，在急救人员到达前，如果第一目击者（患者身边的人）能够及早给予心肺复苏，并取得附近配备的 AED 及早除颤，将极大提高现场复苏抢救成功率。

具体做法

不同品牌和型号的 AED 操作方法略有差异，但大致可分为以下几个步骤。

1. 开启 AED　打开包装，取出 AED，打开电源开关，按照语音提示操作。

2. 贴放电极片

（1）成人：根据 AED 电极片上的图示，施救者将一片电极片贴在患者裸露胸部的右上方（胸骨右缘，锁骨之下），另一片电极片贴在患者左乳头外侧（左腋前线之后第五肋间处）。

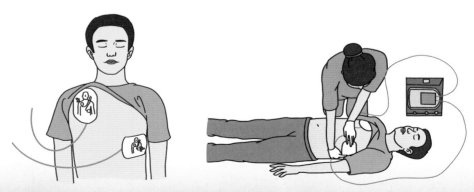

（2）婴儿和儿童：施救者将两片电极片分别贴在婴儿、儿童的胸前正中及背后左肩胛处。施救者遇到体格较大的儿童时,贴放电极片的位置可同成人。

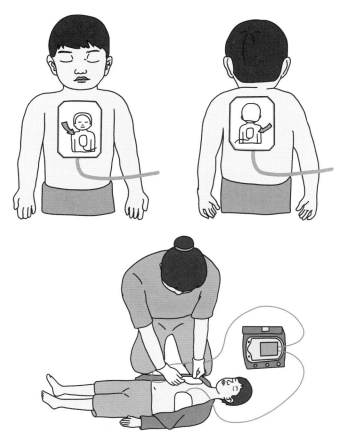

3. AED 分析心律　　AED 分析心律时,施救者应口头示意周围人不要接触患者,如大声呼喊"请不要接触患者",等待 AED 分析心律。AED 会判断是否需要电击除颤。

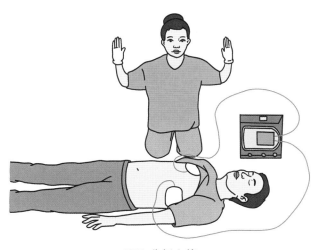

AED 分析心律

4.**电击除颤**　当 AED 建议除颤,施救者应再次确认所有人员均未接触患者。待 AED 完成充电后,施救者按下"电击"按钮放电或 AED 自动放电除颤。当 AED 提示不需要电击除颤,如有必要,施救者可立即实施心肺复苏。

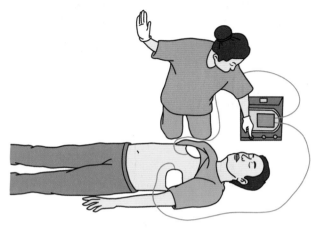

AED 电击除颤

5.**除颤后继续进行心肺复苏**　电击除颤后,施救者应立即继续实施心肺复苏。2分钟后,AED 会再次自动分析心律,确定是否需要继续除颤。如此反复操作,直至患者恢复心脏搏动和自主呼吸或专业急救人员到达现场。

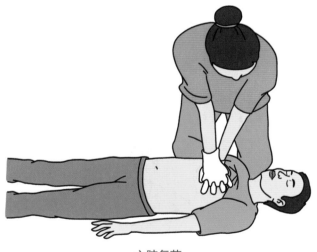

心肺复苏

注意事项

1. 如果现场有两名施救者,在一名施救者实施心肺复苏的同时,另一名施救者应贴电极片。不能因贴电极片而中断实施心肺复苏,或因实施心肺复苏而中断贴电极片。

2.贴放电极片前,施救者应先清除患者过多的胸毛,迅速擦干患者胸部过多的水分、汗液,再贴放电极片。如果患者躺在水中,施救者要将患者抬出、擦干胸部,再使用AED。施救者不能在导电物体表面使用AED,如金属。

3.施救者应避免将电极片贴在患者植入式除颤器、起搏器和药物贴片上。如果电极片贴反了,施救者不必取下重贴。

参考来源

学习强国.红十字·救在身边.https://article.xuexi.cn/articles/index.html?art_id=31961387 37509186702&item_id=3196138737509186702&study_style_id=feeds_default&pid=&ptype=- 1&source=share&share_to=wx_feed

恶性肿瘤防控篇

81. 癌症的三级预防

三级预防指在疾病的病前、病中和病后各个阶段采取相应措施,是预防医学工作的基本原则与核心策略。一级预防又称病因预防,是在发病前期针对致病因素所采取的根本性预防措施。二级预防又称临床前期预防或三早预防,在疾病的临床前期要做好早期发现、早期诊断、早期治疗的"三早"预防措施。三级预防又称临床预防,是针对已明确诊断的患者采取适时有效的处置,以防止病情恶化,促进功能恢复,预防并发症和伤残。对已丧失劳动能力者,通过康复治疗,尽量恢复或保留功能,使之参加社会活动,并延长寿命。具体到癌症,三级预防策略主要包括如下内容。

一级预防

通过改变不良的生活方式、避免接触与癌症相关的危险因素及接种预防性疫苗等措施,我国约有 45% 的癌症可以有效预防。

1. 戒烟。
2. 远离致癌病原体。
3. 限酒。
4. 保持健康体重。
5. 适度运动。
6. 合理膳食。
7. 减少室内空气污染物暴露。
8. 加强职业防护,防止过度电离辐射和暴晒,提倡母乳喂养等。

二级预防

筛查与早诊早治是癌症的二级预防方法。针对常见癌症高发人群,推荐使用以下筛查方法。

1. 肺癌　低剂量螺旋 CT。
2. 食管癌 / 胃癌　上消化道内镜检查。
3. 结直肠癌　大便隐血试验、结肠镜。
4. 乳腺癌　乳腺 X 线摄影联合乳腺超声。

5. 肝癌　血清乙型肝炎病毒表面抗原、血清甲胎蛋白检测,腹部超声。

6. 宫颈癌　细胞学检查(巴氏涂片、薄层液基细胞学)、高危型 HPV DNA 检测、醋酸碘染色肉眼观察。

7. 鼻咽癌　血清 EB 病毒相关抗体检测、鼻咽显微镜检查。

注意:当身体出现需引起警惕的症状时,可能是癌症发生的危险信号,应引起重视并及时到正规医疗机构进行诊治。

三级预防

癌症治疗手段主要包括手术治疗、放射治疗、化学治疗、靶向治疗、免疫治疗、内分泌治疗、中医治疗等,目前提倡多学科综合治疗。癌症治疗须前往正规医疗机构,切忌有病乱投医。

参考来源

国家癌症中心. 癌症预防与筛查指南(科普版)[M].北京:人民卫生出版社,2021.

82. 癌症危险信号的识别

2020 年全国死因监测数据显示,我国死因顺位排名前十位的恶性肿瘤依次是肺癌、肝癌、胃癌、结直肠和肛门癌、食管癌、乳腺癌、白血病、宫颈癌、膀胱癌和鼻咽癌。防控癌症最好的方法是预防和早期发现。相当一部分癌症有警示症状,只要保持警惕,及时就诊,就可以早期发现。

健康收益

癌症发现越早,治疗效果越好。随着癌症的早期发现、早期治疗以及治疗新方法的不断推出,疗效不断提高,大约 30% 的癌症死亡是可以避免的。

癌症危险信号的识别

出现以下可疑癌症表现之一,请及时就医检查。

1. 全身性表现(可见于所有癌症)

原因不明的进行性消瘦、贫血、乏力、发热;

原因不明的全身性疼痛、骨关节疼痛;

发现逐渐增大的肿块,如颈部、锁骨上、腋窝下、乳腺、腹部等。

2. 肺癌

久治不愈的干咳或痰中带血,特别是 45 岁以上吸烟男性;

原因不明的咯血、胸闷、胸痛;

压迫症状:声音嘶哑、呼吸困难、咽下困难;

肺外症状:肌无力或肌肉萎缩,杵状指(手指、脚趾末端膨大,如鼓槌状),男性乳房肥大,脑卒中表现。

3. 肝癌

长期消化不良;

原因不明的恶心、呕吐、腹胀腹泻、乏力;

右肋下隐痛;

反复牙龈出血、鼻出血、皮下瘀斑等。

4. 胃癌

进行性食欲减退、厌食、易饱感；

上腹部胀满不适、隐痛；

胃痛规律及性质改变；

反复呕血、黑便。

5. 食管癌

进食时有哽噎感；

胸骨后烧灼感、异物感或疼痛；

进行性咽下困难。

6. 结直肠癌

不明原因的腹痛、便血；

大便习惯改变，腹泻、便秘（或腹泻便秘交替出现）；

大便变细、变形。

7. 乳腺癌

乳房肿块，质硬，多为单发；

乳头有血性分泌物；

乳房皮肤呈橘皮样改变；

两侧乳房不对称，乳头回缩、内陷。

8. 宫颈癌

异常阴道出血；

接触性出血；

白带增多，呈血性或洗肉水样；

下腹痛、腰痛。

9. 鼻咽癌

回缩性血涕（抽吸鼻涕带血）；

耳鸣、听力下降、耳内闭塞感；

鼻塞、鼻出血；

单侧头痛、复视、面部及舌体麻木。

参考来源

中国疾病预防控制中心淮河流域癌症综合防治项目 . 预防癌症 健康生活［R］. https://ncncd.chinacdc.cn/jgsz/zlfks/201304/P020130418500366415055.pdf.

83. 主要癌症筛查和早诊早治

癌症筛查和早诊早治是癌症防控的有效途径之一。癌症筛查是在表面健康的人群中，运用快速、简便的检验、检查或其他方法，针对常见癌症进行的身体检查。通过检查让受检者知晓自身患癌风险，发现早期癌症或癌前病变，从而对癌症进行早期发现、早期诊断和早期治疗。2022年4月15—21日第28个全国肿瘤防治宣传周期间，国家癌症中心发布了肺癌、胃癌、食管癌、结直肠癌、乳腺癌、肝癌6种主要癌症筛查和早诊早治方法。

健康收益

早期干预是有效降低癌症发病率和死亡率的重要手段，对癌症等重大慢性疾病而言，"早"就意味着机会，意味着生命。

具体筛查方法

1. 肺癌　采用低剂量螺旋CT（LDCT）筛查，肺癌高风险人群每年进行一次低剂量螺旋CT（LDCT）筛查。

肺癌高风险人群为40～74岁，且符合以下任一条件者：

（1）吸烟：吸烟≥30包/年，包括曾经吸烟≥30包/年，但戒烟不足15年。

（2）被动吸烟：与吸烟者共同生活或同室工作>20年。

（3）有慢性阻塞性肺疾病史。

（4）有职业暴露史（石棉、氡、铍、铬、镉、镍、硅、煤烟和煤烟灰）至少1年。

（5）有一级亲属确诊肺癌。

2. 胃癌　首选胃镜检查，其次是幽门螺杆菌、胃蛋白酶原、胃泌素检测。胃癌高风险人群应接受1次胃镜检查。如无异常，建议之后每2～3年进行1次胃镜检查；如发现异常，建议之后每年进行1次胃镜检查。

胃癌高风险人群为40岁以上，且具有以下任一特征者：

（1）感染幽门螺杆菌。

（2）长期抽烟饮酒。

（3）有胃癌家族史。

（4）生活在胃癌高发地区。

（5）有萎缩性胃炎、胃溃疡、胃息肉等症状。

3. 食管癌　采用内镜检查。食管癌高风险人群应接受 1 次内镜检查。如无异常，建议之后每 2 ～ 3 年进行 1 次内镜检查；如发现异常，建议之后每年进行 1 次内镜检查。

食管癌高风险人群为 40 岁以上，且符合以下任一特征者：

（1）长期抽烟饮酒。

（2）有食管癌家族史。

（3）生活在食管癌高发地区。

（4）喜烫食、腌渍、粗硬食物。

（5）有反复反酸、吞咽困难、食管内异物感、Barrett 食管、食管炎或癌前病变等症状。

4. 结直肠癌　首选肠镜和粪便潜血检测，其次为肿瘤标志物、基因检测。推荐 40 ～ 75 岁高风险人群、50 ～ 74 岁中低危风险人群接受结直肠癌筛查。每 5 ～ 10 年进行 1 次高质量结肠镜检查；每年进行 1 次粪便免疫化学试验（FIT）检查。

40 岁及以上人群中，具有以下危险因素中的 4 项及以上者，评估为结直肠癌高风险人群。

（1）年龄高于 50 岁（年龄高于 60 岁作为两项危险因素）。

（2）男性。

（3）一级亲属结直肠癌家族史。

（4）吸烟或曾经吸烟。

（5）体质指数 $\geqslant 23\text{kg/m}^2$。

如粪便潜血试验呈阳性，则直接评估为结直肠癌高风险人群。

5. 乳腺癌　对高风险人群及致密型乳腺的一般风险人群，首选乳腺超声联合乳腺 X 线摄影进行筛查；对于一般风险人群，推荐单独使用乳腺超声进行筛查。高风险人群宜从 40 岁开始每年进行 1 次乳腺癌筛查；乳腺癌一般风险女性即除了乳腺癌高风险人群以外的所有适龄女性，45 ～ 70 岁期间应每 1 ～ 2 年进行 1 次乳腺癌筛查。

符合下列（1）、（2）和（3）任一条件的女性即为乳腺癌高风险人群。

（1）具有家族遗传史，且具备以下任意一项者：①一级亲属有乳腺癌或卵巢癌史；②二级亲属 50 岁前，患乳腺癌 2 人及以上；③二级亲属 50 岁前，患卵巢癌 2 人及以上；④至少 1 位一级亲属携带已知 BRCA1/2 基因致病性遗传突变，或自身携带 BRCA1/2 基因致病性遗传突变。

（2）具备以下任意一项者：①月经初潮年龄 ≤ 12 岁；②绝经年龄 ≥ 55 岁；③有乳腺活检史或乳腺良性疾病手术史，或病理证实的乳腺（小叶或导管）不典型增生病史；④使用"雌孕激素联合"的激素替代治疗 ≥ 6 个月；⑤ 45 岁后乳腺 X 线检查提示乳腺实质（或乳房密度）类型为不均匀致密性或致密性。

（3）具备以下任意两项者：①无哺乳史或哺乳时间 < 4 个月；②无活产史（含从未生育、流产、死胎）或初次活产年龄 ≥ 30 岁；③仅使用"雌激素"的激素替代治疗 ≥ 6 个月；④流产（含自然流产和人工流产）≥ 2 次。

6.肝癌　首选血清甲胎蛋白检测联合腹部超声检查。建议高风险人群进行血清甲胎蛋白检测联合腹部超声检查,根据综合结果进一步确定诊断、治疗及复查方案。对于肝癌高风险人群,需每半年做 1 次定期检查;对于正常人群,包括没有肝炎病史的人群需要每年进行 1 次健康体检。

肝癌高风险人群为男性 45～74 岁、女性 50～74 岁,符合以下任一条件者:①乙型肝炎病毒表面抗原(HBsAg)阳性;②丙型肝炎病毒(HCV)感染史;③肝硬化病史;④一级或二级亲属有肝癌史。

参考来源

国家癌症中心.国家癌症中心总结主要癌症筛查和早诊早治方法[EB/OL].(2022-04-14)[2022-11-28].中国科学报.https://news.sciencenet.cn/htmlnews/2022/4/477262.shtm.

84. 其他癌症筛查与早诊早治

2019 年，国务院颁布《健康中国行动（2019—2030 年）》，癌症防治行动作为 15 个行动之一，明确提出提高癌症防治知识知晓率和重点癌症的早期诊断率。健康教育、改变不健康生活习惯、远离危险因素暴露、定期参加防癌体检是有效降低癌症发病率和死亡率的重要手段。国家癌症中心的报告显示，我国有 15 种常见癌症，除了肺癌、胃癌、食管癌、结直肠癌、乳腺癌、肝癌 6 种主要癌症类型外，还包括宫颈癌、甲状腺癌、前列腺癌、子宫内膜癌、脑瘤、卵巢癌、胰腺癌、膀胱癌、鼻咽癌 9 种癌症，其预防措施、早期症状和筛查方法如下。

1. 宫颈癌

（1）如何预防：①接种 HPV 预防性疫苗；②避免高危性行为；③推迟初次性行为年龄；④不吸烟或戒烟；⑤积极预防并治疗慢性宫颈炎等疾病。

（2）早期症状：早期可能没有任何症状，需警惕症状：接触性阴道出血、不规则阴道出血或绝经后阴道出血，血性白带、白带增多等异常。

（3）高危人群：①高危型 HPV 感染者；②有 HIV 感染史或性传播疾病史；③过早开始性生活、有多个性伴侣者；④吸烟者；⑤既往因宫颈癌及癌前病变接受过治疗者。

（4）早筛方法：根据我国子宫颈癌发病年龄特点，推荐有性生活或已婚女性的筛查起始年龄为 25～30 岁，每 3 年进行 1 次细胞学检查。HIV 感染者或机体免疫功能低下的女性可酌情提前。

2. 甲状腺癌

（1）如何预防：①加强职业防护措施，避免辐射因素过度暴露；②避免头颈部放射线照射和放射性尘埃接触，减少不必要的医疗辐射暴露；③健康生活，合理饮食，维持适量碘摄入，增加运动；④合理疏导不良情绪，保持良好心态。

（2）早期症状：早期临床表现不明显，通常是偶然发现颈部甲状腺有质硬而高低不平的肿块。肿块会逐渐增大，随吞咽上下活动。

（3）高危人群：①女性；②具有甲状腺癌既往史或家族史者；③童年期头颈部放射线照射史或放射线尘埃接触史者；④由于其他疾病，头颈部接受过放疗的个体；⑤甲状腺结节＞1cm，伴持续性声音嘶哑、发声困难、吞咽困难或呼吸困难，且排除声带病变（炎症、息肉等）；⑥甲状腺结节＞1cm，伴颈部淋巴结肿大；⑦低碘或高碘饮食人群。

（4）早筛方法：目前甲状腺癌筛查效果证据不足，不推荐在一般人群中开展甲状腺癌筛查。

3. 前列腺癌

（1）如何预防：①减少动物脂肪摄入；②适当饮用绿茶，增加大豆、水果、蔬菜和维生素 E 的摄入。

（2）早期症状：早期的前列腺癌多局限在前列腺内未侵犯前列腺周围组织，往往无明显临床表现。

（3）高危人群：①年龄＞50 岁；②年龄＞45 岁且有前列腺癌家族史；③年龄＞40 岁且前列腺特异性抗原＞1μg/L。

（4）早筛方法：建议 50 岁以上且身体状况良好的男性定期体检，高危个体可每 2 年进行 1 次血清前列腺特异性抗原检测。

4. 子宫内膜癌

（1）如何预防：①控制体重，坚持体育锻炼，避免肥胖；②正确掌握雌激素应用指征及方法；③定期进行妇科检查。

（2）早期症状：早期症状主要表现为阴道出血，尤其是绝经的女性又出现阴道流血或绝经过渡期女性出现月经紊乱、不规则阴道出血，应引起高度重视。

（3）高危人群：①年龄 50～69 岁、围绝经期、绝经后或未生育的女性；②肥胖、糖尿病或糖耐量异常者；③林奇综合征等相关遗传疾病病史者；④雌激素水平增高者或他莫昔芬等药物使用者；⑤ *BRCA1* 和 *BRCA2* 胚系突变基因携带者；⑥一级亲属有子宫内膜癌病变者。

（4）早筛方法：建议女性定期体检，高危个体定期进行子宫 B 超检查，如发现内膜增厚等异常情况，根据医生建议进行宫腔镜检查。

5. 脑瘤

（1）如何预防：①减少或远离电离辐射及有害化学物品的接触和暴露；②养成良好生活习惯，少熬夜，戒烟限酒；③合理膳食，多吃新鲜蔬菜水果，不吃过期、变质或被污染的食物；④有良好的心态应对压力，劳逸结合，不要过度疲劳；⑤加强体育锻炼，增强体质，多在阳光下运动。

（2）早期症状：当发生不明原因的剧烈头痛时须警惕，若同时出现恶心、喷射样呕吐，视力、听力、语言和运动功能障碍等异常，应及时就医。

（3）高危人群：①电离辐射是脑胶质瘤和脑膜瘤较为明确的高危因素，较小剂量的辐射也可以使脑胶质瘤和脑膜瘤的发病率增加；②遗传因素，人体基因缺陷或突变可形成颅内肿瘤，如多发性神经纤维瘤属神经系统遗传性肿瘤，约半数患者有家族史；③化学因素，动物实验证实多种化学物是诱发脑瘤的原因。

（4）早筛方法：不推荐开展人群组织性脑瘤筛查。但对于出现脑瘤典型早期症状者，建议定期体检，必要时可进行 CT 或 MRI 检查。

6. 卵巢癌

（1）如何预防：①坚持体育锻炼，控制体重，避免肥胖；②不吸烟，保持健康的生活方式；③在医生指导下进行激素治疗；④高危人群定期体检。

（2）早期症状：早期卵巢癌通常没有症状，晚期症状也不典型，但出现以下症状应警惕：腹部或骨盆疼痛、肿胀或压迫感；阴道不规则出血或出血严重，尤其是绝经后；出现带血的阴道分泌物等。

（3）高危人群：①年龄处于围绝经期或绝经后；②肥胖；③月经初潮年龄≤12岁、绝经年龄≥55岁；④吸烟；⑤患有子宫内膜异位症等疾病；⑥绝经期激素治疗；⑦有卵巢癌家族史。

（4）早筛方法：目前尚无理想有效的卵巢癌筛查方法。

7. 胰腺癌

（1）如何预防：①及时治疗和控制糖尿病；②健康生活方式，戒烟限酒，控制体重；③合理饮食，营养均衡，多吃新鲜水果蔬菜；④保持良好的精神状态，采取乐观的生活态度。

（2）早期症状：胰腺癌患者常表现为上腹部不适、腰背部痛、黄疸、消化不良或腹泻、食欲减退、体重下降等。

（3）高危人群：年龄≥50岁且符合下列任一条件者：①有 *CDKN2A*、*TP53*、*BRCA2* 等胰腺癌相关基因突变者；②有胰腺癌家族史者；③有慢性胰腺炎、黏液性胰腺囊肿病史者；④糖尿病患者，尤其是50岁及以上的新发糖尿病患者；⑤长期吸烟、饮酒人群；⑥超重（BMI ≥24kg/m^2）人群。

（4）早筛方法：目前胰腺癌筛查效果证据不足，不推荐开展人群组织性胰腺癌筛查。

8. 膀胱癌

（1）如何预防：①戒烟；②饮用安全的水；③避免芳香胺类物质的职业暴露；④避免马兜铃酸摄入。

（2）早期症状：膀胱癌的早期症状主要是出现间歇性无痛肉眼血尿，也有部分患者仅表现为镜下血尿或尿频、尿急等症状。

（3）高危人群：①年龄＞50岁；②长期从事染料、皮革、金属机械制造、有机化学原料等行业的职工及与联苯胺、4-氨基联苯、α-萘胺、β-萘胺等致癌物长期接触者；③有膀胱癌家族史者。

（4）早筛方法：目前膀胱癌筛查效果证据不足，不推荐膀胱癌的整体人群筛查。但对于高危人群，建议定期查体，必要时可行盆腔B超、膀胱镜及盆腔CT、MRI等检查。

9. 鼻咽癌

（1）如何预防：①避免EB病毒感染，EB病毒可通过唾液传播，感染多发生在婴幼儿阶段；②注意饮食结构和生活习惯，少吃咸鱼、腌肉和腌菜等含大量亚硝胺类的食物；③戒烟。

（2）早期症状：如出现涕中带血、鼻塞、耳鸣与听力下降、头痛、面部麻木、咀嚼困难、复视、颈部肿块等症状，需警惕。

（3）高危人群：①鼻咽癌高发地区居民；②年龄30～59岁；③头颈部检查有可疑病变者；④具有鼻咽癌家族史者；⑤EB病毒检测阳性者。

（4）早筛方法：目前仅推荐在鼻咽癌高发地区针对高危人群开展鼻咽癌筛查，以询问疾病史、颈部淋巴结触诊、血清 EB 病毒抗体检测、鼻咽镜检查四种筛查方法较为常用。

参考来源

国家癌症中心 . 癌症预防与筛查指南（科普版）［M］. 北京：人民卫生出版社，2021.

呼吸系统疾病
防控篇

85. 测一测您的肺功能

肺功能检查是判断呼吸道气流受限制的客观检查方法,是呼吸系统疾病诊断的重要检查项目之一。临床上常用的肺功能检查项目包括肺容积、肺通气功能、支气管激发试验、支气管舒张试验、肺弥散功能检查、气道阻力检查和运动心肺功能检查。此外,肺功能检查还用于公共卫生流行病学调查和医学研究,用来监测药物及其他干预治疗的反应,评估呼吸康复治疗的效果。

健康收益

肺功能检查安全、无创、较容易进行,是诊断慢性阻塞性肺疾病(慢阻肺)的"金标准"。通过肺功能检查可以早期发现慢阻肺,及早治疗,避免疾病加重。2015 年美国胸科学会主席在首个"世界肺功能日"呼吁:像量血压一样测量肺功能。

具体做法

1. 哪些人群需要进行肺功能检查

40 岁以上,有以下高危因素者建议进行肺功能检查。

(1)长期吸烟及二手烟暴露者。

(2)呼吸困难、慢性咳嗽咳痰人群、(可疑)慢阻肺人群。

(3)哮喘、可疑哮喘、气道高反应者(指气道遇到刺激物,无论是过敏原,还是异味、冷空气,产生比较强烈的收缩,可能表现成刺激性咳嗽)。

(4)接触粉尘及有害气体者。

(5)先天性肺发育不良者。

(6)儿童期反复呼吸系统感染史等。

(7)常暴露于生物燃料及厨房油烟等室内及室外空气污染环境中的人群。

(8)有慢阻肺家族史者。

2. 肺功能检查基本操作流程

(1)平静呼吸数次。

(2)尽力深吸一口气。

(3)迅速用力吹出直到呼气末曲线达到平台。

（4）再尽力深吸一口气（呼出多少应吸入多少，回到呼气起点水平）。

注意事项

肺功能检查是无创的诊断方法。但因为检查的特殊性，并不适合所有人。有以下几种情况者不建议进行肺功能检查。

1. 绝对禁忌（应该取消或延期）

（1）近三个月内有过心肌梗死、脑卒中、休克。

（2）近一个月内有过严重心律失常、心功能不全、不稳定型心绞痛、大咯血等。

（3）癫痫发作需要药物治疗。

（4）未经控制的高血压患者（收缩压＞200mmHg 和 / 或舒张压＞100mmHg）。

（5）有主动脉瘤、严重的甲状腺功能亢进。

2. 相对禁忌（需要专业评估）

（1）心率＞120 次 /min。

（2）气胸、巨大肺大疱且不做手术治疗者。

（3）妊娠、哺乳妇女谨慎做用力呼气的肺功能检查。

（4）鼓膜穿孔者。

（5）哮喘发作严重期。

（6）当日气管镜手术后仍出血的患者。

（7）近 4 周内有呼吸道感染、免疫力低下，以及存在肺结核、流感等呼吸道传染性疾病。

参考来源

1. 国家呼吸医学培训平台 . 基层呼吸系统疾病早期筛查干预能力提升项目［EB/OL］. https://training.chinancrm.org.cn/.

2. 中国疾病预防控制中心慢性非传染性疾病预防控制中心 . 中国居民慢性呼吸病预防干预（居民管理手册）［R］. 2020.

86. 峰流速仪

峰流速仪是一种即客观又简便的肺功能测试装置,通过监测气体从肺部进出的状况测量肺功能的重要参数"呼气峰流速"或"最大呼气流量"(peak expiratory flow,PEF),可用于哮喘和支气管炎的病情评估和管理。按照原理和结构,峰流速仪可分为机械式和电子式两大类。机械式峰流速仪通过气流推动游标移动来测定哮喘患者的PEF。电子峰流速仪由压力感受元件组成,呼出气体给予感受器压力,通过处理器转换得到呼气流量峰值。

健康收益

全球哮喘防治倡议(Global Initiative for Asthma,GINA)和我国《支气管哮喘防治指南》都将呼气峰流速(PEF)测定作为哮喘急性发作期和非急性发作期病情严重度分级和判断的一项重要指标。此外,应用峰流速仪检测患者的PEF,对于哮喘的治疗和评估都十分重要。

1. 哮喘诊断 多次PEF检测有助于诊断职业性哮喘。对于基层医疗机构,通过峰流速仪测定PEF变异率,可以反映患者呼吸道气流受限程度,进行哮喘诊断,如患者具备气流受限的客观检查指标,并除外由其他疾病引起的喘息、气急、胸闷和咳嗽,即可诊断为哮喘。

2. 哮喘病情监测、治疗与评估 一旦确诊为哮喘,可通过PEF短期监测来评估患者对治疗的反应,评估触发病情恶化的诱因,或为整个治疗计划建立基线。哮喘治疗过程中对患者连续进行评估,可用于观察治疗反应并调整治疗方案。PEF对于哮喘患者阶梯式治疗方案升级或降级的调整、获得良好的哮喘控制、降低急性发作风险有重要的意义。另外,哮喘患者使用峰流速仪监测自身PEF,记录哮喘日记或绘成图表,可以掌握哮喘发作规律,也有助于降低病情恶化的风险,提高治疗的依从性。

具体做法

1. 峰流速仪使用前,先做好两点检查:①检查呼气峰流速仪游标活动是否正常:若游标上下移动不灵活,或游标随峰流速仪的摆动而"随意"移动,则应当弃用。②手指将峰流速仪的红色游标箭头拨到"0"位,拿峰流速仪的手不要妨碍指针活动。

2. PEF检查时,推荐站立位,可帮助患者更好地用力。同时水平位手持峰流速仪,注意手指不要阻挡游标移动。

3. 将透明口含器粗的一头,与峰流速仪圆口接口部套紧,将口含器安装好,站立。

4. 受试者快而用力地深吸一口气至肺总量位,将嘴唇包住口含器,随后迅速含住峰流速仪的咬口(舌头不要堵住咬口),以最大力气和最快速度爆发呼气。

5. 注意嘴唇四周不要漏气,然后在最短的时间内,用力将气一下子呼尽,这时记录红色游标指针所指刻度处的数值(电子式可直接读取数值),此值就是患者的最大呼气流量值。

6. 把指针拨到"0"的位置。

7. 重复以上流程三次,取最大值并记录。

注意事项

1. 峰流速仪使用前需要消毒,仅限于专人使用。

2. 峰流速仪应谨防摔跌,经常检查是否受损、红色游标指针的动作是否正常;如发现峰流速仪有异常现象,应停止使用。

3. 重症哮喘患者,在呼吸困难时不宜使用峰流速仪。

参考来源
费霞,张雪,张旻,等.呼气峰流速仪在哮喘诊治中的应用价值[J].上海医学,2017,40(2):126-128.

87. 呼吸功能训练操

呼吸功能训练操是一种腹式呼吸和缩唇呼吸联合应用的呼吸康复训练方式。呼吸操通过增强膈肌、腹肌和下胸部肌肉的活动度,加深呼吸幅度,增大通气量,利于肺泡残气排出,从而改善肺通气功能,增加气体交换。呼吸功能训练操能有效调节人体五脏六腑,尤其适合呼吸系统疾病患者的康复训练。

健康收益

1. 呼吸功能训练可以增强胸廓的活动,协调各种呼吸肌的功能,增加肺活量和吸氧量,并通过影响神经、循环、消化等系统的功能,改善全身状况。

2. 呼吸功能训练无创无痛,简单方便,且无需任何额外开支,容易被患者接受,因此有学者建议把呼吸功能训练作为多种疾病恢复阶段早期主要的锻炼方法,并可作为其他康复方法的辅助措施。

3. 缩唇呼吸可延缓呼气流速,减慢呼吸频率,使支气管内压增加,便于肺泡内气体的排空,减少残气量,增加肺泡通气量,改善缺氧状况,吸气后屏气 2～3 秒可改善吸入气体分布不均的状态和低氧现象,并可使部分萎缩的肺泡有机会重新张开。

具体做法

呼吸功能训练操应在餐后 1～2 小时进行,以不感到疲劳为宜,出汗后注意保暖。

1. 缩唇呼吸练习　坐位或站立调整呼吸,用鼻吸气并将嘴唇缩成吹笛状,使气体通过缩窄的口形徐徐呼出,吸气与呼气之比为 1：2,缩唇呼吸练习 5 分钟。

2. 腹式呼吸练习　放松全身肌肉,吸气时腹肌放松,使腹部隆起,呼气时腹肌收缩,腹部凹下,腹式呼吸锻炼开始初期每天 2 次,每次 10～15 分钟,熟练掌握后,可逐渐增加次数,并可在卧位、站立、坐位及行走时随时随地进行锻炼,最终形成一种自觉的习惯呼吸方式。

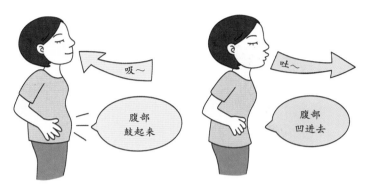

腹式呼吸

3.全身性呼吸操练习　指将腹式呼吸、缩唇呼吸和扩胸、弯腰、下蹲等动作结合在一起的锻炼方式,具体步骤如下。

（1）平静呼吸；

（2）立位吸气,前倾位呼气；

（3）单举上臂吸气,双手压腹呼气；

（4）平举双臂吸气,双臂下垂呼气；

（5）平伸上肢吸气,双手压腹呼气；

（6）抱头吸气,转体呼气；

（7）立位上肢上举吸气,蹲位呼气；

（8）腹式缩唇呼吸,平静呼吸。

在进行锻炼时,可结合患者的具体情况选用,不一定将以上所有动作贯穿始终,如病情较重者可不用蹲位等姿势。

第一节　平静呼吸

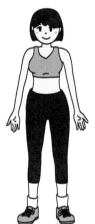

第二节　立位吸气　前倾位呼气

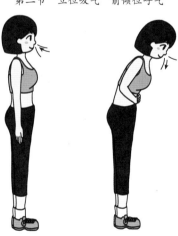

第三节　单举上臂吸气　双手轻压腹呼气

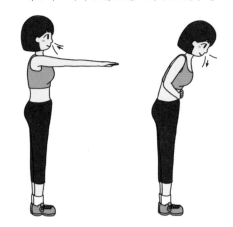

第四节　平举双臂吸气　双臂下垂呼气

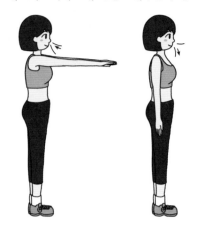

第五节　平伸上肢吸气　双手压腹呼气

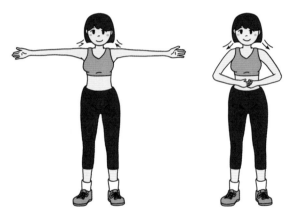

第六节　抱头吸气　转体呼气

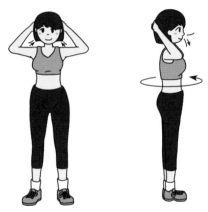

第七节　立位上肢上举吸气　蹲位呼气

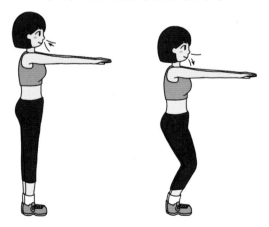

第八节　腹式缩唇呼吸

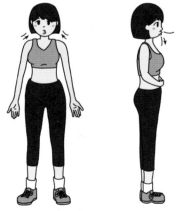

先缓慢呼气　用鼻吸气　嘴巴成鱼嘴状
缓慢呼气　双手轻压腹部　尽量呼出气体

全身性呼吸操练习

4. 人工呼吸阻力训练　选择合适的塑料瓶(容量 800～1000 ml),先深吸气,然后含住瓶口,尽力将肺内气体吹入瓶内,3～5min/ 次,3～4 次 / 天。人工呼吸阻力训练可防止小气道过早闭合,有效排出肺内残留气体,改善通气功能。

参考来源

1. 温静,张立洁 . 呼吸操的方法及原理[J]. 中国城乡企业卫生,2006(2):49-50.

2. 居朝霞,刘霞英,陆忠华,等 . 呼吸训练在慢性阻塞性肺疾病患者康复中的应用[J]. 中国老年学杂志,2010,30(1):284-285.

88. 慢性病患者流感疫苗接种

流感疫苗是预防流感病毒引起的流行性感冒(简称流感)的疫苗,适用于任何可能感染流感病毒的健康人,每年在流行季节前接种一次,免疫力可持续一年。我国现已批准上市的流感疫苗有三价灭活流感疫苗(IIV3)、四价灭活流感疫苗(IIV4)和三价减毒活疫苗(LAIV3)。目前,流感疫苗在我国大多数地区属于非免疫规划疫苗,公民自费、自愿接种。

健康收益

人群对流感病毒普遍易感,没有年龄、性别差异。但患有哮喘、慢阻肺等慢性呼吸系统疾病,糖尿病、心脏病等慢性基础性疾病的人群在感染流感病毒后,发生病情加重、严重并发症甚至死亡的风险较其他人群高。每年接种流感疫苗是预防流感最经济有效的手段,可以显著降低接种者罹患流感和发生严重并发症的风险。

具体做法

1. 接种对象   优先推荐心血管疾病(单纯高血压除外)、慢性呼吸系统疾病、肝肾功能不全、血液病、神经系统疾病、神经肌肉功能障碍、代谢性疾病(包括糖尿病)等慢性病患者,以及患有免疫抑制疾病或免疫功能低下者接种流感疫苗。

2. 接种时机   我国各地每年流感活动高峰出现的时间和持续时间不同,为保证受种者在流感高发季节前获得免疫保护,建议在疫苗可及后尽快接种,最好在 10 月底前完成流感疫苗接种。

注意事项

1. 慎用情况   血小板减少症患者或任何凝血功能紊乱患者。

2. 接种禁忌证

(1)对疫苗中所含任何成分(包括辅料、甲醛、裂解剂及抗生素)过敏者。

(2)发热或不伴发热症状的轻中度急性疾病者,建议症状消退后再接种。

(3)上次接种流感疫苗后 6 周内出现吉兰 - 巴雷综合征,虽不是禁忌证,但应特别注意。

（4）具体疫苗产品的接种禁忌证,应参考产品说明书和医生的建议。

参考来源

中华预防医学会. 预防接种知情告知专家共识(下)[J]. 中华流行病学杂志,2021,27（3）:382-413.

89. 家庭氧疗

家庭氧疗是指患者病情稳定后,在家中继续长期吸氧的治疗手段,是纠正缺氧、提升生活质量的重要措施。长期家庭氧疗也是慢性阻塞性肺疾病患者稳定期管理的治疗措施之一。

健康收益

家庭氧疗可以缓解和纠正低氧血症,减轻肺动脉高压、延缓右心衰竭;改善慢性阻塞性肺疾病患者的肺功能、延缓病情进展;提高患者的生存质量,延长患者的生存期。

具体做法

1. **准备工作** 进行家庭氧疗前,首先应根据疾病需求选择鼻导管、鼻罩、面罩等吸氧器具,以及氧气瓶和制氧机等供氧装置。相比制氧机,氧气瓶不仅笨重,储氧量有限,还须反复到医疗单位补充氧气,且氧气为助燃剂,存在一定安全隐患。因此,长期家庭氧疗患者应尽可能选用制氧机。

2. **氧流量的调整** 目前国内长期家庭氧疗处方大部分以持续的低流量为主,一般 $1 \sim 2L/min$,尽量避免高浓度吸氧,应维持指脉氧至少达到 90% 的目标氧饱和度,并应根据不断变化的需求调整氧气流量。

3. **确保足够的氧疗时间** 目前指南建议长期家庭氧疗的时长至少为 15 小时 / 天,应尽可能多地延长氧疗时间,最佳氧疗时长是 24 小时 / 天。

注意事项

1. **正确评价氧疗效果** 吸氧期间须密切观察氧疗效果,若心慌、呼吸困难等不适症状有所缓解,说明氧疗有效;若疗效不佳,应寻求医生帮助,寻找原因。

2. **注意呼吸道管理** 氧疗同时应注意呼吸道的温湿化,吸入的氧气应通过湿化瓶和必要的加温装置,防止干冷的气体刺激呼吸道黏膜,诱发咳嗽,或造成痰液干燥形成痰痂,不易咳出。

3. **防止污染和导管堵塞。**

4. **注意用氧安全,防火、防震荡。**

参考来源

1. 李育莲,李红. 慢性阻塞性肺疾病患者长期家庭氧疗护理的研究进展[J]. 中华护理杂志,2019,54(11):1746-1751.

2. American Thoracic Society. Home Oxygen Therapy for Adults with Chronic Lung Disease[J]. Am J Respir Crit Care Med,2020,202(10):e121-e141.

糖尿病防控篇

90. 糖尿病发病风险评估和高危人群识别

糖尿病发病风险评估是指通过合理有效的手段,收集糖尿病相关危险因素的资料,利用各种评估工具,对健康相关信息进行整理和分析,预测个人在未来一定时间内发生糖尿病的可能性。基于糖尿病风险评估结果,可为个体按需提供有针对性的控制和干预。

健康收益

开展糖尿病风险评估可获得以下健康收益:

1. 有利于制定个体化健康管理措施。
2. 指导开展健康管理人群分类,筛选出不同风险人群,开展分层管理。
3. 帮助个体全面认识健康危险因素。
4. 激发个人对改变生活方式以利健康的主观能动性。
5. 评估干预措施的有效性。

具体做法

1. 糖尿病发病风险评估 《中国 2 型糖尿病防治指南(2020 年版)》推荐采用评分表(表 3-90-1)的方式对 20～74 岁人群进行糖尿病发病风险评估。

(1)结合被评估者的个人情况,对年龄、性别、体质指数、腰围、收缩压、家族史等因素逐项进行评分。

(2)根据各项因素得分计算总分:①总分<25 分,表明发生糖尿病风险不高,建议积极践行健康生活方式,如合理膳食、坚持运动、戒烟限酒等预防糖尿病。②总分≥25 分,表明发生糖尿病的风险较高,应在医生的指导下进行糖尿病诊断检查。

表 3-90-1　糖尿病发病风险评分表

评分指标	分值	评分指标	分值
您的年龄 / 岁		您的体质指数 /（kg·m⁻²）	
20～24	0	<22.0	0
25～34	4	22.0～23.9	1
35～39	8	24.0～29.9	3
40～44	11	≥30.0	5
45～49	12	您的腰围 /cm	
50～54	13	男性＜75.0 女性＜70.0	0
55～59	15		
60～64	16	男性 75.0～79.9 女性 70.0～74.9	3
64～74	18		
您血压的收缩压值 /mmHg		男性 80.0～84.9 女性 75.0～79.9	5
＜110	0		
110～119	1	男性 85.0～89.9 女性 80.0～84.9	7
120～129	3		
130～139	6	男性 90.0～94.9 女性 85.0～89.9	8
140～149	7		
150～159	8	男性≥95.0 女性≥90.0	10
≥160	10		
您的性别		您的亲戚（父母、同胞、子女）是否被诊断患有糖尿病	
女性	0	无	0
男性	2	有	6

2. 糖尿病高危人群识别　符合下列任一项者即为糖尿病高危人群。

（1）有糖尿病前期史。

（2）年龄≥40 岁。

（3）体质指数（BMI）≥24kg/m² 和 / 或中心型肥胖（男性腰围≥90cm、女性腰围≥85cm）。

（4）一级亲属有糖尿病史。

（5）缺乏体力活动者。

（6）有巨大胎儿分娩史或有妊娠期糖尿病病史的女性。

（7）有多囊卵巢综合征病史的女性。

（8）有黑棘皮病者。

（9）有高血压病史，或正在接受降压治疗者。

（10）高密度脂蛋白胆固醇<0.90mmol/L 和／或甘油三酯>2.22mmol/L，或正在接受调脂药治疗。

（11）有动脉粥样硬化性心血管疾病（ASCVD）史。

（12）有类固醇类药物使用史。

（13）长期接受抗精神病药物或抗抑郁症药物治疗。

（14）中国糖尿病风险评分总分≥25 分。

参考来源

1. 白雅敏 . 慢性病高风险人群健康管理指南［M］. 北京 : 中国人口出版社, 2015.

2. 北京市疾病预防控制中心 . 预防慢病 守护健康 知识读本 1.0［M/OL］. 北京市疾病预防控制中心, 2020. https://www.bjcdc.org/upload/news/1600045038093.pdf.

3. 中华医学会糖尿病学分会 . 中国 2 型糖尿病防治指南（2020 年版）［J］. 中华糖尿病杂志, 2021, 13（4）:315-409.

91. 血糖测量

血糖测量方法包括利用血糖仪进行毛细血管血糖监测、动态血糖监测（continuous glucose monitoring,CGM）、糖化白蛋白（glycated albumin,GA）和糖化血红蛋白（glycosylated hemoglobin type A_{1c},HbA_{1c}）的检测等。毛细血管血糖监测是血糖测量的主要形式，包括患者自我血糖监测和医院内床边快速血糖检测。

健康收益

血糖测量是糖尿病管理的重要组成部分，其结果有助于评估糖尿病患者糖代谢紊乱的程度，制定合理的降糖方案，同时也可反映降糖治疗的效果并指导治疗方案的调整。

1. 糖化血红蛋白（HbA_{1c}）在临床上已作为评估长期血糖控制状况的"金标准"，也是临床上决定是否需要调整治疗的重要依据。糖尿病患者治疗之初建议每 3 个月检测 1 次，正常参考值为 4%～6%。

2. 糖化白蛋白（GA）能反映检测前 2～3 周的平均血糖水平，正常参考值为 11%～17%，是评价患者短期糖代谢控制情况的良好指标。

3. 动态血糖监测（CGM）是指通过葡萄糖传感器连续监测皮下组织间液的葡萄糖浓度变化的技术，可以提供更全面的血糖信息，了解血糖变化的特点，包括回顾性、实时以及扫描式 CGM 系统。

4. 毛细血管血糖监测能反映实时血糖水平，评估餐前、餐后高血糖，生活事件（饮食、运动、情绪及应激等）以及药物对血糖的影响，及时发现低血糖，有助于为患者制定个体化生活方式干预、优化药物干预方案，提高治疗的有效性和安全性，是糖尿病患者日常管理重要和基础的手段。自我血糖监测可帮助患者更好地了解自己的疾病状态，积极参与糖尿病管理，从而提高治疗依从性。建议所有糖尿病患者均进行自我血糖监测。

具体做法

因糖化血红蛋白（HbA_{1c}）、糖化白蛋白（GA）及动态血糖监测（CGM）均需要专业人员进行操作，本部分仅介绍自我血糖监测方法。

1. 血糖控制目标　　血糖控制目标应该个体化，推荐一般成人 2 型糖尿病患者（T2DM）自我血糖监测的空腹血糖控制目标为 4.4～7.0mmol/L，非空腹血糖控制目标为<10.0mmol/L。

2. 血糖监测时间点的选择　　血糖监测的时间点包括餐前、餐后 2 小时、睡前及夜间（一般为凌晨 2:00—3:00)。不同监测时间点的适用范围如下。

(1)餐前血糖监测适用于血糖水平很高或有低血糖风险时。

(2)餐后 2 小时血糖监测适用于空腹血糖已获良好控制但糖化血红蛋白(HbA_{1c})仍不达标者,及需要了解饮食和运动对血糖影响者。

(3)睡前血糖监测适用于注射胰岛素患者。

(4)夜间血糖监测适用于使用胰岛素治疗,空腹血糖高疑有夜间低血糖者。

(5)出现低血糖症状时要及时监测。

(6)剧烈运动前后宜监测血糖。

3. 自我血糖监测的频率　应根据病情的实际需要来决定,兼顾有效性和便利性。参照的原则如下。

(1)采用生活方式干预控制糖尿病的患者,根据需要有目的地监测血糖以了解饮食与运动对血糖的影响,从而调整饮食和运动方案。

(2)使用口服降糖药者可每周监测 2~4 次空腹或餐后 2 小时血糖。

(3)使用基础胰岛素治疗者应监测空腹血糖,使用预混胰岛素治疗者应监测空腹和晚餐前血糖。

(4)特殊人群(低血糖高危人群、老年患者、1 型糖尿病患者等)应根据医嘱实行个体化的监测方案。

4. 自我血糖监测规范步骤

(1)测试前的准备:准备采血工具、合适的血糖仪和血糖试纸,严格按照血糖仪操作说明书的要求进行操作(如符合操作条件的环境、温度、湿度)。清洁采血部位,并用干净的餐巾纸或棉球擦干,将采血部位所在的手臂自然下垂片刻。

(2)测试中的要求:按摩采血部位并使用适当的采血器获得足量的血样,不要用力挤压,建议一次性吸取足量的血样量;测试中不要按压或移动血糖试纸、血糖仪等。

(3)测试后的要求:记录血糖测试结果,如测试结果可疑,建议重新测试一次。若仍有疑问,则应咨询医护人员或与血糖仪厂家联系。在没有明确原因前,不要更改当前的糖尿病治疗方案。取下测试用的血糖试纸,与针头一起丢弃在适当的容器中;将血糖测试用品(血糖仪、血糖试纸、采血器等)存放在干燥清洁处。

5. 质量控制　新买的血糖仪、启用新的试纸条及血糖仪,以及更换电池后需要用随机所带的模拟液或质控液进行仪器校正,当毛细血管血糖结果与 HbA_{1c} 或临床情况不符时,或怀疑血糖仪不准确时,应随时进行仪器校准。

参考来源

1. 中华医学会糖尿病学分会. 中国血糖监测临床应用指南(2015 版)[J]. 中华糖尿病杂志,2015,7(10):603-613.

2. 中华医学会糖尿病学分会. 中国 2 型糖尿病防治指南(2020 年版)[J]. 中华糖尿病杂志,2021,13(4):315-409.

92. 动态血糖监测

动态血糖监测（continuous glucose monitoring, CGM）是指通过葡萄糖感应器监测皮下组织间液的葡萄糖浓度而间接反映血糖水平的监测技术。目前，动态血糖监测技术根据使用过程中能否即时显示监测结果分为回顾性动态血糖监测系统和实时动态血糖监测系统。

健康收益

动态血糖监测可以提供连续、全面、可靠的全天血糖信息，了解血糖波动趋势，发现不易被传统监测方法检测到的高血糖或低血糖事件。其中，回顾性动态血糖监测在患者佩戴结束后才能获得监测结果，无法随时观察血糖值，因此更能客观地发现患者血糖波动变化的规律，体现干预方案真正的实际效果，在科研中应用较多。实时动态血糖监测能提供即时的葡萄糖信息，还能提供高血糖、低血糖报警、预警，协助患者进行即时血糖调节。循证医学证据表明，实时动态血糖监测可以实现更好的降糖效果，糖化血红蛋白（HbA_{1c}）水平下降幅度与动态血糖监测使用频率呈正相关。

具体做法

动态血糖监测系统主要由监测探头、助针器、血糖记录器、信息提取器、软件分析系统等组成。佩戴过程由患者和医生/护士共同完成，具体佩戴步骤如下。

1. 患者取平卧或坐位，选择下腹部脐部两侧不妨碍活动处为穿刺点，距离脐周 2cm 较为合适。对于腹部注射胰岛素患者，避开注射部位 5cm 为宜。

2. 对待穿刺皮肤消毒，可用 75% 乙醇消毒 2 次，或 0.2% 碘酊消毒 1 次，消毒直径 5～6cm 即可。

3. 将探头放置于助针器上，患者平稳呼吸，勿鼓肚。根据患者腹部肥胖程度可用左手捏紧皮肤或伸展皮肤，右手持针，将探头以向下或向外侧方向植入，以 45 度角入针。

4. 按下开关，探头迅速刺入皮下，分离连接持针器端部位，慢慢将探头送入皮肤，贴膜固定，再拔引导针。

5. 将记录线端头与探头外卡口连接，出现"咔嗒"声后表示连接妥当，将记录线妥善固定于患者腹部。

6. 调试记录监测仪，观察监测仪上组织间液葡萄糖转化形成的电信号，达到平衡后表示安装成功。成功后将记录监测仪置于专用保护套内,夹在患者腰间或裤袋等处。

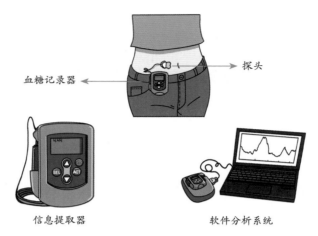

血糖记录器　　　　　　　　　　　　探头

信息提取器　　　　　　软件分析系统

动态血糖监测系统

注意事项

1. 患者应学会处理动态血糖监测设备发出的警报。

2. 佩戴后避免冲凉淋浴,可以擦浴,但勿将探头弄湿。

3. 出汗较多时,需将探头附近汗液擦干,以免引起贴膜松动影响固定效果。

4. 佩戴后避免到高频作业的地方停留,不要进行医学影像学检查,如 X 线、CT、磁共振等,以免影响监测结果。

参考来源

1. 中华医学会糖尿病学分会 . 中国持续葡萄糖监测临床应用指南(2017 年版)[J]. 中华糖尿病杂志,2017,11(9):667-675.

2. 中华医学会糖尿病学分会 . 中国动态血糖监测临床应用指南(2012 年版)[J]. 中华糖尿病杂志,2012,10(4):582-590.

93. 改善下肢血液循环——踝泵运动

踝泵运动是指通过让患者进行踝关节的过屈、过伸等主动运动,促使其下肢血液循环和淋巴液回流的一种运动疗法。

健康收益

踝泵运动能够使腿部肌肉静脉血液回流,尤其是小腿的比目鱼肌和腓肠肌,其内存在许多静脉窦。这些静脉窦内的血液,依靠踝关节主动过伸过屈运动时的力量迫使肌肉泵向心回流,仰卧时踝泵运动的这种作用更为突出。总之,踝泵运动不仅可以促进血液循环,防止深静脉血栓,还可以增强肌力,避免肌肉萎缩。

具体做法

踝泵运动包括屈伸和环绕两组动作。

踝泵运动方法:患者平卧位,通过踝关节发力缓慢地进行足背伸、内翻、外翻及跖屈等屈伸动作,在进行上述动作的同时需带动小腿三头肌和胫骨前肌的收缩或放松,再进行踝关节跖屈、内翻、背伸、外翻的组合环绕运动。4 次 / 天,分早、中、晚、睡前,3 ～ 5min/ 次。

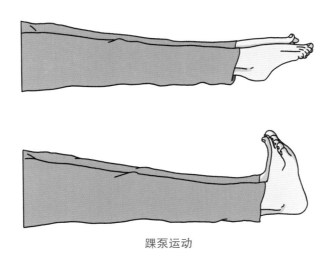

踝泵运动

注意事项

做踝泵运动前应由专业的康复师进行评估,踝关节不稳定、踝关节肿瘤、全身情况差等患者不宜做踝泵运动。

参考来源

1. 易小青,傅爱凤,付爱民,等.踝泵运动对预防外科术后患者深静脉血栓形成的临床研究[J].中国实用护理杂志,2013,29(16):36-38.

2. 徐玉红.踝泵运动在预防深静脉血栓形成中的应用价值[J].当代医药论丛,2019,17(12):55-57.

94. 胰岛素注射部位的选择

胰岛素注射部位是指外源性胰岛素通过皮下组织进入体内发挥作用的注射场所，常用的注射部位有腹部、大腿外侧、上臂外侧和臀部外上侧。

健康收益

胰岛素治疗是糖尿病管理不可或缺的组成部分，其中胰岛素的注射技术是实施胰岛素治疗的基础。正确选择胰岛素注射部位是外源性胰岛素发挥最大生物学效应的必要条件。有研究表明，正确选择及规范轮换胰岛素注射部位可以有效降低皮下脂肪增生、皮下硬结、水肿、低血糖等不良反应的发生率。

具体做法

1. 选择合适的注射部位　人体适合注射胰岛素的部位有腹部（腹部边界：耻骨联合以上约 1cm，最低肋缘以下约 1cm，脐周 2.5cm 以外的双侧腹部）、双侧大腿前外侧的上 1/3、双上臂外侧的中 1/3 和双侧臀部外上侧。不同注射部位吸收胰岛素速度快慢不一，在安静状态下，腹部最快，其次依次为上臂、大腿和臀部，应根据使用的胰岛素种类选择相应的注射部位。

2. 注射部位的轮换　每次注射前检查注射部位，判断并避开出现疼痛、凹陷或硬结、出血、瘀斑、感染的部位。将注射部位等分为四个区域（大腿或臀部可等分为两个区域），每周使用一个等分区域并始终按顺时针方向轮换，连续两次注射应间隔至少 1cm（或大约一个成人手指的宽度）。保持注射部位的清洁，建议使用 75% 乙醇消毒。

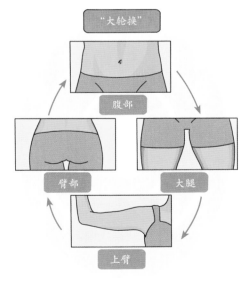

255

"小轮换"

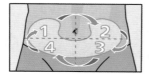

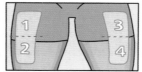

腹部等分为 4 个区域　　　　大腿或臀部可等分为 2 个区域

参考来源

中华医学会糖尿病学分会.中国糖尿病药物注射技术指南（2016 年版）[J].中华糖尿病杂志,2017,9（2）:79-105.

95. 胰岛素笔注射

胰岛素笔注射是通过胰岛素注射装置及合适长度的注射针头将外源性胰岛素输注至皮下组织内,以达到控制血糖的目的。其操作包括注射部位的选择和轮换、捏皮手法、注射角度的选择和注射器具的丢弃等多个方面。

健康收益

胰岛素治疗是控制高血糖的重要手段。1 型糖尿病患者需依赖胰岛素维持生命及降低糖尿病并发症的发生风险;2 型糖尿病患者在某些时候,如口服降糖药效果不佳或存在使用禁忌,需使用胰岛素控制高血糖。胰岛素注射技术是使用胰岛素治疗的重要环节。采用正确的注射方法可以减少胰岛素吸收变异,取得最佳治疗效果,对实现良好的糖尿病管理至关重要。研究表明,正确规范的使用胰岛素可以提高糖尿病患者血糖达标率,降低糖化血红蛋白,延缓糖尿病病程进展及慢性并发症的发生。

具体做法

1. 洗手。

2. 未开封的瓶装胰岛素或胰岛素笔芯应提前 30 分钟取出,在室温下回暖。

3. 核对胰岛素和笔芯 包括核对胰岛素剂型;检查笔芯有无破损或漏液,检查笔芯中的药液性状,并确认在有效期内;确保胰岛素笔内有足够的胰岛素量。注射预混胰岛素前,为保证剩余的胰岛素能被充分混匀,应确保胰岛素笔中的预混胰岛素大于 12U。若不足,应及时更换新笔芯。

4. 安装胰岛素笔芯 胰岛素笔与胰岛素笔芯必须匹配,具体操作步骤应参照各胰岛素厂家说明书。

5. 将胰岛素充分混匀 在使用云雾状胰岛素(如 NPH 和预混胰岛素)之前,应将胰岛素充分混匀。将胰岛素笔平放在手心中,水平滚动 10 次,然后用双手夹住胰岛素笔,通过肘关节和前臂的上下摆动,上下翻动 10 次,使药液充分混匀,直至胰岛素转变成均匀的云雾状白色液体。

6. 正确安装胰岛素笔用针头。

7. 排尽笔芯内空气 切记使用前及更换笔芯后均应排尽笔芯内空气。排气步骤:注射前,将剂量调节旋钮拨至 1～2U,针尖向上直立,手指轻弹笔芯架数次,使空气聚集在上部后,按压注射键,直至一滴胰岛素从针头溢出,即表示活塞杆已与笔芯完全接触,且笔芯内的气泡已排尽。

8.将剂量调节旋钮旋至所需刻度。

9.注射部位的检查和消毒。

10.判断是否捏皮,选择合适的注射手法及进针角度。

11.快速进针,缓慢注射药物。

12.针头停留至少 10 秒。

13.拔出针头。

14.针头套上外针帽后规范丢弃。

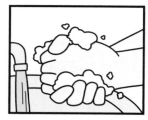

注射前洗手

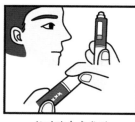

核对胰岛素类型
和注射剂量

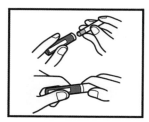

安装胰岛素笔芯

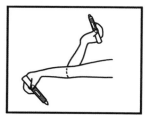

预混胰岛素
需充分混匀

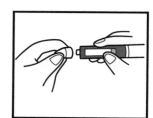

安装胰岛素
注射笔用针头

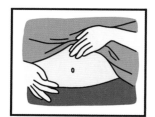

检查注射部位
及消毒

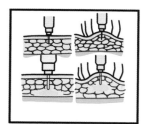

根据胰岛素注射笔用针头
的长度明确是否捏皮及进
针的角度

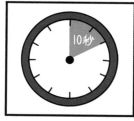

推注完毕后,针头置留至少
10 秒后再拔出

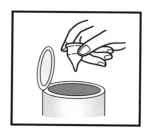

注射完成后立即旋上外针
帽将针头从注射笔上取下,
丢弃在加盖的硬壳容器中

胰岛素笔注射步骤

注意事项

1. 使用云雾状胰岛素（如 NPH 和预混胰岛素）前一定要混匀，否则影响剂量的准确性。

2. 胰岛素注射时，应做到一针一换。

参考来源

1. 中华医学会糖尿病学分会 . 中国糖尿病药物注射技术指南（2016 年版）[J]. 中华糖尿病杂志,2017,9（2）:79-105.

2. 中华医学会糖尿病学分会 . 中国 2 型糖尿病防治指南（2020 年版）[J]. 中华糖尿病杂志,2021,13（4）:315-409.

96. 胰岛素无针注射

胰岛素无针注射是利用压力射流的原理完成药液的皮下注射。在恒定压力下,药液通过 0.14mm 极微细孔迅速穿透表皮和真皮。药液透皮后,动能迅速衰减,注射深度仅为 4～6mm,减少皮下神经刺激,药液在皮下组织呈喷雾状弥散,吸收更迅速。

健康收益

和有针注射相比,无针注射有以下优点:

1. 吸收更快,起效更迅速,更符合生理性胰岛素分泌模式,餐后血糖控制更佳。
2. 在糖化血红蛋白(HbA_{1c})控制方面并不劣于有针注射笔,并达到了统计学优效。
3. 减少基础胰岛素使用剂量,减少局部注射不良反应,没有新发皮下脂肪增生发生。
4. 显著减少患者注射恐惧和注射疼痛,提高患者满意度和依从性。

具体做法

1. 操作前评估

(1)一般情况评估:包括年龄、病情、血糖状况、饮食、心理、胰岛素注射剂量等。

(2)操作部位评估:无针注射部位包括腹部、大腿外侧、上臂外侧和臀部外上侧。腹部是胰岛素吸收最快的部位,也是最常见的注射部位。

2. 注射步骤

(1)加压:根据说明书要求保证有效加压。

(2)吸药:根据使用的胰岛素浓度或剂型换算取药量,使用预混胰岛素应充分混匀。

(3)消毒:消毒面积>5cm^2。

(4)注射:握紧注射器并将药管顶端按压在选定的注射部位,保证药管与注射部位皮肤垂直,用力压紧后注射。

3. 注射后

(1)注射完成后,保持注射时原有力度停留 3 秒后移开注射器,使用干棉签继续按压至少 10 秒。

(2)再次核对胰岛素种类、注射剂量,观察注射部位有无漏液及不良反应,整理用物,知晓并掌握自己的进餐时间,正确处置医疗垃圾,洗手,并做好记录。

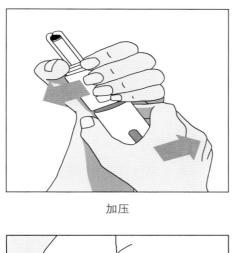

加压

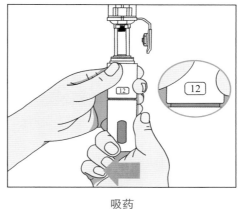

吸药

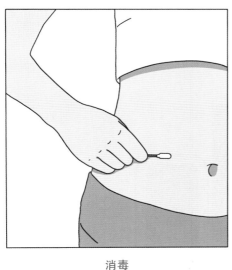

消毒

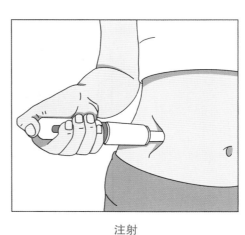

注射

注意事项

1. 预混胰岛素为云雾状的混悬液，在注射前须摇晃混匀，若混匀不充分易造成胰岛素注射浓度不稳定，导致吸收不稳定，不利于血糖的平稳控制。

2. 禁止空打。空打会严重损坏无针注射器内部结构，在使用中必须竭力，避免空打操作。

参考来源

中华护理学会糖尿病专业委员会. 糖尿病患者胰岛素无针注射操作指引[J]. 中华护理杂志, 2020, 55 (5): 1-7.

97. 胰岛素泵治疗

　　胰岛素泵治疗是采用人工智能控制的胰岛素输入装置,通过持续皮下输注胰岛素的方式,模拟胰岛素的生理性分泌模式,从而控制高血糖的一种胰岛素治疗方法。传统的胰岛素泵由4个部分构成,分别是含有微电子芯片的人工智能控制系统、电池驱动的机械泵系统、储药器和与之相连的输液管、皮下输注装置。随着技术发展,无线智能遥控器开始与胰岛素泵搭配使用,有助于患者更好控制血糖。整套装置包括胰岛素泵和无线遥控器。

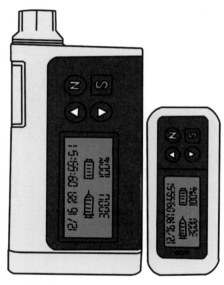

胰岛素泵(左)与无线遥控器(右)

健康收益

　　传统胰岛素泵需要人工设定输入量,操作较为烦琐。无线智能遥控器与胰岛素泵共同使用,可以实现远程一对一、一对多的遥控操作,可根据患者需要进行分阶段的胰岛素基础注入剂量设定,实现三餐或多餐前大剂量胰岛素自动注入。通过胰岛素泵治疗,可以有效、安全控糖,降低糖尿病并发症发生风险,缩短住院时间、降低住院费用,提高生活质量。多中心观察性研究显示,使用具有远程遥控功能的胰岛素泵83天,患者糖化血红蛋白水平平均降低0.43个百分点,95%以上的患者认为该装置容易使用,有助于糖尿病的控制。

具体做法

胰岛素泵的植入部位首选腹部脐周 3 cm 以外皮肤,其次可选上臂、大腿外侧、后腰、臀部等部位皮肤,需避开腹中线、瘢痕、胰岛素注射硬结、腰带位置、妊娠纹和脐周 3 cm 以内。胰岛素泵佩戴过程可由患者自己完成或与专业人员共同完成,遥控器中胰岛素使用方案可在专业人员指导下完成。

1. 导管式胰岛素泵的安装

(1)准备胰岛素、胰岛素泵和耗材。

(2)组装储药器、泵和电池。

(3)检测胰岛素泵是否可以正常运行,电池是否充足。

(4)设置胰岛素泵基础率。

(5)洗手,防止感染。

(6)抽取胰岛素填充储药器并排气泡。

(7)连接输液管。

(8)排气。

(9)选取胰岛素泵植入部位。

(10)局部消毒。

(11)埋置皮下输入装置。

(12)开启胰岛素泵。

(13)通过胰岛素泵遥控器进行排气、大剂量输注、调整胰岛素用量、临时基础率等操作。

2. 非导管式胰岛素泵的安装

(1)准备药品与材料。

(2)洗手,防止感染。

(3)抽取胰岛素填充储药器并排气泡。

(4)组装储药器、泵和电池。

(5)植入部位消毒。

(6)贴底板。

(7)植入留置针。

(8)设置便携式控制器。

(9)将泵安装在底板上。

(10)通过胰岛素泵遥控器进行排气、大剂量输注、调整胰岛素用量、临时基础率等操作。

注意事项

胰岛素泵报警时,应立即查明原因,根据报警类型的优先等级依次解决问题。报警原因和处理方法可参考胰岛素泵使用说明书。

参考来源

1. 中华医学会内分泌学分会,中华医学会糖尿病学分会,中国医师协会内分泌代谢科医师分会. 中国胰岛素泵治疗指南(2021 年版)[J]. 中华内分泌代谢杂志,2021,37(8):679-701.

2. 吴伟华,金鑫. 新型数字智能化可遥控胰岛素泵:CN200920101051.8[P].2010-08-25.

3. BOIZEL R,PINGET M,LACHGAR K,et al. Clinical evaluation of the use of a multifunctional remotely controlled insulin pump:multicenter observational study [J]. J Diabetes Sci Technol,2014,8(6):1145-1150.

98. 计算糖尿病患者的能量需要量及食物摄入量

人体的能量需要量是指具有良好体型和活动水平的个体,达到能量平衡并能维持从事生产劳动和社会活动所必需的能量摄入量。能量需要量包括基础代谢需要的能量,加上消化食物的能量以及体力劳动的能量。因此,每个人一天所需要的能量常常因个体的年龄、体重以及每天的活动等情况而不尽相同。

健康危害

食物中能产生能量的营养素为碳水化合物、脂肪和蛋白质。人一天中摄入所有产能营养素所产生的能量加在一起,就是一天当中能量摄入的总量。

计算并了解自己的能量需要量及食物摄入量,能够提高健康意识。如果一个人长期热能摄入不足或摄入过多,都会给身体健康带来危害。

1. 倘若人体每天消耗的能量大于摄入能量,人就会变得消瘦。长此以往,还会引起营养不良。

2. 饮食摄入量不足可引起便秘。由于进食量少,仅产生少量食物残渣,对结肠壁的刺激比较弱,肠蠕动减少;同时,少量的食物残渣对直肠壁所产生的压力过小,无法引起排便反射。

3. 若能量摄入过多,会导致人体肥胖。过量的碳水化合物摄入,会增加糖尿病和心脏疾病的风险。蛋白质摄入过多,不仅增加肝脏负担,还容易引起消化不良。长此以往,会影响肝肾功能,造成消瘦及免疫功能低下。

4. 摄入过量的蛋白质还会增加患癌症的风险,如直肠癌、胰腺癌、肾癌及乳腺癌等。

5. 食用动物性蛋白质如蛋类、奶类及肉类过多,还会诱发心脏病。

具体做法

1. **判断自己的体型状况** 用体质指数(BMI)作为评价指标,判定当前体型。体质指数(BMI) = 体重(kg) / 身高(m)^2。体型判定标准:BMI < $18.5kg/m^2$ 为体重过低;$18.5 \leq BMI \leq 23.9kg/m^2$ 为体重正常,$24.0 \leq BMI \leq 27.9kg/m^2$ 为超重,BMI $\geq 28.0kg/m^2$ 为肥胖。

2. **通过体型和劳动强度计算每日所需的总热量** 每日所需的总热量 = 标准体重 ×

每千克体重所需热量数,其中标准体重(kg)= 身高(cm)−105,不同体型和劳动强度状况下每千克标准体重热量摄入量的标准见表 3-98-1。举例:某人,身高 1.70m,标准体重 170−105=65kg,实际体重 85kg,BMI=29.4kg/m²,体型属于肥胖。该人的职业是一名办公室职员,日常劳动强度为轻度。其每日热量摄入应为 25kcal/kg 标准体重 × 65kg=1625kcal。

表 3-98-1 每日热量摄入标准表

单位:kcal/kg 标准体重

体型	劳动强度			
	卧床	轻	中	重
正常	15～20	30	35	40
超重	20	25	30～35	35
肥胖	15	20～25	30	35
消瘦	20～25	35	40	40～45

3. 根据每日所需总热量计算各类食物的摄入量 通过查询表 3-98-2 可得。

表 3-98-2 不同热量水平建议的食物摄入量

热量/kcal	主食/g	豆类/g	蔬菜/g	水果/g	肉类/g	水产品/g	乳类/g	蛋类/g	植物油/g	食盐/g
1600	225	30	300	100	50	50	220	25	20	5
1700	225	30	300	200	60	50	220	25	20	5
1800	250	30	300	200	60	50	220	25	25	5
1900	270	35	300	300	60	60	220	25	25	5
2000	300	40	350	300	60	75	220	25	25	5
2100	300	40	400	300	60	75	300	40	25	5
2200	300	40	400	300	75	75	300	50	25	5
2300	330	40	450	300	75	75	300	50	25	5
2400	350	40	450	300	75	75	300	50	25	5

注:40g 大豆相当于 100g 豆腐干、200g 豆腐。

参考来源
董建群 . 慢性病患者自我管理实践——糖尿病[M]. 北京:人民卫生出版社,2014.

慢性疼痛防控篇

99. 评估您的慢性疼痛程度

　　疼痛是一种不愉快的感觉与情绪体验,与实际或潜在组织损伤相关,其包括伤害性刺激作用于机体所引起的痛感觉,以及机体对伤害性刺激的痛反应(躯体运动性反应和/或内脏植物性反应,常伴随强烈的情绪色彩)。慢性疼痛指持续三个月以上的疼痛,临床上最为常见。疼痛量表是最快捷且费用最低廉的疼痛评估手段,经过医护人员的简单培训,患者可以进行自评,这对患者进行自我疼痛监控非常重要。

健康收益

　　疼痛是一种主观体验,容易受到生理、心理、个人经历和社会文化等多方面因素的影响。因此,个体对疼痛的理解和认知存在差异。正确客观地评估疼痛,对患者疾病的诊断以及后续治疗方案的制定和实施都十分关键。此外,评估疼痛对于缓解和管理疼痛十分重要。

具体做法

　　对于10岁以上有一定文化程度、有抽象的刻度理解能力、有一定的文字阅读理解能力的个人来讲,可以参考下述方法。

　　1.用尺子在白纸上画出一条10cm的直线,标记为0～10的点。

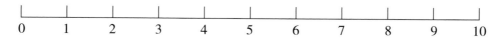

　　2."0"端表示"完全无痛","10"端表示"能够想象到的最剧烈的疼痛"或"疼痛到极点",感受自己的疼痛程度。

　　3.根据自我感觉,用〇或者 × 在这条线上相应位置做个标记,代表可以体会到的疼痛强烈程度。

　　4.根据标记的得分,判断自己的疼痛程度。

　　0分:无痛,无任何疼痛感觉;

　　1～3分:轻度疼痛,不影响工作、生活;

　　4～6分:中度疼痛,影响工作,不影响生活;

　　7～10分:重度疼痛,疼痛剧烈,影响工作及生活。

　　对于儿童和老年人,文化程度较低甚至表达困难、意识不清及有认知功能障碍者,可以使用面部表情图进行评估。

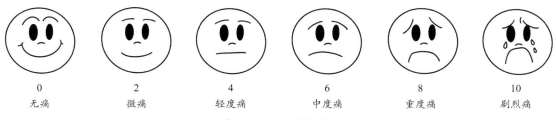

0	2	4	6	8	10
无痛	微痛	轻度痛	中度痛	重度痛	剧烈痛

疼痛评估"面部表情"

参考来源

万丽,赵晴,陈军,等 . 疼痛评估量表应用的中国专家共识(2020 版)[J]. 中华疼痛学杂志,2020,16(3):177-187.

100. 放松心情，管理压力，远离头痛

头痛是临床常见的症状，通常将局限于头颅上半部，包括眉弓、耳轮上缘和枕外隆突连线以上部位的疼痛统称头痛。头痛病因繁多，神经痛、颅内感染、颅内占位病变、脑血管疾病、颅外头面部疾病以及全身疾病如急性感染、中毒等均可导致头痛。发病多见于青年人、中年人和老年人。

头痛的治疗

改善头痛往往可以通过治疗来达到目的。治疗包括药物治疗和非药物物理治疗两部分。治疗原则包括对症处理和原发病治疗两方面。对于原发性头痛急性发作和病因不能立即纠正的继发性头痛，可给予止痛等对症治疗以终止或减轻头痛症状，同时亦可针对头痛伴随症状如眩晕、呕吐等予以适当的对症治疗。对于病因明确的继发性头痛应尽早去除病因，如颅内感染应抗感染治疗，颅内高压宜脱水降颅压，颅内肿瘤需手术切除等。头痛非药物物理治疗包括物理磁疗法、局部冷（热）敷、吸氧等。对慢性头痛反复发作者应给予适当治疗，以控制头痛频繁发作。日常生活中，做好情绪管理和压力管理，也对缓解头痛有一定效果。

具体做法

头痛十分常见。人们在日常生活中，往往都会经历头痛。当头痛来袭时，可采用以下技巧进行缓解。

1. 冷敷　如果您有偏头痛，在额头上放一个冰袋，可以用毛巾包裹冰块或冰棍、冷冻蔬菜、冷冻水，甚至洗个冷水澡都可以缓解疼痛。将冰袋放在头上 15 分钟，然后休息 15 分钟。

2. 热敷　如果您有紧张性头痛，请将热敷垫放在脖子或后脑勺上。如果您有鼻窦性头痛，请用热布擦拭疼痛部位。洗个热水澡也很管用。

3. 缓解头皮或头部的压力　对个别女性而言，有时候马尾辫绷得太紧也会引起头痛。同样，戴太紧的帽子、发带，甚至游泳镜也会引起头痛。

4. 调暗灯光　电脑屏幕、电视或其他一些光源带来的明亮或闪烁的光线也会导致偏头痛。生活中常见的书本纸张或墙面涂料的反光、路边彩色广告的炫目光芒等有时也会引发偏头痛。如果您觉得无法忍受这些强烈的光线，可以拉窗帘、在户外戴墨镜、给电脑加上防眩光屏、将屋中的灯具换成日光光谱荧光灯。

5. 尽量不要咀嚼　嚼口香糖会导致下巴肌肉损伤,也会导致头痛。咬指甲、嘴唇、脸颊内侧等也是如此,都会导致清晨头痛的发生。少吃松脆、粘牙的食物,小口咀嚼。如果夜间有磨牙的情况,应及时就医。

6. 喝水　脱水会导致头痛或加重头痛。头痛时应该多喝水。

7. 喝茶或咖啡　喝茶、咖啡或含有少量咖啡因的东西。特别是头痛刚发生时,如果能喝点茶或咖啡,可以缓解疼痛。但不要摄入太多咖啡因,因为咖啡因戒断也会导致头痛的发生。

8. 放松练习　伸展运动、瑜伽、冥想、渐进式肌肉放松都是很好的放松练习,有助于缓解头痛。如果是颈肩部肌肉劳损导致的头痛,请及时就医或者做一些物理治疗。

9. 尝试按摩　可以自己做按摩,花几分钟按摩前额、颈部和太阳穴,有助于缓解紧张性头痛。在疼痛部位轻轻按压或者画圈旋转也会有效缓解。

10. 吃点姜　有研究发现,除了常规的非处方止痛药外,服用生姜能减轻急诊室偏头痛患者的疼痛。头痛时,可以尝试饮用姜茶、姜水。

11. 就医　如果出现以下情况,请立刻就医:头部受伤后头痛;头痛并伴有头晕、言语问题、意识模糊或其他神经系统症状;突然发作的剧烈头痛;服用止痛药后头痛加重。

参考来源

1. National Institute for Health and Care Excellence. Headaches in over 12s:diagnosis and management [M/OL]. (2012-9-19)[2023-2-10]. https://www.nice.org.uk/guidance/cg150.

2. 中华医学会疼痛学分会头面痛学组 . 中国偏头痛诊断治疗指南[J]. 中国疼痛医学杂志,2011,17,(2):65-86.

101. 改正不良姿态 远离肌体疼痛

缺少支撑的姿态会引起脊柱承重负荷分散不均,导致背部、腰部肌肉受损。久而久之,背部肌肉、椎间盘、关节会逐渐受到损害,直至超出人体自我修复范围,从而导致疼痛的发生。

健康收益

1. 良好的站姿、坐姿有助于人的身体位置不偏不倚、负荷均衡,使得人体的骨骼、肌肉和韧带不会发生过度的拉伸或拉伤。

2. 良好的姿态还可以确保人的脊椎保持原有的四个生理弯曲,使脊椎两侧的肌肉强壮且平衡。

3. 良好的姿态还有助于预防和缓解腰背痛,使身体更灵活,减少疲劳。

具体做法

1. **挺拔的站姿**　挺拔的站姿可以预防腰背痛。挺拔的站姿不仅使自己感觉更好,他人也会认为拥有挺拔站姿的人气质更佳。通过背靠墙站可以帮您获得一个挺拔的站姿。找到一面墙,整个人背对着墙壁,把脚平放在地面上,然后慢慢地把两个后脚跟并拢,这时候整个腿部,包括下半身,也就跟着紧紧贴在墙壁上。同时保持耳朵在肩膀的中部,两肩向后,膝盖伸直,收紧腹部,挺直身体,感觉自己的头向上伸。

2. **良好的坐姿**　办公或学习时慵懒地半躺在椅子上或者趴在桌子上看起来很舒服,但这个姿势也会引发疼痛。良好的坐姿具有以下几个要点:①耳朵在肩膀正上方;②肩膀放松,不要耸肩;③上背部放松,高于臀部;④臀部弯曲90度;⑤膝盖弯曲90度;⑥臀部平放在座位上,两侧臀部重量均匀;⑦双脚平放在地板或脚凳上。可以在背部后面放一条卷起的小毛巾或腰垫,以保护脊椎的自然曲线。

3. **不做"低头族"**　每天花些时间来做伸展运动,特别是颈部的伸展运动。长时间持续低头看手机会拉伤脊椎,因此,使用手机时应该举起手机,移动视线,而不是低下头。

4. **调高驾驶座椅**　采用懒散的姿势开车看起来似乎是潇洒和舒适的,但其实这个姿势会导致您的肌肉更加酸痛。开车时应该尽量坐得更直一些,稍微弯曲膝盖,与臀部持平或稍高一些。可以在腰后放一个枕头或卷起的毛巾以获得更好的支撑。

5. 穿合适的鞋子　尽管高跟鞋时尚而美丽,但对于脊椎和关节来说,高跟鞋是一场灾难。穿着高跟鞋行走时,由于膝关节和踝关节的活动度受到一定影响和受力不均匀,比穿平底鞋更易发生踝关节扭伤;膝关节负荷压力明显增加,所以使退行性骨关节病提前发生。穿上高跟鞋后,骨盆会向前倾,重力线前移。为了维持稳定,势必采取挺胸、翘臀和腰向后伸等姿势重新建立平衡。所谓"美丽的曲线"背后,整个脊柱开始加速退行性改变。维持过度而持续的腰椎后伸,使腰肌长期处于紧张收缩的状态而出现腰肌劳损。因此,日常穿着请选择较低的粗跟,或者穿有足弓支撑和橡胶鞋底的低跟鞋。

6. 良好的睡姿　午睡、小睡有助于缓解疲劳,提高工作和学习效率。但是请不要选择过于松软、松垮的床垫。选择一个有助于保持脊椎自然生理弯曲的坚固的床垫。如果习惯于仰卧,建议您使用薄枕头,以便在您睡觉时保持脊柱对齐;如果习惯于侧睡,应在颈下选择一个较高的枕头,使颈部与头部对齐,同时可以稍微弯曲膝盖。

7. 锻炼腹肌和核心力量　大腹便便会增加背部的压力,强壮有力的肌肉可以更好地支撑脊椎。实施一些锻炼计划可以将您的身体和脊椎保持最佳状态。舒缓温和的八段锦、太极拳也是锻炼腹肌和核心力量的好方式。

8. 拒绝"葛优躺"　葛优躺会增加脊椎的压力,对骨骼、肌肉和关节造成压力。人体处于"葛优躺"的姿势时,肌肉和韧带放松,但头颅的重量并没有减少,这部分重量就被转移到颈椎上了,本身颈椎就不好的人,很容易支撑不住,出现颈椎间盘突出,甚至威胁到脊柱的健康。因"葛优躺"诱发肩颈痛、腰椎间盘突出、腰肌劳损的情况时有发生。持续的"葛优躺"还将造成内脏器官的挤压,影响呼吸和消化功能,使人感觉到气促和消化不畅。

参考来源

1. 国家卫生健康委能力建设和继续教育中心疼痛病诊疗专项能力培训项目专家组,刘堂华,刘庆,等. 慢性腰背痛康复中国疼痛科专家共识[J]. 中华疼痛学杂志,2021,17(06):570-579.

2. 张献怀. 健康提醒:久坐警惕腰椎间盘突出症[Z/OL]. 中国政府网. https://www.gov.cn/govweb/fwxx/jk/2009-04/10/content_1281939.htm.

102. 缓解慢性腰背痛——麦肯基疗法

麦肯基疗法（Mckenzie diagnosis and therapy, MDT）主要强调反向伸展腰椎，目的是恢复正常的生理曲线。这是一种已被多国医学实践证明非常有效的自我预防和治疗腰背痛的方法，也是缓解腰背痛最经典的方法。麦肯基疗法自提出至今已经有 50 多年的历史，在全球数十个国家被广泛应用，被全世界的康复医学所认可。

健康收益

麦肯基疗法能够兼顾患者的病情发展与训练需求，采用反向伸展的原则，进而达到改善症状的目的，树立患者病情康复的信心，促进其机体功能状态恢复。此外，麦肯基疗法经过个体的自我调节，大幅降低各因素对腰椎功能的影响，对远期康复具有积极效益，从而实现改善生活质量与腰痛状态的目的。

具体做法

1. 静置放松　俯卧位，躯体紧贴床面，双侧上肢自然放置于体侧，头部转向任意一侧，全身放松并保持此姿势 3～5 分钟。

2. 俯卧伸展位

（1）保持静置放松的姿势不变，使用双侧肘关节和前臂缓慢撑起上半身，骨盆及以下部位仍不离开床面，维持 8 分钟。

（2）保持静置放松的姿势不变，双侧手掌逐渐支撑起上半身，并后伸腰部，定格 15 秒左右，后伸的幅度应根据身体的耐受度适当加大，然后将身体缓慢恢复到初始体位。如此反复 10～15 次。

3. 仰卧屈曲位　患者仰卧，屈膝屈髋并以双手抱住双膝，逐渐移向胸前静置 2 秒，缓慢恢复原有体位。如此反复 10～15 次。

4. 坐位屈曲　患者坐位，双下肢分开与肩同宽，两手分别握住两侧脚踝使腰部尽可能地向前屈曲，定格 2 秒后恢复原有体位。如此反复 10～12 次。

注意事项

1. MDT 仅适用于机械性疼痛患者的治疗，对于化学性疼痛患者不建议使用。

2. 实施 MDT 之前，首先要由专业的医生通过特定的姿势评估判断腰痛的类别，再选择相适应的伸展或屈曲治疗方案。

参考来源

1. 刘凯利 . 麦肯基疗法在腰痛患者中的应用[J]. 临床医药文献电子杂志，2020，7（54）：29-30.

2. 刘美廷，董宝强，王刚，等 . 经筋针刺与麦肯基疗法交替应用治疗慢性非特异性腰痛临床观察[J]. 实用中医内科杂志，2022，36（4）：54-56.

疫情防控篇

103. 正确洗手

正确洗手是指按照规范的洗手步骤,全面清洗手部的方法。正确洗手是个人卫生的基础,是降低腹泻等肠道传染病、肺炎等呼吸道传染病患病风险最有效的方法之一。目前推荐大众正确洗手方法为"七步洗手法"。

健康收益

正确洗手可减少手部细菌和病毒,预防病从口入,大大降低流感、手足口病、腹泻和沙眼等疾病的患病风险,减少以上传染病的传播概率。

具体做法

吃东西及处理食物前,上厕所后,手接触到鼻涕、痰液等呼吸道分泌物时,触摸过电梯扶手和门柄等公共设施后,接触动物或家禽以及外出回家后,都要及时洗手。正确的洗手步骤如下。

1. 用流动水将双手打湿。

2. 取适量洗手液或香皂、肥皂均匀涂抹双手。

3. "七步洗手法"认真搓洗双手至少 20 秒,七步洗手法的关键字为"内、外、夹、弓、大、立、腕"。

第一步,洗手掌。五指并拢,掌心相对相互搓揉。

第二步,洗背侧指缝。掌心对手背沿指缝相互搓揉,双手交换进行。

第三步,洗掌侧指缝。掌心对掌心,手指交叉沿指缝相互搓揉。

第四步,洗指背。一手弯曲呈空拳,放在另一手的掌心,旋转搓揉,双手交换进行。

第五步,洗拇指。一手握住另一只手的大拇指,旋转搓揉,双手交换进行。

第六步,洗指尖。一手五指指尖并拢,放在另一只手的掌心,旋转搓揉,双手交换进行。

第七步,洗手腕。一手握着另一只手的手腕,旋转搓揉,双手交换进行。

4. 用流动清水冲洗干净双手。

5. 用清洁毛巾或纸巾擦干双手,或用烘手机烘干。

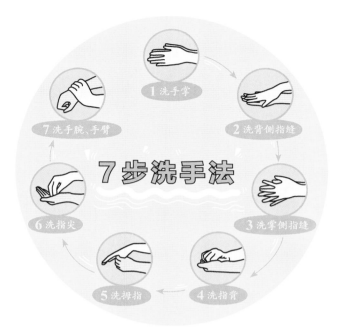

此外,建议日常洗手使用普通肥皂或洗手液,不要经常使用有抑菌效果的肥皂、洗手液或其他卫生用品,警惕过度使用抑菌成分对环境和人体的潜在毒性。公共场所洗手尽量采用挤压式洗手液与流动水相结合的方式洗手,避免因肥皂多人使用或保存不当导致交叉污染。

参考来源
刘长胜.正确洗手戴口罩预防新冠病毒肺炎[J].健康指南(中老年),2020,(3):25-27.

104. 正确佩戴口罩

正确佩戴口罩是指不同人群根据所处的环境、疾病防控和健康需求，选择合适的口罩类型，按照不同类型口罩的使用说明书正确佩戴口罩，并用适当的方法处理使用过的口罩，充分发挥口罩的作用，有效防控传染病，同时不过度防护。

健康收益

正确佩戴口罩能将空气中的病菌、病毒及其他有害物质隔离在外，有效预防通过飞沫传播的流感、肺炎和肺结核等呼吸道传染病以及其他相关疾病。

1. 戴口罩不仅可以防止患者喷射飞沫，降低飞沫量和喷射速度，还可以阻挡含病毒的飞沫核，防止配戴者吸入，有效预防呼吸道传染病。

2. 戴口罩能够减少接触花粉、动物皮毛等过敏原，起到预防过敏性鼻炎和哮喘等过敏性疾病的作用。

3. 戴口罩能防止雾霾天气时空气中污染物进入呼吸道，将有毒有害物质隔绝在外，降低对健康的危害。

具体做法

1. **正确选择口罩类型**　目前市面上常见的口罩有医用防护口罩、颗粒物防护口罩、医用外科口罩、一次性使用医用口罩、普通口罩。

（1）医用防护口罩：防护级别最高，例如 KN95 或 N95 型口罩，是经过中国国标认证或美国国家职业安全卫生研究所（NIOSH）认证的颗粒物防护口罩，最大特点就是可以预防飞沫传染。

（2）医用外科口罩：是手术室等有体液、血液飞溅风险环境中常用的医用口罩，可阻隔血液、体液穿过口罩污染佩戴者，同时对细菌的过滤效率不小于 95%，但对颗粒的过滤效率有限，防护效果优于一次性使用医用口罩。

（3）一次性使用医用口罩：该级别口罩一般不要求对血液具有阻隔作用，适合普通医疗环境和日常预防感染佩戴使用。

（4）普通口罩：各种棉布口罩、海绵口罩等，不能起到预防感染的作用。

2. 不同人群的口罩选择

（1）普通公众：乘坐公交、地铁等公共交通工具时，处于商场、超市等室内人员密集场所时，处于人员密集的露天广场等室外场所时，以及在餐厅、食堂处于非进食情况时，建议戴一次性使用医用口罩或医用外科口罩；出现咳嗽和发热等症状时，选择戴医用外科口罩或无呼吸阀、符合 KN95/N95 级别或以上级别的医用防护口罩。

（2）医疗机构工作人员：工作期间推荐使用医用外科口罩或以上防护级别口罩，接触潜在污染物人员须全程戴颗粒物防护口罩，接触患者或感染者岗位人员须全程戴医用防护口罩。

（3）公共场所服务人员：工作期间建议戴医用外科口罩或以上防护级别口罩。

（4）境外输入和污染传播高风险岗位人员：工作期间全程佩戴颗粒物防护口罩。

3. 如何正确佩戴口罩　正确佩戴口罩的关键字为"开、戴、压、密"。

（1）开：打开口罩的外包装，检查口罩有无破损。

（2）戴：有金属条的一端朝上，然后将两端的绳子挂在耳朵上。

（3）压：用双手手指置于金属鼻夹中部，一边向内按压一边顺着鼻夹两侧移动指尖，直至将鼻夹完全按压成鼻梁形状为止。

（4）密：向下拉伸口罩，使口罩不留褶皱，更好覆盖鼻子、嘴巴。

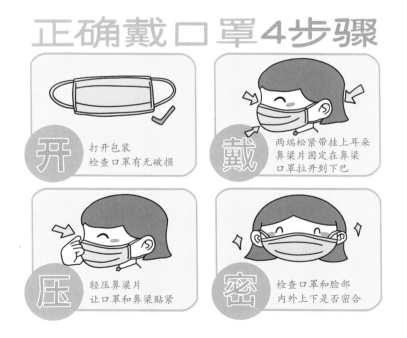

注意事项

1. 口罩出现脏污、变形、损坏、异味时需及时更换，每个口罩累计佩戴时间不超过8小时。

2. 在跨地区公共交通工具上或医院等环境使用过的口罩不建议重复使用。

3. 拟重复使用的口罩在不使用时悬挂于清洁、干燥、通风处。

4. 戴口罩期间如出现憋闷、气短等不适,应立即前往空旷通风处摘除口罩。

参考来源

国务院应对新型冠状病毒肺炎疫情联防联控机制综合组. 公众和重点职业人群戴口罩指引(2021 年 8 月版)[EB/OL]. (2021-08-13)[2022-07-14]. http://www.nhc.gov.cn/xcs/zhengcwj/ 202108/25974dfc8cc045c28638e30ab8558155.shtml.

105. 家庭消毒

家庭消毒是指居家环境中采用适合的化学或物理方法,杀灭或清除室内环境、物体表面的病原微生物,达到预防疾病的目的。一般情况下,在没有明确的传染源存在时,对可能受到病原微生物污染的物品和场所进行的家庭消毒属于预防性消毒。当家庭中有传染病患者或有明确的传染源时,必须及时做好重点环节的家庭消毒隔离,称为疫源地消毒。

健康收益

适当的居家清洁和消毒,营造舒适安全的居家环境,可使家人精神放松、心情愉悦,同时有助于预防疾病。

具体做法

1. 消毒方法选择　家庭内不需要像医院一样天天使用消毒剂消毒。相对而言,清洁比消毒更重要,更便于实施。

在消毒方法的选择上,物理法比化学法更方便安全。一般来讲,家里耐热耐湿的物品优先推荐使用物理消毒的方法,如煮沸法、流通蒸汽法等;对于容易腐蚀的物体表面或手机、键盘等,可以用75%酒精棉球或棉片进行擦拭消毒;大面积物体表面擦拭或大面积拖地可选择含氯消毒剂。不同场所和物品的具体消毒方法如下。

(1)空气消毒:开窗通风换气法,冬季和夏季长时间关窗或开空调时,每间隔一段时间开窗10~30分钟,使空气充分流通,降低病原微生物的含量,保持空气清新。日常生活中不建议使用化学消毒剂进行空气喷雾消毒,只有在疫源地消毒时才选用,且必须由专业人员施行,屋内不得有人,关闭门窗,用超低容量喷雾器喷雾,消毒一段时间后再开窗通风。

(2)餐具消毒:煮沸法,将餐具全部浸入水中加热煮沸,从水沸腾开始计时,保持10~20分钟即可;流通蒸汽法,将餐具放在隔水蒸锅内,盖紧锅盖,加热至有蒸汽产生开始计时,保持l0~20分钟;含氯消毒液浸泡15分钟,再用清水洗净。不建议家庭采用化学消毒法作为餐具消毒的常用方法,因为化学消毒剂会有残留,消毒后清洗不干净会对人体造成危害。

(3)毛巾消毒:保持毛巾清洁,洗净后置阳光下暴晒;也可用开水烫5分钟。在确定有传染病患者(如红眼病)时,应以煮沸法或流通蒸汽法消毒毛巾15分钟,也可使用含氯消毒剂浸泡15分钟后清洗。

（4）儿童玩具消毒：对于可洗涤的玩具，充分洗净后置于阳光下暴晒 3～6 小时；对于硬质玩具，可用 75% 乙醇或含氯消毒剂擦拭其表面，也可用含氯消毒剂浸泡消毒，再用清水洗净，以去除残留消毒剂。

（5）抹布、拖把消毒：抹布、拖把往往是家庭中最大的污染源，每次使用前后都应该洗涤干净。抹布可以用开水烫 5 分钟或煮沸法消毒；拖把可以在洗净挤干后放到阳光下暴晒，尽量保持干燥，减少微生物的滋生。如果家庭中出现了传染病患者，抹布和拖把处理污染表面后，应用含氯消毒剂浸泡消毒。

（6）卫生洁具消毒：保持卫生间的通风干燥。洗脸盆、浴缸、浴盆、坐便器等用具尽量保持清洁，定期用含氯消毒剂、75% 乙醇等进行表面消毒，消毒后用清水擦拭或冲洗干净。

2. 含氯消毒液的配制　含氯消毒液是居家消毒最常用的消毒液，进行大面积物体表面擦拭或大面积拖地时，有效氯含量应达到 500mg/L，毛巾、餐具、水杯等浸泡消毒有效氯含量应为 250mg/L。以配制有效氯含量 500mg/L 的消毒剂为例，配制的具体方法如下。

（1）用有效氯含量为 500mg/ 片的泡腾消毒片配制：用一片泡腾片投入到 1L 水中即可。

（2）用有效氯含量为 5% 的 84 消毒液配制：将 1000ml 水（2 瓶 500ml 矿泉水空瓶装满水）倒入容器中，在水中加入 1 瓶盖（10ml）84 消毒液，搅拌均匀即可。

（3）以有效氯含量为 10% 的消毒粉配制：将 4000ml 水（8 瓶 500ml 矿泉水空瓶装满水）倒入容器中，在水中加入重量为 20g 的消毒粉 1 包，搅拌，让消毒粉溶解即可。

注意事项

1. 过度消毒和错误使用消毒方法，会损害人体健康。如果家庭中有传染病患者，需要用化学消毒剂时，一定要选择正确的消毒剂，在专业人员指导下，按照说明书要求，正确进行消毒。

2. 配制和使用化学消毒剂消毒时，一定要做好个人防护，佩戴好乳胶手套、口罩、眼罩，以免造成对眼睛、呼吸道的刺激或手和皮肤的伤害；含氯类消毒剂腐蚀性很强，用于金属表面时须谨慎，消毒结束后应用清水擦拭或冲洗干净，以去除消毒剂残留。

3. 特别需要强调的是，配制好的消毒液不可再与其他消毒或清洁用品混用（如酒精、洁厕灵），避免产生有毒有害气体，刺激人体咽喉、呼吸道和肺部而引发中毒。

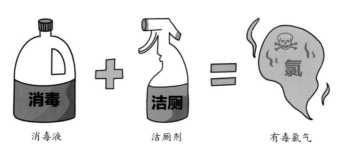

消毒液　　　　洁厕剂　　　　　有毒氯气

4. 室内使用酒精时，应避免采用喷洒式消毒方式。电器表面消毒，应先关闭电源，待电器冷却后再进行,否则可能引起爆燃。

5.化学消毒剂多属于易燃、易爆、易腐蚀物品,存放时应注意安全。每次购买消毒剂不宜过多,应放置于避光、避热的阴凉处,确保儿童不易触及。

参考来源

谈智.预防传染病 居家消毒有妙招[J].江苏卫生保健,2012(1):46-47.

伤害防控篇

预防溺水

溺水是指人淹没于水或其他液体介质中并受到伤害的状况。水充满呼吸道和肺泡会引起缺氧窒息,吸收到血液循环的水引起血液渗透压改变、电解质紊乱和组织损害,最后造成呼吸停止和心脏停搏而死亡。溺水是我国 15 岁以下儿童意外伤害的首位死因,也是夏季意外伤害的主要原因。

健康收益

溺水是一种可预防、但在很大程度上被忽视的意外伤害。生活中存在着潜在的造成溺水的危险因素。因此,减少溺水带来危害的关键在于做好预防措施。

溺水的预防包括设置醒目的安全标识,控制或避免接近水域。为学龄前儿童提供远离水域的安全场所,例如日托中心,并提供适当的儿童照护;教授游泳、水上安全和安全救援技能;对人群进行安全救援和心肺复苏训练;制定和执行安全划船、航运和渡轮规定;加强洪水风险管理。

具体做法

预防溺水的发生需要家庭、社会的共同努力,从居家溺水、淡水溺水、海水溺水以及应急救治四个方面掌握防溺水卫生健康指南。

1. 居家溺水　对于缺乏自我防护能力的婴幼儿(特别是学步期儿童)和体弱易病的老年人,居家的浴缸、厕所、水桶、鱼缸等都可能是潜在的发生溺水的地方。

(1)儿童:保护儿童是预防居家溺水的重点。禁止学步期儿童独自进入浴室和厕所(或可将马桶座圈上锁),防止小儿靠近装水的水桶、水盆、浴缸、鱼缸等。对用浴缸洗浴或游戏的小儿应该保证时刻有人监管,且在伸手可及的距离范围内。

(2)老年人:长时间受热会导致老年人血压下降、虚脱等急性心血管事件,应避免长时间使用盆浴、沐浴。行走不便或自理能力较差的老年人应该减少独自进入上述危险区域的机会。

2. 淡水溺水　南方地区湿润多雨,江河密布,加之气候、环境和社会等复杂原因,极易发生溺水事故。因此,生活在南方的居民应尽量学会游泳并掌握水中安全和生存的技巧,有条件者应该接受心肺复苏培训。同时,学会识别各种涉水安全的警示标志并主动关注气象信息,纠正边走路边看手机等不良习惯。

（1）学龄儿童:学校和家长应对适龄儿童进行涉水安全和水中生存技巧的强化教育,关键是促使社会能够开放提供足够且安全的游泳区域供其活动。

（2）青壮年:不可高估个人游泳技能,避免在陌生或存在复杂条件的水域下水,禁止在浅水或危险水域跳水等危险行为。选择在有救生员的游泳池或温泉进行活动、游玩,在水池中应该远离排水口或排污管,尤其是头发较长的女性。

（3）不会游泳者:应该使用救生圈、救生衣等各种帮助漂浮的装置,避免单独进入深水区域。禁止饮酒和服用药物后游泳或监控儿童游泳。

（4）对患癫痫、自闭症的儿童以及患长 QT 综合征的儿童（游泳易触发严重心律失常）等涉水高危疾病的人群,不建议进行游泳或涉水相关活动。

3. **海水溺水** 海水淹溺多出现在海滩游玩、从事海洋水上运动或活动以及海上工作时意外落水和海难事故等情况,抢救难度大,但可有效预防。

（1）喜爱并选择海上活动,首先应该学会游泳和掌握海上安全及生存知识、技能,熟知救生装置的使用,参加学习心肺复苏课程。

（2）在海滩游玩时,应注意海滩的各种警示标志和救生员的各种语言、声音和旗语等的警示,及时发现海滩的异常状况,避开离岸流。只在有救生员的海滩游泳、戏水。

（3）特别重视对儿童或不会游泳者的监管和看护,保持高度的专心,避免任何分散注意力的行为,监管者必须学会心肺复苏。对于不会游泳的儿童,要实施可触及监管,即手随时可以触及儿童。

（4）关注自身的身体状况,饮酒、服用药物、有涉水高危疾病或个人状态不良时应该及时暂停海上活动。

（5）避免接触各种类型的水母和颜色鲜艳的海洋生物。

4. **应急救治** 对于发生溺水者,现场急救至关重要。

（1）及早发现和识别溺水的个体,并启动应急系统。当发现个体出现泳姿异常、拍水挣扎、头部在水中异常起伏或头面部朝下静息漂浮时,应该考虑溺水发生,需要立即通知附近救生员或拨打报警/急救电话,组织现场人员开展救援。

（2）评估现场安全,利用各种可能的手段帮助溺水者脱离水体。施救者应该在通知专业救援队伍之后,利用附近的船只、可漂浮物体等救生装备进行救援。对被卷入离岸流的个体,应该指导其向与海岸平行的方向移动。在专业人士的指导下救援,禁止直接就地入水施救。入水施救时从其背侧实施救援,避免被其抓抱而产生意外。

（3）帮助溺水者脱离水体后,正确实施急救。对清醒的溺水者,在脱离水体后需要监测病情,注意保温。对失去意识或者意识不清的溺水者,应迅速判断呼吸和循环征象（脉搏、肢体活动、发声等）,若没有呼吸或呼吸异常,应立即给予人工呼吸,并实施高质量的心肺复苏直至患者恢复心跳或专业人员到达现场。附近有腹部提压心肺复苏仪等急救设备时,应迅速取来实施急救。

（4）对于明确溺水者,无论病情轻重,均应常规到医院进一步观察、诊疗,防止潜在或后续健康损害。

参考来源

1. 王立祥,刘中民,余涛,等. 中国公众防溺水卫生健康指南[J]. 中华医学信息导报,2018,33(17):5.

2. 李蕾,张志泉,郑成中,等. 儿童溺水的防治方案专家共识[J]. 中国当代儿科杂志,2021(1):12-17.

107. 处理烧烫伤

烧伤一般指热力,包括热液(水、汤、油等)、蒸气、高温气体、火焰、炽热金属液体或固体(如钢水、钢锭)等所引起的组织损害,主要指皮肤和／或黏膜损害,严重者也可伤及皮下和／或黏膜下组织。烫伤是由热液、蒸气等所引起的组织损伤,是热力烧伤的一种。

日常生活中,烧烫伤是一种比较常见的意外伤害。烧烫伤分为一度、二度和三度。

一度为表皮烧烫伤,皮肤呈现红斑。

二度为中层烧烫伤,皮肤呈现红斑和水疱。

三度为深层烧烫伤,皮肤和皮下组织都有损伤,伤势最严重,烧烫伤后会伴有不同程度的疼痛。

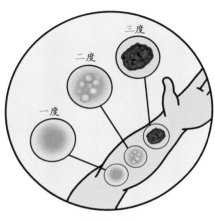

烧烫伤分度

健康收益

烧烫伤时若处置不当,不但容易留下瘢痕和残疾,还会危及生命。因此,烧烫伤的正确处理十分重要。一般情况下,正确的早期处理,可以减轻烧伤程度,降低并发症的发生率和死亡率,为患者后续治疗奠定基础。

具体做法

烧烫伤的正确做法可归纳为 5 个字:冲、脱、泡、盖、送。

冲:用流动的 15～20℃冷水冲 15～30 分钟,快速降低皮肤表面热度。

脱:剪开衣裤,尽量避免将伤口上的水疱弄破。要暂时保留黏住部分,不要用蛮力撕扯。

泡:最好把患处继续浸泡在 15～20℃冷水中 15 分钟,可减轻疼痛。但时间不宜过长,否则容易导致体温持续降低。

盖:用干净的毛巾、布单或纱布覆盖伤口,切勿任意涂抹外用药物或使用偏方。

送:除很小和很浅的伤口外,应立即前往附近的正规医院,由医生进一步治疗和处理。

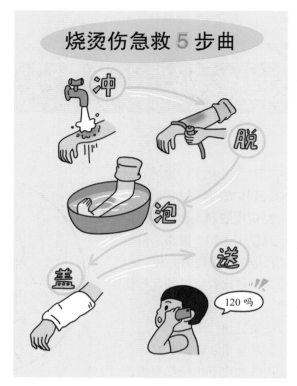

烧烫伤的正确处置

1. 轻度烧烫伤　一般为一度烧烫伤或二度烧烫伤,烧烫伤面积在 1% 以下。

(1)被烧烫伤后,应立即用清洁流动的冷水冲洗,可散去热量,减轻疼痛。疼痛明显者可将伤处持续浸泡在冷水中 10 ～ 30 分钟,有助于缓解疼痛,减轻烫伤程度。对于躯干或其他部位,可用冷敷(用毛巾包裹)方法以减轻疼痛,避免伤势的恶化。

(2)烧烫伤时穿着的衣服要在冷水冲洗后脱除,或使用剪刀剪开后小心除去。保持创面的清洁干燥。烫伤部位用无菌的纱布或者清洁的棉质布类覆盖于伤口,保持创口清洁。

(3)在一度烧烫伤的局部涂抹各种烫伤药膏,切忌涂抹酱油、牙膏等偏方物质。

(4)二度烧烫伤有水疱时,不要把水疱挤破。小的水疱通常可以自行吸收,大的水疱可以消毒后用无菌注射器抽吸放出疱液,保留疱顶,然后无菌敷料包扎,保持局部清洁干燥。切忌剪除表皮。如一定时间后仍疼痛难受,应尽快送医院治疗,就医途中可继续冷敷(用毛巾包裹)。

2. 严重烧烫伤　严重烧伤与火灾有关。一般使用"中国九分法"计算烧伤面积,以此评估烧伤的严重程度。

(1)使伤者尽快安全地脱离火灾现场,并扑灭火源。

(2)尽快用冷水冲洗或浸泡、冷却烧烫伤部位,以降低皮肤温度。可用冷水冲洗或将干净的布单浸湿冷水包裹身体进行冷敷。妥善保护创面,尽量不要弄破水疱,以保护表皮,可用保鲜膜覆盖伤处。

（3）呼吸道烧伤时易发生窒息,应高度警惕。注意清除呼吸道中的异物,保持呼吸通畅。一旦发生呼吸困难,应立即进行心肺复苏。

（4）尽快送往医院进一步治疗。

参考来源

陈孝平,汪建平,赵继宗.外科学[M].9版.北京:人民卫生出版社,2018.

108. 评估您的跌倒风险

跌倒是指突发、不自主的、非故意的体位改变，倒在地上或更低的平面上。跌倒在各个年龄段都可能发生，而老年人发生跌倒尤为常见。在我国，跌倒是老年人发生创伤性骨折的主要原因，而且年龄越大，发生跌倒以及因为跌倒引起受伤和死亡的风险越高。跌倒已成为我国 65 岁及以上老年人伤害死亡的首位原因，给老年人的身体和心理带来巨大的损伤。

健康收益

老年人发生跌倒是多个因素共同作用的结果。世界卫生组织把引起跌倒发生的危险因素归为四个方面，年老引起的生理和认知功能减退、使用镇静药等药物、可触发跌倒的环境因素、社会经济因素。一个老年人具有的危险因素越多，跌倒发生的可能性就越大。每个老年人发生跌倒的风险都不一样，应该对所有老年人进行跌倒危险因素的评估，有助于对可能产生的跌倒进行预防和处理，避免因跌倒造成的继发疾病，减少老年人及家人的损伤、损失。

具体做法

表 3-108-1 为老年人跌倒危险因素筛查表。请对照检查您有没有这些常见的跌倒危险因素。画"√"项越多，跌倒风险越大，越需要采取行动预防跌倒。该评估约需要 1 分钟完成。

表 3-108-1　老年人跌倒危险因素筛查表

请在相应项目前的方格里画"√"
□年龄大于 60 岁
□过去一年发生过跌倒
□担心、害怕跌倒
□起身、行走时身体容易失去平衡
□行走时需要使用辅助设备（如拐杖等），或需要扶家具、墙、扶手等
□上下台阶、跨越障碍物有困难
□使用精神类药物（如镇静药、催眠药、安定药、抗抑郁药、抗焦虑药等）
□使用心血管药物（如抗高血压药、利尿剂、血管扩张药等）

续表

□同时使用四种及以上的药物
□经常感觉到头晕、乏力
□患眼部疾患、视力不佳
□患足部、下肢疾患
□患痴呆、帕金森病、脑卒中等疾病
□患抑郁症,或经常感觉心情不好

注:画"√"项越多,表示跌倒风险越大。

对经筛查显示跌倒风险较高的老年人,建议进行全面而详细的评估,表 3-108-2 为修订版社区老年人跌倒危险评估工具(MFROP-Com),建议家人作为调查者,老年人作为被调查者,共同完成综合评估。

综合评估表共有 19 道题目,需要 10～15 分钟完成。选项 A、B、C、D 得分分别计为 0 分、1 分、2 分、3 分。总分 0～45 分,得分越高提示跌倒危险性越高。

表 3-108-2　修订版社区老年人跌倒危险评估工具(MFROP-Com)

1. 最近一年中跌倒次数:
   A. 无跌倒　　　　B. 1 次跌倒　　　C. 2 次跌倒　　　D. 3 次或更多次
2. 最近一年中跌倒后造成损伤程度(因跌倒造成的最严重的损伤评价):
   A. 无损伤
   B. 轻度损伤,不需要医疗处置,如小擦伤、碰伤
   C. 轻度损伤,需要医疗处置,例如大的擦伤、碰伤、扭伤、拉伤
   D. 严重损伤(骨折、脱臼、严重拉伤等)
3. 您是否具有以下影响自身平衡能力和灵活性的疾病种类或病理状态,若有,请选具体的数量:
   疾病种类包括:糖尿病、高血压、直立性低血压、脑梗死、白内障、骨关节炎、骨质疏松症、下肢关节置换、痴呆、帕金森病、癫痫、重症肌无力、抑郁症、心脏病、前庭障碍(梅尼埃综合征、良性阵发性体位性眩晕、前庭功能减退)、头晕、眩晕(过去一年中站着、行走、转身、转头、在床上翻身时经常感到头晕)。
   A. 无　　　　　B. 1～2 种　　　C. 3～4 种　　　D. ≥5 种
4. 您是否出现视力异常(指看不清楚物体、判断距离有困难、弱光线下有视觉障碍、复视等情况)?
   A. 视力无异常　　B. 视力有异常
5. 您是否出现听力异常(指传导性听力丧失、老年性耳聋等)?
   A. 听力无异常　　B. 听力有异常
6. 您是否出现躯体感觉异常(指大多数时间腿脚发麻、痛温觉和触觉下降)?
   A. 无异常　　　　B. 有异常
7. 认知状态评估:请您回答以下 10 个问题,统计答对的题目数量:

(1)今天是几号?(年月日都对才算正确) (2)今天是星期几? (3)这是什么地方? (4)您家住在什么地方?(区、路、号) (5)您多大年纪了?	答对题目数 (可画"正"字计算)

（6）您的出生年月日？ （7）您母亲叫什么名字？ （8）从 10 一个个倒数。 （9）请按要求去做动作，比如"请闭上您的眼睛"。 （10）请认出在场的一个人，比如，问调查者是来做什么的？	答对题目数 （可画"正"字计算）

    A. 认知功能完整，答对 9～10 道题

    B. 轻度认知功能障碍，答对 7～8 道题

    C. 中度认知功能障碍，答对 5～6 道题

    D. 重度认知功能障碍，答对 ≤4 道题

8. 评估有无足部疾病影响正常步行，例如鸡眼且有疼痛感、脚趾囊肿、痛风、扁平足、踝关节或脚肿胀、糖尿病足：

    A. 无   B. 有

9. 您的大小便能否控制？

    A. 能   B. 不能

10. 是否存在大多数夜间需去厕所 ≥3 次？（若您使用导尿管或者夜间用夜壶则判定为否）

    A. 否   B. 是

11. 评估者观察老年人步行、转身时，有看上去不稳或失去平衡的危险吗？需要基于观察者观察，不能基于调查者自述。

    A. 没有观察到摇晃不稳

    B. 做以上任何一项活动时，看上去不稳或者通过扶着家具等才能走平稳

    C. 步行时，看上去相当不稳，需要监督或做了调整但仍看上去不稳

    D. 在步行或转身时，总是严重不稳，需要他人用手帮助

12. 服用容易导致跌倒的药物种类情况：

    药物包括镇静剂、抗抑郁药、抗癫痫药、中枢性镇痛药、地高辛、利尿剂、Ia 类抗心律失常药、前庭功能抑制药、抗焦虑药、降血糖药、催眠药、降压药、化疗药。

    A. 无   B. 1～2 种   C. 3 种   D. ≥4 种

13. 以下有关功能性行为评估描述，哪个最符合您的现状：

    A. 总是知道自己目前的活动能力，如果需要会寻求适当帮助

    B. 大体知道目前的能力，但有偶尔的冒险行为

    C. 低估自己能力，有不适当的害怕行为

    D. 过高估计自己能力，有频繁的冒险行为

14. 在个人日常生活照护活动方面（穿衣、洗澡、如厕），您需要帮助的情况：

    A. 能够完全独立完成

    B. 需要有人在场照看监督，但是不需要用手帮忙

    C. 需要有人帮忙一项或以上个人照护活动

    D. 所有个人照护活动都需要他人照顾帮助

15. 在工具性活动中（包括做家务、做饭、洗衣服、购物等），您需要帮助的情况：

    A. 能够完全独立完成

    B. 需要有人在场或陪伴，但不需要帮助，如与他人一起购物

    C. 大多数情况下以上一项或更多活动需要帮助

    D. 做以上任何活动时都需要他人帮助

16. 您的身体活动（锻炼）情况如何？

    A. 非常活跃（每周锻炼 ≥3 次）

    B. 一般活跃（每周 <2 次）

C. 不太活跃（很少离开家）

D. 不活跃（很少离开家里的某个房间）

17. 您能否在自己家内安全行走？

A. 不需要助行器,可独立行走

B. 总是在使用助行器的情况下可独立行走

C. 在接受监督或他人帮助的情况下可安全行走

D. 无法安全行走:使用助行器时可保证安全

18. 您能否在社区内安全行走？

A. 不需要助行器,可独立行走或者老年人根本就不去社区

B. 总是在使用助行器的情况下可在社区内独立行走

C. 在接受监督或帮助的情况下可在社区内安全行走

D. 使用助行器时可保证步行安全,但老年人总是不使用它

19. 基于以下 10 个居家内环境危险因素评估,做出老年人居家环境安全性评价:

（1）照明光线适度,方便老年人可以看清屋内物品及家具、通道等设置

（2）平时穿的鞋子大小合适,平时穿的鞋子能防滑

（3）家中老年人常使用的椅子及床高度合适

（4）运用对比的颜色区分门口、楼梯高度的变化

（5）浴室地板铺设防滑排水垫,浴缸内有防滑垫

（6）马桶设有抓握的固定扶手可使用

（7）使用坐式马桶且高度适当,可方便老年人起身及坐下

（8）楼梯装设固定的扶手

（9）日常用品摆放整齐,无松散的地毯、电线、铁丝,不会造成绊倒

（10）居民楼内楼梯台阶高度适当、坡度适当

A. 居家环境安全（0 个）

B. 轻度环境危害（1 个）

C. 环境危害存在,需要干预

D. 存在（≥3 个）环境危害,需要干预

参考来源

1. 国家卫生健康委疾病预防控制局,中国疾病预防控制中心慢性非传染性疾病预防控制中心. 防跌倒 己康健 家心安（预防老年人跌倒）[M]. 北京:人民卫生出版社,2019.

2. 中国老年保健医学研究会老龄健康服务与标准化分会,《中国老年保健医学》杂志编辑委员会. 中国老年人跌倒风险评估专家共识（草案）[J]. 中国老年保健医学,2019,17（4）:47-48,50.

3. 国家卫生健康委疾病预防控制局,中国疾病预防控制中心慢性非传染性疾病预防控制中心. 社区老年人跌倒预防控制技术指南[M]. 北京:人民卫生出版社,2021.

109. 老年人跌倒的预防

跌倒是我国老年人因伤害而死亡的第一位原因,对老年人的健康有巨大影响。大量科学研究和实践表明,通过采取积极、科学的预防方法,可以大大降低老年人发生跌倒的可能性。

健康危害

跌倒首先会带来生理上的痛苦,造成一定的身体创伤。有些老年人跌倒后,由于身体活动受限,无法做到如跌倒发生前一样独立生活,家人也需要投入更多的精力照料老年人,增加一定的医疗和照护花费。同时,身体创伤造成老年人无法继续参加喜爱的活动,导致情绪变差,进而引发心理问题。

老年人跌倒的发生并非意外,通常是多个因素共同作用的结果,在很大程度上是可以预防的。因此,增强老年人防跌倒意识,加强防跌倒知识和技能学习具有重要意义。

具体做法

跌倒的发生与多个因素相关,其中有些危险因素人们无法改变(如年龄),但许多危险因素是可以改变的。通过积极的体育锻炼、改善居家环境、养成良好生活习惯以及做好疾病管理等可以有效预防跌倒的发生。

1. 积极的体育锻炼　以安全、适度、全面为运动锻炼的基本原则,尽可能地增加力所能及的日常活动,减少久坐等静态行为。建议每周至少有 3 天进行增强平衡能力、柔韧性的练习,至少 150 分钟的中等强度身体活动,至少有 2 天进行肌肉力量练习。太极拳、八段锦、健步走、慢跑等都是适合老年人的防跌倒运动。另外,日常生活中也有以下简单的小招式可以进行练习。

(1)单脚站立

1)无扶手辅助时,老年人双手叉腰,一腿支撑,一腿抬起呈屈髋屈膝 90 度,单脚站立保持平衡 10 秒。换另一条腿,重复以上步骤。

2)有扶手辅助时,一手扶住扶手,两眼平视前方,其他步骤同上。

(2)侧向走:站立位,两手自然放于腰部,向右方侧步走,然后向左方侧步走,如此反复。

(3)倒走

1)无辅助工具时,站立位,双眼平视前方,倒退行走 10 步,转身,再倒退行走 10 步回归原位,如此反复。

2）有辅助工具（扶手、桌子等）时，一只手扶着辅助工具，其他步骤同上。

（4）抬腿运动

1）站立位，手扶墙面或椅背，一侧腿支撑，另一侧腿向不同方向抬起，维持10秒，缓慢放下。换另一侧腿重复相同动作。

2）向前抬腿：抬起腿屈膝向前向上抬起，类似踏步动作，尽量使大腿与地面平行。

3）向后抬腿：抬起腿直膝向后抬起，尽量抬高。

4）向外抬腿：抬起腿直膝向外侧抬起，尽量抬高。

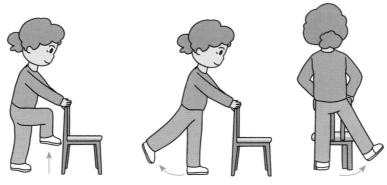

抬腿运动

（5）坐站练习

1）坐在稳定的椅子上，双脚与肩同宽平放于地面，双膝与脚尖方向一致，大腿与地面平行，小腿与地面垂直，手放膝上或椅子上。

2）初始动作准备好后开始起立：躯干前倾至鼻子达到脚尖同一垂直面时，臀部发力向上推起，当感觉臀部抬离椅面后，双脚踩实地面，下肢发力向前上方移动，随后直立躯干，完成坐位到立位。

3）回到坐位：躯干前倾，臀部后移，做出"鞠躬"动作，通过下蹲慢慢将臀部降低到椅子上，然后躯干直立回到坐姿。重复10次。

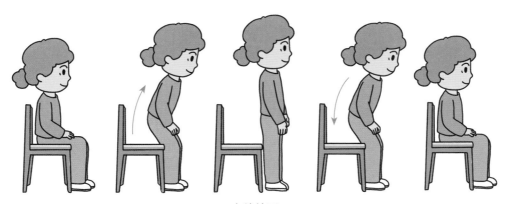

坐站练习

2. 改善居家环境　　家庭是老年人发生跌倒最多的地方，改善居家环境，去除环境中跌倒危险因素,可有效减少老年人跌倒。

(1)改善家中照明,室内光线强度适中。床边、过道、卫生间等经常需要开关照明的位置有照明或照明的开关。

(2)室内地面平整,去除不必要的台阶和门槛。使用防滑材质的地板、地砖;注意保持地面干燥,防止湿滑,尤其是厨房、浴室、卫生间等重点区域。

(3)在地面容易湿滑区域,需要蹲坐和起身的马桶、浴缸、床、台阶、楼梯等重点位置安装牢固的扶手,方便抓握。浴室中也可以安装防滑沐浴椅,方便坐着洗浴。

(4)家具的摆放位置不要经常变动,椅子、沙发最好有椅背和扶手,不要有轮子,家中过道不要摆放低矮的桌子、椅子以及其他杂物。常用的日常用品放在伸手可及的地方。

(5)去除家中容易导致绊倒的危险和杂物,如地毯,电脑等电器的电线要放在桌子后而不要放在地上。

3. 养成良好行为习惯

(1)衣服合适,鞋子防滑:穿舒适、安全的服装,避免套头衫、领口过紧等不易穿脱的衣服,裤腿长度不要超过脚后跟。

(2)鞋子尽量穿脱方便,在不同场合都足够防滑。避免穿拖鞋或人字拖。

(3)合理膳食,均衡营养:增加膳食中高钙和富含维生素 D 食物的量,避免吃过多富含草酸的食物。适当补充钙片和维生素 D,坚持每天晒太阳至少 20 分钟,多做户外运动。

(4)日常活动慢一点:起床、起身、转头、转身速度要慢;就算跌倒也不要急于起身,以免造成更严重的二次伤害。

(5)使用辅助工具:选用适合的拐杖、助行器。洗澡时,可选择能坐着洗澡的防滑淋浴椅、淋浴凳等。如厕时,可选择马桶增高垫或者马桶坐便架。

4. 疾病管理

(1)发生跌倒后,无论受伤与否,都要及时告知家人和医生,排查疾病风险,积极治疗。

(2)精神类、心血管类药物有可能增加跌倒的风险。因此,请按医嘱正确服药,合理用药。在医生指导下尽量减少使用药物的种类和药物剂量。了解药物的副作用且注意用药后的反应,用药后动作宜缓慢,以预防跌倒的发生。

(3)定期检查平衡力和听力,听力损失会导致平衡力下降和认知障碍。

(4)定期检查视力,按照医生处方佩戴眼镜。

参考来源

1. 卫生部疾病预防控制局 . 老年人跌倒干预技术指南[EB/OL].(2011-09-06)[2023-01-06]. http://www.nhc.gov.cn/wjw/gfxwj/201304/729e74b51ab5434c965ec03164eca46d.shtml.

2. 国家卫生健康委北京老年医学研究所 . 老年人防跌倒联合提示[J]. 健康指南(中老年),2019(8):24-25.

3. 国家卫生健康委疾病预防控制局,中国疾病预防控制中心慢性非传染性疾病预防控制中心 . 防跌倒 已康健 家心安(预防老年人跌倒)[M]. 北京:人民卫生出版社,2019.

第四部分

传统中医药技术

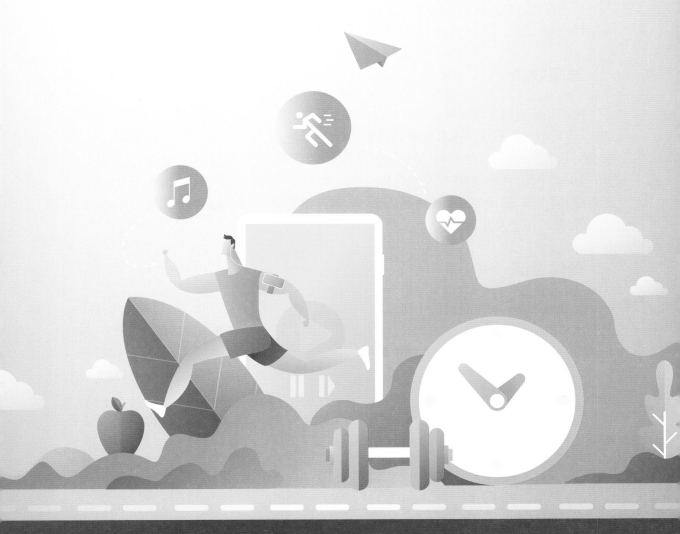

110. 中药足浴

中医认为，经络有运行气血、联系脏腑和沟通内外上下的作用。足是很多经络的起止部位，仅足掌就有 300 多处穴位和 67 个反射区，足是人体的一个缩影。所以，人的双足被比作人体之根，也有人体"第二心脏"的美誉。

中药足浴是用中药煎煮取汁泡脚的一种保健方法，以中医理论为基础，以整体观念和辨证论治为原则，运用中医原理集治疗保健为一体的无创伤自然疗法，在浸泡过程中借助药力和水的热力作用，通过皮肤毛孔的吸收，经络传递，可使机体气血运行通畅，血脉通畅后药物随热而行，乘热吸收，经脉循行，直达病所。

中药足浴法是我国传统中医外治疗法的一个重要组成部分，因其治疗方法简单，副作用小，且临床效果好，无论在临床还是日常生活中，均被人们广泛应用。

健康收益

中药足浴对机体的保健及疾病的防治效果较好。众多临床试验表明，足浴的应用范围很广，不同的中药煎汁足浴具有广泛的适应证：如头晕、头痛、失眠、神经衰弱；慢性咽炎、鼻炎、感冒、咳嗽、支气管哮喘；下肢血栓性脉管炎、趾甲炎、湿疹足癣、足趾变形、下肢静脉曲张；风湿关节痛、足跟痛、腰痛及坐骨神经痛；心血管疾病如高血压、冠心病、脑卒中后遗症；肥胖症；胃下垂、便秘等胃肠道疾病；糖尿病、脑萎缩、阿尔茨海默病；妇科疾病如痛经、月经不调等；还可用于美容、除斑等。

具体做法

1. **药液准备**　将准备好的中药先用 2L 自来水（最好是溪水或纯净水）浸泡 30 分钟，加热至水沸腾后保持微沸 1 小时，取汁后药渣中再加水 1.5L，加热至水沸腾后保持微沸 1 小时，将两份药液放入电动足浴盆或木桶中足浴。

2. **足浴温度**　应以能耐受为限，足浴后感觉舒适的温度为适宜。一般可控制在 38～41℃，老年人和儿童及严重高血压、心脏病患者水温不宜过高。

3. **足浴时间及次数**　一般用于强身健体保健每次 10～20 分钟，每天一次即可，足浴后配合足底经络穴位按摩，养生保健及治疗疾病的效果更佳。

足浴方法

1. 花椒水足浴

功效主治：温中、止痛、杀虫、止痒。主治脘腹冷痛、呕吐、腹泻、蛔虫病,外治皮肤瘙痒。花椒水泡脚可活血通络,使整个机体血脉畅通,浑身暖融融的。此外,花椒还是一种天然的消毒剂,用花椒水泡脚还能帮助治疗脚气。

具体做法：用一个棉布包 50g 花椒,用绳系紧,加水煮开后用这个水泡脚即可。花椒包可以反复利用,一个星期左右更换。

2. 艾蒿泡脚

功效主治：回阳、理气血、逐湿寒、止血安胎。

（1）艾草加姜可治风寒感冒、关节病、类风湿、咳嗽、支气管炎、肺气肿哮喘。

（2）艾草加红花可改善静脉曲张、末梢神经炎、血液循环不好、手脚麻或瘀血。

（3）艾草加盐适用上焦有火,经常眼红、牙痛、咽喉痛、气躁心烦、上火下寒、脚腿肿胀。

（4）艾草加花椒 20 粒,适用脚汗、脚臭、脚气、湿疹。

具体做法：取干艾蒿 50～100g（根据水量,没有严格标准）,先用水煮开后加凉水或待温度降低后泡脚,若嫌麻烦就先用部分热水浸泡艾蒿 20 分钟后再加水泡脚也可。

注意事项

1. 泡脚时间不宜过长,以 20～30 分钟为宜,后背潮湿、额头出汗珠即可。若泡脚时不出汗,也不可长时间泡,多泡几次就会有改善。

2. 最好睡前泡脚,但不要饭后立即泡脚。

3. 以温水 40～50℃最合适,用浴巾覆盖木桶,不仅能达到保持水温的目的,还能使膝关节置于桶内,提升膝关节温度。

4. 泡脚前后喝 1 杯水,利于促进新陈代谢及体液的补充。

参考来源

1. 张猛. 中药足浴养生护理发展展望[J]. 求医问药（下半月）,2012,10（12）:623-624.

2. 马瑞霞. 一把花椒多味良药[J]. 烹调知识,2020（2）:67.

3. 李春娜,占颖,刘洋洋,等. 艾蒿药理作用和开发利用研究进展[J]. 中华中医药杂志,2014,29（12）:3889-3891.

拔罐

拔罐疗法,俗称拔罐子,是一种古老的民间医术,常有火罐、气罐等几种。拔罐是以罐为工具,通过燃烧、抽吸或者蒸煮,使罐力造成负压,然后让罐吸附在人体相应的穴位或人体体表的部位,形成良性刺激,激发机体的功能,起到防病治病作用。

健康收益

拔罐的作用主要有:行气止痛、祛风散寒、调节脏腑、舒筋活血、消肿止痛等,和按摩的作用基本类似。

此外,拔罐还可以用于对风寒感冒、暑湿咳嗽气喘、颈椎病、腰腿痛、筋膜损伤、肌肉拉伤、风寒痹痛、关节酸痛、腹痛、消化不良、腹泻,以及儿童发热、食积、消化不良、便秘等的治疗。

具体做法

1. **拔火罐**　利用火的热力排出玻璃罐或陶罐或竹罐里面的空气,形成负压,再快速把罐吸附在体表部位或腧穴上。一般可请中医治疗师或家人操作。

2. **拔药罐**　把竹罐浸泡在有活血化瘀成分的药液里,把药液煮开,用镊子或钳子把竹罐取出,因经过加热,罐里的空气已经排出,快速吸附于体表部位或腧穴上,罐体吸附药物可以加强活血化瘀止痛的功效。

3. **拔气罐**　把塑料化玻璃做的罐子放在皮肤表面,用负压枪套住罐子顶部的活塞快速抽出罐内气体,形成负压。可以达到疏风散寒、活血化瘀止痛的功效。

注意事项

1. 拔罐时应注意避开风口,防止受寒。
2. 拔罐前患者不宜过于劳累或饮酒。
3. 每次治疗时留罐的时间为 10～15 分钟。
4. 用火罐时应注意勿灼伤或烫伤皮肤。
5. 人体的眼、耳、脐、口、鼻、心脏搏动处、毛发过多处、血管较多处、骨突起和乳头部位不宜拔罐;溃疡、水肿部位不宜拔罐;全身过于枯瘦,局部有皮肤病,或者肌肉失去弹性者不宜拔罐;高热、昏迷、抽搐、妇女妊娠期、水肿、腹水等都不能进行拔罐。

参考来源

1. 中国针灸学会. 针灸技术操作规范 第 5 部分:拔罐:GB/T 21709.5—2008 [S]. 北京:中国标准出版社,2008.

2. International Organization for Standardization. Traditional Chinese medicine:Air extraction cupping device:ISO19611—2017 [S/OL]. (2017-05-01)[2020-09-13]. https://www.iso.org/standard/65463. html.

3. 中华中医药学会. 中医治未病技术操作规范拔罐:T/CACM 1078—2018 [S]. 北京:中华中医药学会,2018.

112. 刮痧

刮痧是根据中医十二经脉及奇经八脉,遵循"急则治其标"的原则,运用手法强刺激经络,使局部皮肤发红充血,从而起到醒神救厥、解毒祛邪、清热解表、行气止痛、健脾和胃的效用,达到预防保健作用和治疗作用。

刮痧是以中医经络腧穴理论为指导,通过特制的刮痧器具和相应的手法,以一定的介质为媒介,在体表进行反复刮动、摩擦,使皮肤局部出现红色或暗红色粟粒状出血点等"出痧"变化,从而达到活血透痧、驱邪排毒的作用。

健康收益

刮痧具有预防保健作用是由于其作用部位是体表皮肤,皮肤是机体暴露于外的最表浅部分,对外界气候等变化起适应与防卫作用。

健康人常做刮痧(如取背俞穴、足三里穴等)可增强卫气,卫气强则护表能力强,外邪不易侵表,机体自可安康。若外邪侵表,出现恶寒、发热、鼻塞、流涕等表证,及时刮痧(如取肺俞、中府等)可将表邪及时祛除,以免表邪不祛,侵袭五脏六腑而生大病。

治疗作用可表现在调节肌肉的收缩和舒张、增加组织流量,从而起到"活血化瘀""祛瘀生新"的作用;刮痧对内脏功能有明显的调整阴阳平衡的作用,刮痧可以改善和调整脏腑功能,使脏腑阴阳得到平衡;刮痧是消除疼痛和肌肉紧张、痉挛的有效方法,具有舒筋通络作用。此外,还具有行气活血和排除毒素的作用。

具体做法

刮痧常用工具可为古钱币、刮痧板、瓷碗、木梳背、檀香木、沉木香刮板、小水牛角板等。另外,还有水、油、润肤剂等辅助材料。其中最常用的手法:手拿刮板,治疗时刮板厚的一面对手掌,保健时刮板薄的一面对手掌。刮拭方向从颈到背、腹、上肢再到下肢,从上向下刮拭,胸部从内向外刮拭。

1. 刮板与刮拭方向一般保持在 45° ～90° 进行刮痧。

2. 刮痧板一定要消毒。

3. 刮痧时间一般每个部位刮 3～5 分钟,最长不超 20 分钟。

4. 对于一些不出痧或出痧少的患者,不可强求出痧,以患者感到舒服为原则。

5. 刮痧次数一般是第一次刮完等待 3～5 天,痧退后再进行第二次刮治。

6. 出痧后 1～2 天,皮肤可能轻度疼痛、发痒,这些反应属正常现象。

注意事项

1. 选择合适适应证和刮痧部位　民间刮痧法没有明确的理论指导选取刮拭部位,基本上采取哪疼刮哪的"阿是穴"取穴方法,主要用于治疗感冒、发热、中暑、急性胃肠炎、其他传染性疾病和感染性疾病的初起,肩、背、臂肘、腿膝疼痛等一类病症。

2. 刮痧过程中可能出现的意外及处理　刮痧也和针灸一样,有可能出现类似"晕针"的"晕刮"。

(1)晕刮出现的症状为头晕,面色苍白、心慌、出冷汗、四肢发冷,恶心欲吐或神昏扑倒等。

(2)预防措施:空腹、过度疲劳患者忌刮;低血压、低血糖、过度虚弱和神经紧张特别怕痛的患者轻刮。

(3)急救措施:迅速让患者平卧;让患者饮用 1 杯温糖开水;视其情况,判断是否可采取刮痧一法,如若适应,可迅速用刮板刮拭患者百会穴(重刮)、人中穴(棱角轻刮)、内关穴(重刮)、足三里穴(重刮)、涌泉穴(重刮)。

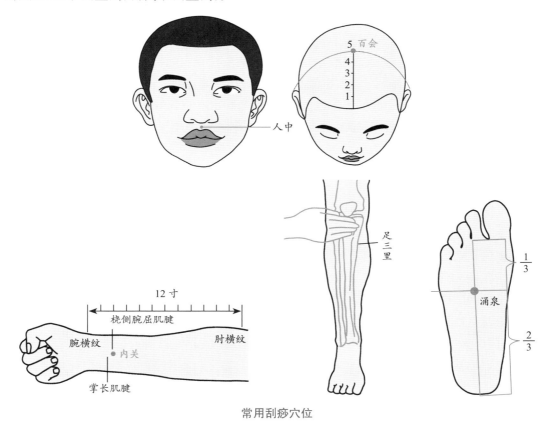

常用刮痧穴位

参考来源
王国强.中医医疗技术手册(2013 普及版)[M].国家中医药管理局,2013.

113. 艾灸疗法

艾灸疗法是中医外治法的重要组成部分。艾灸疗法简称"灸法"或"灸疗",用艾绒制成的艾炷或艾条,或掺杂其他药物点燃后放置或对准在体表一定部位或穴位上,通过艾叶或艾绒点燃后散发出的特有气味与温热刺激,使热力和药物的作用透入肌肤,起到防病治病、保健强身的作用。

艾灸是简便、效验、容易操作,也很方便、廉价、实效的中医疗法。利用艾条、艾绒的燃烧,通过热力,温灼穴位和人体局部组织的经穴,达到温通经络、温阳散寒、调和气血、调和阴阳、扶正祛邪、深入脏腑、温气养神的功效。

健康收益

1. 艾灸的正确使用能够起到防病治病作用,如艾灸涌泉穴能够改善睡眠,艾灸神阙穴能够促进机体新陈代谢,艾灸足三里穴也能缓解疲劳。

2. 对于风寒湿气过重引起的风湿性关节炎、老寒腿也具有较好的治疗作用。

3. 艾灸疗法副作用比较小,容易被人们接受并坚持治疗。因此,艾灸疗法属于一种比较好的治疗和调理方法。

具体做法

艾灸分为直接灸和间接灸。

直接灸分瘢痕灸和无瘢痕灸;间接灸分隔物灸、悬灸以及隔器械灸,隔物灸又分隔姜灸、隔蒜灸、隔附子饼灸。如果是由于寒冷、寒邪直中导致的呕吐,可以选择隔姜灸;由阳虚所致的浑身疼痛,可以选择隔附子饼灸。悬灸、雀啄灸、温和灸等可以起到温经通络的作用。

现阶段主要采用悬灸,即点燃艾条后对着皮肤大约3cm的距离灸,体感温度觉得合适即可,根据自身感觉调节艾灸距离,以3cm为度,不宜低于3cm。

艾灸点完后在燃烧的火头处会有很多灰,此时,温度就会降低,需要将烟灰弹掉,露出红色的火头,艾灸的热度即可充分。艾灸时可以在治疗部位悬灸,也可来回画圈灸,称为回旋灸。

此外,方便起见也可将艾条放置在艾灸盒(单孔、双孔)内,然后固定在身体的躯干位置,不影响患者活动;或使用比较大的艾灸盒(三孔、四孔、六孔等),患者可以躺在床上,将艾灸盒置于腹部,放在中脘(上腹部,前正中线上,当脐中上 12cm)的位置或放在腰骶部位进行艾灸。

注意事项

艾草是一种温阳的药,能够补益人体的火,具有补阳的功能,所以灸完之后应注意:

1.艾灸后不要用冷水冲洗,尽量保持局部的温暖。

2.灸为阳热之物,灸完之后体内阳气运行加快,可以适当喝点米汤或豆浆,补充人体的水分,促使阴阳平衡。

3.如果感觉到口干舌燥,艾灸的量和时间要控制一下,否则,火热容易灼伤阴液,导致阴虚。

4.如果艾灸后感觉到咽喉干燥,大便干,艾灸要暂停。服用绿豆汤或绿茶饮品,使身体达到一种阴阳平衡。

参考来源

1. 中国针灸学会. 针灸技术操作规范 第 1 部分:艾灸:GB/T 21709.1—2008 [S]. 北京:中国标准出版社,2008.

2. 世界针灸学会联合会. 灸操作规范:WFAS STANDARD 003—2013 [S]. 北京:中国中医药出版社,2016.

114. 调气六字诀功法

六字诀，又称"六字诀养生法""六字气诀法"，属于吐纳调息法，指人在呼气过程中以其不同的发音口型、唇齿舌喉用力方式的不同，发出"嘘、呵、呼、呬、吹、嘻"六字发音，并辅以相应的字体动作与意念，来震动和牵动全身脏腑经络气血运行，以达到调节肝、心、脾、肺、肾及三焦气血运行功能，从而强壮脏腑、调节气血、恢复阴阳平衡的目的。

健康收益

六字诀以中医的经络学、阴阳五行及气机升降学说为理论基础，按照春夏秋冬四季的节序，配以肝、心、脾、肺、肾、三焦等脏腑属性以及六字发音的口型，辅以呼吸、意念与躯体及四肢引导，吐出脏腑浊气，吸入自然界清气，推动地气（阴气）上升，引来天气（阳气）下降，呼吸吐纳调节营卫、真元，使得气血畅通，以达到祛瘀通络、调整虚实、平衡阴阳、调整身心、康复养生、延年益寿的功效。

六字诀简单易学，针对性强，疗效较好，不易出现偏差，适合初学者练习使用。此处介绍的六字诀，属于"动功六字延寿诀"，是按照五行相生之序，即"嘘 - 呵 - 呼 - 呬 - 吹 - 嘻"发音并配上相应的动作，坚持习练，受益终身。

具体做法

此功法有三调操：预备式动作用于"调身"；呼吸法、发音与口型变化用于"调息"；自我感受经络走向用于"调心"。在习练中要仔细体会并熟练掌握，才能达到健身养神的目的。

1. 预备式　本功法都是以预备式作为习练基础。每变换一个字都以预备式作为起点。每次练功时预备式的练习时间可以适当延长一些，多多体会心身松静自然之感。

（1）自然松静站立，全身处于放松状态，重心转移到自然分开的双脚，双脚与肩同宽。

（2）头部颈部保持正直位，百会虚领上提，双目轻闭，似笑非笑，唇齿轻合，舌抵上腭。

（3）肩部下沉，肘部下坠，保持虚腋悬腕，两臂自然下垂于体侧。

（4）胸含背拔，松腰收腹，微屈双膝，肛门轻提。

（5）默想全身放松，站立至呼吸平稳为佳。

2. 呼吸与调息法

（1）踵息呼吸法：本功法采用顺腹式呼吸法，并且要求重心下移至足跟。练功时注意力要放在呼气上,即要求做到"呼有意,吸无意",此谓"踵息呼吸法"。六字诀习练时均用此法呼吸。

(2)调息法:此调息非三调法当中的"调息",一定要注意区分两者。此调息的作用是调整呼吸,恢复到自然状态,实现呼与吸的阴阳转化。每个字读六次以后,调息一次,调息采用的是自然呼吸法。

3.六字诀功法

(1)"嘘"字功调养肝脏。

(2)"呵"字功调养心脏。

(3)"呼"字功健脾和胃。

(4)"呬"字功润肺燥。

(5)"吹"字功强肾腰。

(6)"嘻"字功理三焦。

4.收功 两手翻转,手心朝内,缓慢收回,双虎口交叉相握,置于脐上,两目轻闭,默念收功,并轻揉肚脐,顺时针六圈,逆时针六圈,然后两手松开,两臂自然垂于身体两侧。

注意事项

1.在环境优美处习练为佳。

2.习练时注意形神意的合一。

参考来源

张玉苹,杨宇,马淑然.运动养生良方[M].北京:化学工业出版社,2021.

115. 鼻子保健法

通过姿势（调身）、呼吸（调息）、意念（调心）功法达到对鼻子的保健作用。

健康收益

鼻子保健法能增强上呼吸道的抵抗力，改善鼻腔内、上呼吸道的血液循环，可用于防治感冒、慢性鼻炎以及过敏性鼻炎。

具体做法

1. 姿势（调身）

（1）采取自己觉得舒服的姿势，站位姿、坐位姿、卧位姿均可以，一般建议采用坐位姿。

（2）用两食指的指腹轻柔地从上到下摩擦、搓抹鼻翼两侧9～18次（鼻翼的范围为从鼻根到鼻孔两侧）。

（3）搓抹完成之后，可以用食指的指尖点按位于鼻翼两侧的迎香穴1～2分钟。

（4）点按完成之后，可以用左手或右手的拇指和食指，夹住鼻根，从上到下摩搓、揉捻整个鼻翼2～3分钟。

2. 呼吸（调息）

（1）在用两食指摩擦、搓抹鼻翼时，向上进行摩擦动作时要配合吸气；同样，在向下进行操作时要配合呼气。

（2）在点按迎香穴时，向下点按时要配合吸气；向上松开时要配合呼气。

（3）在夹鼻根进行揉捻时，全程采用自然呼吸法。

3. 意念（调心）　在操作时意念要灌注到自己的指端，意念随着自己的手指端而上下移动，要注意体会手指指端在皮肤上的摩抚感。

【操作要领】

（1）摩擦鼻翼时用力不宜过大，以免对皮肤组织造成损伤。

（2）点按迎香穴时用力可以稍稍增大一点。

注意事项

1. 姿势、呼吸、意念融合（三调合一）是关键。
2. 环境要安静。

参考来源

国家体育总局健身气功管理中心. 体育总局气功中心关于健身气功推广功法目录的公告［EB/OL］.（2020-07-24）［2022-07-14］. https://www.sport.gov.cn/qgzx/n5402/ c957402/content.html.

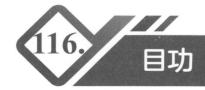

116. 目功

目功是结合传统中医学、养生学以及现代医学和体育学等相关理论和技术,以静功和动功相结合的运动形式,以调肝明目、改善视力、防治眼疾为目的的养生功法。

健康收益

具有改善眼部血液循环,增强眼肌的活动灵敏性以及神经的调控作用,可以调肝明目、改善视力、防治眼疾。

具体做法

1. 姿势(调身)

(1)采取自己觉得舒服的姿势,站位姿、坐位姿、卧位姿均可以,一般建议采用坐位姿。

(2)轻轻闭目,拇指伸出且微屈,其余四指屈曲,固定姿势为四指在上,拇指在下,此时以拇指指腹沿着眉毛由内向外轻擦9~18次。

(3)再用同样的方法轻擦上下眼睑9~18次。

(4)两掌互搓到温热,用掌心熨热眼球,然后再互搓、熨热,总共进行3次。

(5)用两食指指尖点揉睛明穴、瞳子髎穴、鱼腰穴、承泣穴,每穴各进行9~18次。

(6)两眼球顺时针、逆时针旋转各9~18次。

(7)轻轻睁开双眼,由近向远眺望远处的绿色植物。

2. 呼吸(调息)

(1)调身操作的第2~3步、第6~7步均采用自然呼吸。

(2)3次熨热眼球的操作要配合3次深呼吸。

(3)点按穴位时,向下点按时配合吸气,向上撤力时配合呼气。

3. 意念(调心)

(1)灌注到操作手指的指端和被操作的部位,同时要用意念仔细感受操作手指在眼部的动作走向以及触在眼部的感觉。

(2)眺望远处时要伴随心也要眺望远方,使目光推远。

注意事项

1. 姿势、呼吸、意念融合（三调合一）。

2. 每次熨热眼球时，都要将双手搓热。

3. 旋转眼球时，速度不宜过快，刚开始练习时可以少一些圈数，随着不断练习可以增加次数，避免少数练习者出现头晕目眩、恶心呕吐等反应。

参考来源

国家体育总局健身气功管理中心. 体育总局气功中心关于健身气功推广功法目录的公告［EB/OL］.（2020-07-24）［2022-07-14］. https://www.sport.gov.cn/qgzx/n5402/ c957402/content.html.

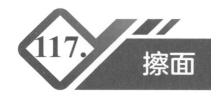

117. 擦面

擦面是通过对面部的摩擦达到提亮面色,使人心情愉悦的养生功法。

健康收益

擦面能够改善面部的血液循环,疏通面部经络,加强面部的神经反射活动,可以减少皱纹;此外,正确并经常擦面会使面部血液充盈红润有光泽,具有一定的面部美容效果。

具体做法

1. 姿势(调身)
(1)采取自己觉得舒服的姿势,站位姿、坐位姿或卧位姿均可,一般建议采用坐位姿。
(2)轻轻闭目,将两掌互搓至热,左右反复搓擦前额至前额发热。
(3)将两掌互搓至热,上下反复搓擦太阳穴到耳前的面颊部至其发热。
(4)将两掌互搓至热,上下反复搓擦眼下到下颌部的面颊部至其发热。
(5)将两掌互搓至热,以鼻为隔,双掌顺时针、逆时针交替围绕眼部搓擦整个面部,各进行5～10圈。
(6)两食指顺时针、逆时针交替进行,按揉印堂穴、阳白穴、太阳穴,每穴操作2分钟。
2. 呼吸(调息)
(1)调身操作的前5步用自然呼吸法。
(2)调身操作的第6步,在点揉穴位时,向下点揉时配合吸气,向上撤力时配合呼气。
3. 意念(调心) 在进行操作时要意想两掌的热量逐步渗透到面部,热蕴蒸腾于头面部。

注意事项

1. 姿势、呼吸、意念融合(三调合一)。
2. 擦面时,掌心要紧贴面部,用力要适宜,以自己舒服为度。

参考来源
1.李经纬,朱建平,岗卫娟.中国传统健身养生图说[M].北京:中国中医药出版社,2012.
2.青艾,伍后胜.养生保健大辞典[M].北京:科学技术文献出版社,1997.

耳功

耳功是通过按摩、揉捏等无创性刺激手法刺激耳部,达到改善听力,防治耳部疾病目的的传统养生功法。

健康收益

1. 揉捏耳廓能刺激耳部的听神经,可以使听力有所提高,防治耳聋、耳鸣等病症,同时由于身体各部经络经过耳部的较多,揉搓耳廓也可以调节经络。

2. 按放外耳道,可以引起耳道内部的压力突然变化,增强耳膜弹性,对防止耳膜内塌陷有很好的效果。

3. "鸣天鼓"是我国流传已久的一种自我按摩保健方法,可以给予大脑温和的刺激,调节中枢神经。"鸣天鼓"可以充实肾气,对防治头晕、耳鸣耳聋、健忘痴呆有一定疗效。

具体做法

1. 姿势(调身)

(1)采取自己觉得舒服的姿势,站位姿、坐位姿、卧位姿均可以,一般建议采用坐位姿。

(2)将两手互搓至热,大拇指置于耳廓前,其余四指屈曲置于耳廓后,两者相合,夹持住耳廓,然后从上到下,轻柔和缓地揉捏耳廓,两侧同时进行,共计3分钟。

(3)两手交替,经头顶部拉扯对侧耳朵的上部,各9~18次。

(4)两掌心压在外耳道处,然后突然放开,如此反复进行9次。

(5)两掌心堵住外耳道,手指自然放在后脑勺,食指稍稍用力按压在中指之上,并顺势下滑弹击后脑勺24次,此时可以听到"咚咚咚"的声音,称为"鸣天鼓"。

(6)双手呈现立掌,双手中指置于耳前,食指置于耳后,上下反复擦搓,以耳廓发热为度。

2. 呼吸(调息)

(1)调身操作的第2、5、6步采用自然呼吸法。

(2)调身操作的第3步,向上提耳时配合吸气,向下松耳时配合呼气。

(3)调身操作的第4步,堵压耳道时配合吸气,突然放开时配合呼气。

3. 意念(调心) 在进行操作时意想气流进入双耳内,环流畅通。

注意事项

1. 姿势、呼吸、意念融合（三调合一）。
2. 调身操作的第 4 步和第 5 步，在堵压外耳道时要稍稍用力。

参考来源

1. 李经纬, 朱建平, 岗卫娟. 中国传统健身养生图说[M]. 北京: 中国中医药出版社, 2012.

2. 青艾, 伍后胜. 养生保健大辞典[M]. 北京: 科学技术文献出版社, 1997.

119. 口功

口功是通过叩齿、搅舌、鼓漱等方式来达到益肾固本、健脾益气等目的的传统养生功法。

健康收益

1. 口功可以健脾益气、滋阴柔肝、引津上潮。搅舌可以刺激唾液腺的分泌,开口于口腔当中的消化腺(下颌下腺、舌下腺、腮腺等)分泌功能增强,在口腔中产生较多津液,同时还可以间接刺激胃肠道的消化液分泌增加,改善消化功能,还可以用来促进营养物质的吸收。

2. 叩齿可以通过刺激牙齿,改善牙齿和牙周的血液循环,维持牙齿的坚固性,预防牙病的发生。

3. 中医理论认为"肾主骨,齿为骨之余"。所以,常叩齿可以益肾固本。

具体做法

1. 姿势(调身)

(1)采取自己觉得舒服的姿势,站位姿、坐位姿、卧位姿均可以,一般建议采用坐位姿。

(2)叩齿:上下牙齿轻叩 36 次,叩齿时可以先叩门齿,再叩磨牙,也可以同时一起叩。

(3)搅舌:用舌在口腔内壁与上下牙齿之间轻轻搅动,顺时针、逆时针各旋转 9 ～ 18 次。产生的唾液(津液)暂时不要咽下,紧接着做鼓漱的动作。

(4)鼓漱:闭口,将产生的津液如漱口一样鼓漱 18 ～ 36 次,再接着做吞津的动作。

(5)吞津:将口腔内的津液分 3 次缓缓吞下。

2. 呼吸(调息)

(1)在调身操作中,叩齿、搅舌、鼓漱这三步采用自然呼吸法。

(2)在调身操作的最后一步吞津,配合做 3 个深呼吸,呼气时将津液缓缓吞下。

3. 意念(调心)　在吞津时,要用意念诱导津液缓缓下咽,直至下丹田。其余调身操作时意念内守即可。

注意事项

1. 姿势、呼吸、意念融合(三调合一)。

2. 叩齿时,上下牙齿的叩动不要太过用力。

3. 搅舌时,上下唇要贴合并拢,舌头匀速搅动。

4. 搅舌时,搅动的次数可由少到多,不必强求一次性到位,尤其是对于老年人或高龄有脑卒中先兆者,由于舌头较为僵硬,舌体的灵活度较差,搅舌更为困难,更应该注意。

5. 搅舌时,可以先顺时针搅动 3 次,再反向搅动 3 次,逐渐增加到 18 次,增加过程要以自己能够承受为度。

6. 鼓漱时,无论口中是否有足够的津液,都必须做出津液很多状的鼓漱动作。

参考来源

1. 方春阳 . 中国气功大成[M]. 长春:吉林科学技术出版社,1989.

2. 潘霨撰 . 内功图说[M]. 北京:中华书局,1985.

120. 项功

项功是项部按摩配合呼吸、意念等手法以达到缓解颈部疼痛,改善颈部血液循环等目的的传统养生功法。

健康收益

1. 可以改善项部血液循环,增强项部的柔韧性及肌力,使得项部的血管、神经和颈椎的功能得到充分保护与疏通。

2. 对因寒湿遏郁或由于负重损伤所造成的项部经脉出现阻滞而引起的头晕、头痛、目眩、肩背酸痛、项部僵硬、上肢麻木等症状有较好改善和防治作用。

具体做法

1. 姿势(调身)

(1)采取自己觉得舒服的姿势,站位姿、坐位姿或卧位姿均可,一般建议采用坐位姿。

(2)两手十指互相交叉环抱于颈后部,然后仰头,两手向前使劲,颈部向后使劲,如此两手与项部形成缓缓的抗争力,然后两手与颈后部贴合,随着头向前低,如此前俯、后仰共进行3~9次。

(3)五指屈曲蜷缩,形成空锤状,以前臂带动两手运动,以两掌根部发力,叩击颈后部(项部)3~9次。

(4)以两手的中指按揉风池穴,顺时针、逆时针交替操作各3分钟。

2. 呼吸(调息)

(1)在调身操作第2步,前俯时呼气,后仰时吸气。

(2)在调身操作第3步,前臂带动两手运动向上抬臂时吸气,叩击时呼气。

(3)在调身操作第4步,顺时针按揉时吸气,逆时针按揉时呼气。

3. 意念(调心) 意念随着操作而逐步渗透到项部,意想项部的气血可以上下畅通。

注意事项

1. 姿势、呼吸、意念融合(三调合一)。

2.在仰头操作时,两手十指须紧扣,用力向前,颈部用力向后。

参考来源
1.方春阳.中国气功大成[M].长春:吉林科学技术出版社,1989.
2.潘霨撰.内功图说[M].北京:中华书局,1985.

121. 中药煎煮

中药煎煮是将一种或数种中药加水煎煮后去渣取汁的一种操作方法,煎出的汤剂多用于内服或外治疗法,是中医药治疗中重要的组成部分。

健康收益

中药煎煮法掌握得当、操作得法对中医药的治疗有关键作用。尤其是对特殊煎药法的掌握。

1. 对于质地坚硬的贝壳类、矿物类药物,应打碎再煎。煮沸 20 分钟再加其他药物,这样会使药效更佳。

2. 对于一些有毒性的药物,应久煎以降低有毒药物的毒性。

3. 对于气味芳香的药物,需在其他药物煎煮好后再下,煎 4～5 分钟即可,借其挥发油取效。

4. 对于粉末状、黏性或绒毛类的药物,采用包煎方法,即用纱布包好,再放药中同煎,以防止药物浑浊,减少对咽喉和消化道的刺激。

5. 对于某些贵重药物,单味煎煮 1～2 小时,以减少药物药效损耗。

6. 对于一些胶质、黏性大且易溶的药物,可用煎好的药汁趁热冲入搅拌或上火微煮,以减少药物流失。

具体做法

中药煎煮的操作步骤如下。

1. 选好煎药工具,最好用砂锅,也可选用搪瓷锅、不锈钢锅和玻璃煎器。但不能使用铁锅、铜锅,主要是因为铁锅或铜锅的化学性质不稳定,易氧化。

2. 煎煮前核对处方上中药,找出特殊煎药法的药物。

3. 将中草药倒入煎煮工具,加入清水浸泡 1～3 小时,水浸过药材面 3～5cm 为佳,第二煎的加水量为第一煎的 1/3 或 1/2。

注意:在煎煮前一定要浸泡,这是因为来源于植物类的中药多是干燥品,通过加水浸泡可使药材变软,组织细胞膨胀后恢复其天然状态,煎药时易于有效成分浸出。一般以花、叶、茎类为主的药物,浸泡时间为 1～1.5 小时;以种子、根茎、果实类为主的药物,浸泡时间为

2～3 小时。

4.中药煎煮时间

（1）一般药物，头煎煮沸后，再煎 20～30 分钟；二煎煮沸后，再煎 15～20 分钟。

（2）质地较轻或含芳香性成分较多，如解表、芳香化湿、行气等类药物，煎煮时间应适当缩短，头煎煮沸后再煎 10～15 分钟，二煎煮沸后 5～10 分钟即可。

（3）补虚药、矿物药及根茎类等质地厚重坚实、不易挥发的药，应延长煎煮时间。头煎煮沸后，再煎 40～50 分钟；二煎三煎，乃至四煎沸后，再煎 30～40 分钟即可。煎煮时间均以药液煮沸后调成小火开始计算。

5.过滤药渣后，取汁服用，一般每次 100～200ml 为宜。

注意事项

1.煎药时，要有专人看守，防止药汁溢出。

2.一般煎药忌用沸水，以免药物表面蛋白质立即凝固，影响有效成分析出。

3.煎药所加水量，以 1 次加足为宜，不宜在煎煮过程中多次添水。

参考来源

张杰,刘丽红,张蔚.中医护理工作手册[M].北京:军事医学科学出版社,2013.

82